肌肉透視圖解！

網球鬆筋按摩手冊

鬆開肌筋膜，消除肩頸、腰背、手腳痠痛

物理治療師 龔威亦 著

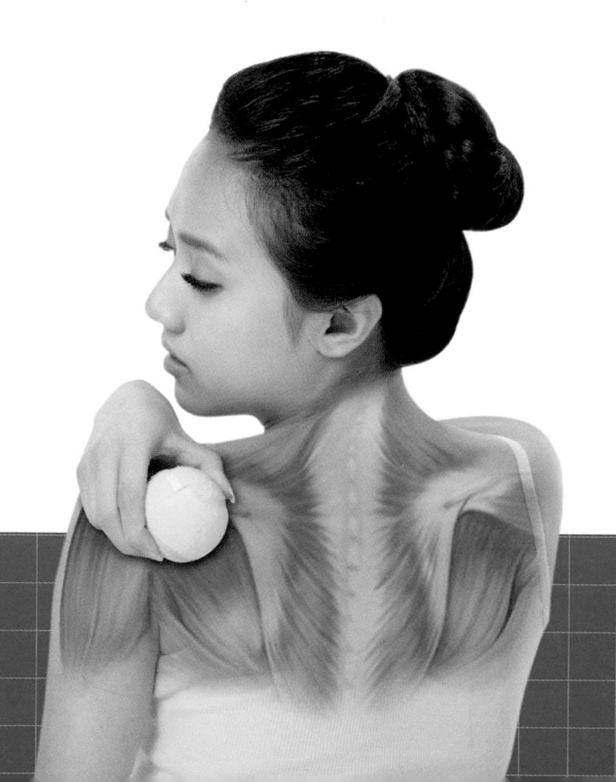

推薦序 01

用網球舒緩肌肉的酸與緊，保養運動後的身體！

當我在世界各地打比賽時，大部分時間都是獨自面對身體，激烈比賽後身體的酸、緊也是要靠自己處理，而跟我最常在一起的就是「網球」。我用網球放鬆自己緊繃的肌肉，這本《網球鬆筋按摩手冊》會對愛運動、想了解身體的你，有所幫助。

龔威亦老師是一位很專業的身體老師。**這本書把內文重點都劃起來，連同身體構造、骨頭、肌肉用圖像顯現，並且把球擺放的位置、操作順序都講解得很清楚**，是一本值得推薦的書，讓我們讀起來很容易，有不清楚的地方可以參照著圖片上的指示跟著做。當我邊看的同時，會回想到當初緊繃的肌肉，原來還有很多細節部分都沒照顧到。如今龔老師把自己所學經驗整理成書與大家分享，我想，對愛運動且想保養身體的我們絕對是好事。

我於體育世界征戰十餘年，身體經歷過很多大大小小的傷，因此有幸認識很多很棒的醫生貴人，而我有些身體上的問題也會請教龔老師，愛運動的他總是很有耐心的告訴我。

我個人認為，有正面的心理與健康的身體是人生最大的財富。身體出現一些徵兆時，一定要小心注意去覺察自己的身體變化，不然累積久了得花更多的時間去治療。**運用一顆「網球」，不管在家**

還是去旅行，運動完後花一點點時間去呵護自己的身體，去感受自己的身體，這些細微的身體自我對話，會有不可思議的驚喜唷！

網球選手

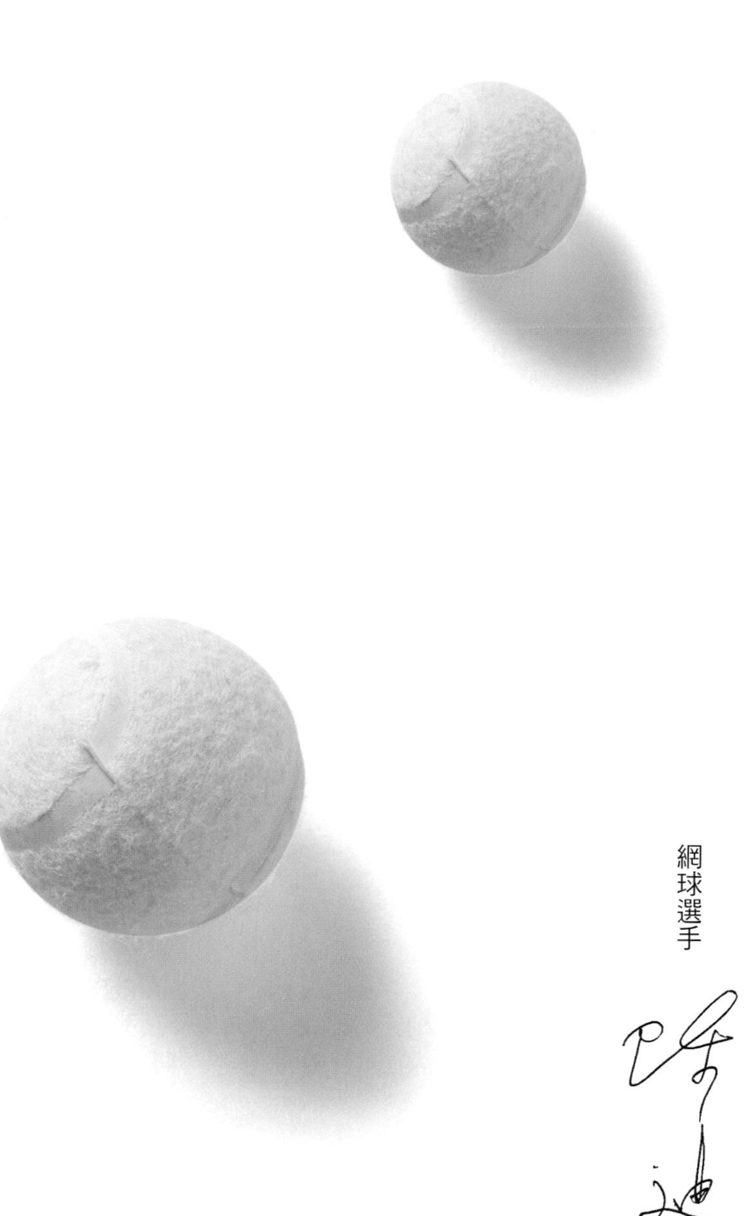

「網球按摩」能深入特別僵硬、深層的肌肉，帶走肌肉與肌筋膜緊繃！

聽聞同樣是學「物理治療」的龔威亦物理治療師將要出版一本「用『網球按摩』來解決痠痛」的書籍時，我感到很驚喜，**「網球」是我們臨床工作上替病患舒緩疼痛的好幫手，也是最簡單、很方便能讓民眾學會「自己在家用來舒緩痠痛」的一種工具**。因此，像這樣一本從「網球」出發，並將所有適用病症及網球按摩技巧加以整理集結的工具書，對於經常肌肉緊繃疲勞、腰痠背痛的現代人來說，真是一大福音。

而「網球按摩」這個方法之所以值得推薦的原因，除了這項工具容易取得、價格便宜、輕巧好攜帶，非常吻合一般人「高便利性」的需求特質之外，它最大的優點，就在於**它能將力量傳導到「深層或僵硬」的肌肉，充分達到按壓鬆弛的效果**——一顆直徑約6.3公分的網球，可**針對身體的「激痛點」（trigger point）做按壓，藉由力量完全集中於單點上的優勢，可以精準舒緩痠痛**。此外，針對較大面積的肌肉痠痛，也特別教大家利用兩顆網球來製作「按摩滾筒」，以便有效解決問題。

這些年，台灣吹起運動流行風潮，包括單車、馬拉松、鐵人三項……等，投入的人愈來愈多。但也因此，醫院裡的「運動傷害」病患也跟著大幅激增。事實上，大家可能不清楚，身體上的這些傷害主要都來自「肌肉」和「軟組織」（筋膜、韌帶、肌腱）；例如膝蓋痛，不見得是膝蓋骨出現問題，而往往是膝蓋附近的內收長肌、股四頭肌、髂脛束等損傷牽連所致。另外，關節摩擦時有聲音、骨盆感覺卡卡的……，這些也常是因為肌肉緊繃所造成，而非「骨骼」有毛病。因此，治療的第一步，應該要將肌肉和軟組織的問題加以解決，務求把骨頭、肌肉和軟組織之間的排列調回正常均衡的狀態，這才是解決之道。

所幸，社會大眾對於「物理治療」的觀念越來越有概念，很多人都懂得要先求醫、找出真正造成身體出現疼痛的原因，然後才進而對症治療，並遵照醫囑，從日常生活中改善不良姿勢，再搭配自我保健動作，以求回復健康。但最後我還是要提醒大家，**「預防重於治療」，若能利用本書中的「網球按摩」放鬆僵硬的肌肉，加上伸展拉筋、增加肌肉的柔軟度，那麼，才能讓你遠離「肌筋膜緊繃」所帶來的病痛困擾！**

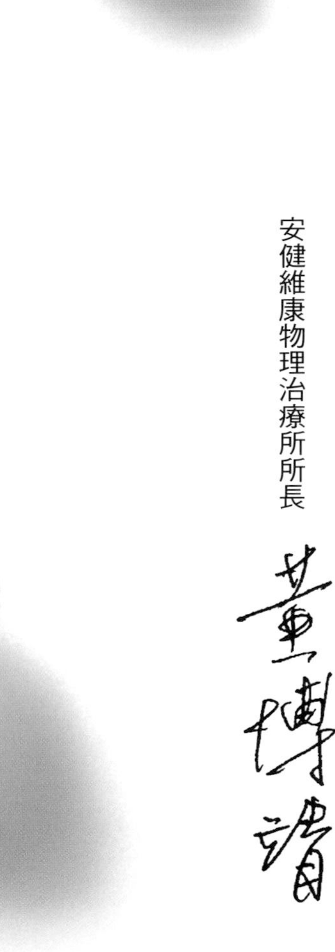

安健維康物理治療所所長
葉博譜

推薦序
03

從頭到腳都能做的「網球按摩」，讓身體獲得新生！

現代人的生活步調快、工作壓力大，而都市環境裡也充斥著大量干擾健康的因子，包括電磁波、加工食品、廢氣、化工材料……等等，讓我們的身體需要面對更多挑戰；加上大多數人平常「坐著」的時間太多，身體缺乏足夠的活動，所以，無法達到有效的新陳代謝。而一旦體內累積的毒素越來越多，健康慢慢流失，各式各樣的痠痛、病症也就油然而生。

究竟要如何解決痠痛？最古老的方法就是「按摩」，因為在世界四大古文明的文獻記載中，都可以看到有關按摩的歷史——換句話說，按摩似乎是人類的本能。不過，雖然通常都是「哪裡痠痛就按哪裡」，但這樣真的就有效嗎？……另外，不少新聞也曾指出，過度按摩反而會造成身體的不良反應、有可能會越按越糟糕，所以，到底怎樣按摩才對？究竟在什麼狀況下才可以按摩？……

很高興看到龔威亦老師出版了這本書，他無私又貼心的將個人所學精華，做了非常詳盡的分享，在書中介紹一種最簡易的自我按摩方法，那就是利用價格親民、方便取得的「網球」來做為工具，進而達到良好的「按摩解痛」效果。

翻開本書，可以看到龔老師的專業分析，告訴大家什麼樣的狀況要小心按摩？什麼樣的情形要避免按摩？讓大家可以「抓準按摩時機」，才不會越按越痛，甚至造成傷害。此外，到底要按壓什麼位置？又該怎麼按才對？書中也**從「對象」及「症狀」出發，幫助大家了解自己屬於何種族群？哪些身體部位容易痠緊、需要按摩放鬆？哪些部位反而需要加強肌力、並不適合按壓？**……藉由種種清晰的圖說示範，幫助大家按對位置，進而讓身體的「鬆」與「緊」部位趨向平衡，越按越健康！

特別值得一提的是，本書詳列「從頭到腳」的網球按壓方式，可說是一本非常好用的保健工具書，因為只要隨手一翻，就可以跟著做，所以我除了自己居家使用，當然也要推薦給我那些愛運動的朋友們，因為頂尖的運動好手都懂得一件事，那就是「休息比訓練更重要」！但所謂的「休息」不是消極的「完全不動」，而是更積極的「去做對的事」！像是**每次運動後的伸展收操、無氧運動後隔天的排乳酸運動，還有每週1～2次的運動按摩——這些「積極的休息」不但能讓身體有效回復體力，也是體能進步的必要條件**；尤其，當運動練習量增加時，休息量更要跟著增加！所以，像「網球按摩」這樣一個簡易的自我運動按摩方法，當然也是運動愛好者必學的一部分，正如同我不斷在推廣的理念：「健康運動，運動健康！」

我要再次感謝龔威亦老師出版了這本好書，也希望所有讀者能藉由這本書，獲得更多正確的健康知識，並且開始好好愛自己。最後，祝福大家能透過「確實的執行」，讓身體獲得新生！

台東縣物理治療師公會理事長 詹仲凡

紓解痠痛，從一顆「網球」開始！

身為物理治療師，「痠痛」是我每天都會遇到的問題。至於造成痠痛的原因，說來真是五花八門，因為有創傷，有姿勢不良，有使用過度，甚至也有「先天骨骼肌肉結構不對稱」所引起。想要解除痠痛，除了吃藥、打針之外，當然，還可以選擇較為安全、不傷身的方式，那就是「運動」及「物理治療」。

多年來，每每在診間治療患者時，我都會在完成療程後，要求患者回家要加上**「自我保健運動」，以便達到「延續治療效果」的目的**，並促使患者自己能清楚「平時應該如何操作對自己有利的動作」。也因為這樣的需求與過程，**我發現「網球」這項工具十分便利，因為它不但可以應用在身體各個部位，而且操作便利、效果奇佳**。究其主因，就是因為「網球」能確實將造成痠痛的**「緊繃肌筋膜」加以適度延展，進而達到舒緩、減輕痠痛的功效，並讓身體活動更為順暢、避免二次傷害**。也因此，在進行居家照護，或對患者進行衛教時，我一定會加入「網球按壓」的教學，希望大家都能「把治療帶著走」。

只是，人體構造非常複雜，縱使經由指導後，病患們在我面前都能確實按壓到身體部位，但各自回到家中，卻不見得能夠回憶起這些步驟，更別說是精準的把動作做到位了。也因此，患者們常有「雖然知道好方法，但卻無法在家執行」的感嘆，就算在複診時一而再、再而三的重複學習，但效果還是有限。

於是，我心中湧起一個想法，那就是：如果有一本實體書，一來能讓我解釋動作更加清楚、教導患者更為方便，二來又能讓大家回家後可以按圖索驥、輕鬆執行，這樣該有多好？……就在這個時候，蘋果屋出版社的編輯找上了我，這真是太巧了！而在雙方皆有「做出一本讓讀者在家就能輕鬆解痛的保健工具書」的共識前提下，我們經過一年多的規劃、撰寫、拍照……等過程，終於，這本書呈現在大家面前。

在本書中，第一部分我將清楚告訴大家「肌筋膜」是什麼，以及它與身體痠痛、疼痛之間的關係。第二部分，則將說明「網球」之所以被拿來當作「解痛工具」的原因、原理，還有它所獨具的優點，以及使用時的簡單操作技巧。第三部分，則針對身體各部位發生疼痛、痠痛現象時，該如何運用網球來進行自我按摩的的詳細步驟解說。

事實上，隨著3C產品的快速發展，無論是上班族、學生族、還是銀髮族，都有愈來愈多人出現身體痠痛、肌肉緊繃的問題。雖然根本解決之道在於「減少錯誤姿勢、避免肌肉使用過度」，但若已經出現不適、經常疼痛不已，除了看醫生、找人按摩之外，也希望大家都能**學會並好好使用「網球」這個工具，因為它不但能隨時隨地幫助自己遠離痠痛、疼痛症狀，也能在朋友、家人有類似問題出現時，提供省錢、省時、又有效的解決方法**——一顆網球讓你不痠不痛，現在，就試試看！

BodyCare益康美式按摩中心院長

學員見證 01

王台存・62歲・廣告業務

不舒服部位：**頸椎、腰椎**

本來要開刀的「脊椎痛」，沒想到靠網球按摩就改善了！

以前年輕時喜歡運動、打球，打球時經常摔倒在地上，背部朝向地面一次次地撞擊脊椎。二十多歲時，坐骨神經就已經出現問題、肌腱發炎，情況嚴重到醫生建議我開刀治療。但當時我不敢開刀，而「脊椎」的問題就這樣困擾我至今。

我到醫院照X光片檢測，我的脊椎有4節已經退化了，它們處於一個脆弱的狀況，無法承受外力的撞擊，例如，如果車禍時脖子被向前甩，就會非常危險。從年輕到現在，四十多年來，我嘗試過各種方式，復健按摩、三溫暖、拔罐、打釘鎚……，西方醫學方式、民俗療法、游泳，只要能夠緩和頸椎、脊椎痠痛的方法我都會去做。

三個月前，經由別的醫生介紹我到龔治療師診所做復健，了解我長年深受疼痛所苦，是每週有兩天要去做復健按摩的重患，龔治療師介紹我**使用「網球按摩」，這個方式我自己就可以做到，而且每天、隨時隨地都可以使用**。第一次使用時，**靠著牆壁按摩背部肩胛骨附近、膏肓的地方，網球按壓到肌肉深層，感覺非常舒爽**，我非常驚訝一顆網球就能達到這樣效果。因為**網球有很好的彈性，再加上藉由身體重量強力按壓，達到靠別人徒手按摩相同有效的舒緩**。

聽龔治療師說，要將「網球舒緩痠痛」的方法出版成書籍，我覺得很棒，因為這是一項非常值得推廣的方法，加上現代人多半因為姿勢不正確，很少有人能避免肌肉痠痛的困擾。只要一覺得不舒服，就可以立刻使用，如果等到一定程度才去按摩，不但花錢，而且過兩天痠痛就又出現了。學會用「網球」在身上滾一滾、壓一壓，緊繃肌肉就會伸展開，筋骨舒張開、氣血比較順暢，身體自然就會健康。

王台存

學員見證 02

林靜美・55歲・電腦資訊師

不舒服部位：肩膀

網球就像一雙手在身上按摩，幫我改善惱人的「五十肩」！

「痠痛」是大家都會有的毛病，所以即使出現了也不是很擔心，但從去年五月開始，身體的痠痛問題變得嚴重，左側肩膀、上臂出現嚴重的疼痛感，甚至到了沒有辦法舉手穿衣服的狀況，這時才知道這就是所謂的「五十肩」。

追究起原因，來自於我的生活習慣。我的工作，和許多上班族一樣必須長時間「坐著」使用電腦，知道坐久了要起身動一動，但一忙起來總是會忘記，就這樣「坐」了10多年下來，再加上平時買菜，總是慣用左側肩臂揹或提太重的東西。時間久了，痠痛惡化成肌腱炎，不但相當疼痛，更嚴重影響我的日常生活，實在很困擾。

剛開始治療，超音波、熱敷、電療、做復健都有嘗試，但左側肩臂的肌肉很頑強，一個半月多的復健治療，似乎都沒有很明顯的改善。後來，我採用最直接、傳統的方式——「推拿」，將整片緊緊糾結的肌肉，徒手施力推開。經友人介紹到龔治療師的診所推拿，雖然有效，但我必須時常到診所報到，後來狀況比較改善後，龔治療師教我使用「網球」自己做按摩。第一次使用時感覺很神奇，**「網球」就像一雙手，按壓身體的穴道，按摩時雖然有點疼痛，但壓完後感覺到全身的舒暢感**。而且這真的很方便，現在我的**五十肩問題也改善了非常多**。

我想，一定有很多人和我一樣，有相似的生活作息，不在意身體發出痠痛的警訊，長期累積成宿疾。所以很高興龔治療師將「網球舒緩痠痛」的方法出版成書籍，這真的是一項很值得推廣的方式。也和人家分享我自己的故事，望大家都能重視身體的痠痛，一**不舒服，就可以拿「網球」出來滾一滾、推一推**。

林靜美

學員見證 03

鍾文欣・54歲・小學老師

不舒服部位：**肩頸、腰背、臀腿、四肢**

用網球按摩，居然就解決了糾纏我多年的「肌筋膜疼痛」。

「痠痛」纏住我有9年多的時間了，並不是一般的肌肉痠痛，我可以感覺到痠痛來自肌肉的深層的「肌筋膜」。而且它並不只出現在特定部位，它會跑來跑去，肩頸、腰背、臀腿、四肢，「全身」都出現過疼痛。而且找不到原因，醫師說這就是「肌筋膜疼痛症候群」。我有一個習慣，我喜歡經常移動家中傢俱的擺設，在學校教書也自願協助教具室的管理，長年下來**經常在「搬重物」，導致肌肉和筋膜過度使用而過勞。再加上，我的個性容易緊張，常處於緊繃狀態，使得肌肉連帶緊張和收縮**。因此，雖然一直無法明確找到造成我疼痛的病根，但應該和我生活習性脫不了關係。

由於長時間處於疼痛狀態，一般痛感我可以忍受，但有時候卻是令人「坐立難安」，再加上曾經出現過「椎間盤突出」的問題，造成手腳麻痺，使得我更加重視復健，經常去找復健師「按摩」。現在狀況已經比較穩定，唯獨背部較常犯疼。比較困擾的是，有些時候才剛做完按摩復健的隔日，甚至是1~2小時後，嚴重疼痛就立刻找上來。

後來，我接觸到「網球按壓」。**「網球」按壓在身上的面積小，就像指壓按摩般，能將壓力集中，也可以自由調整力道大小，**最重要適合我的地方是，**「網球」能按壓到肌肉深處的肌筋膜**，按壓的效果真的很舒服。而且隨時都可以使用。**現在我每天都使用網球按摩，也不必擔心在半夜時很痛該怎麼辦，只要不舒服，我自己就能立刻解決**。而且，網球按摩不一定需要用到手，只要靠自己的體重去按摩，讓我在手部也痠痛時能方便使用。這樣一項好用道具，真的很需要讓大家都知道，像我這種「痠痛重症者」都能深深感受到效果，相信每個人一定也都能適用！

鍾文欣

學員見證
04

鍾承憲・32歲・都市更新顧問
不舒服部位：臀部、腳踝

網球按摩消除僵硬肌肉，有效預防「運動傷害」。

去年10月，我和平常一樣在慢跑時，不小心扭傷腳。腳踝受傷的程度不算輕微，走路會有疼痛感，而且出現腫脹，起初不以為意，沒第一時間去就診，後來導致臀部肌肉拉傷的舊疾復發，不得不先停止所有的運動，到龔治療師診所做治療。初診時，龔治療師仔細詢問受傷過程，再檢查疼痛原因是關節發炎抑或是肌肉緊繃所造成，確認病因及疼痛點後，治療師用「徒手按壓」方式替我治療，放鬆緊繃僵硬的肌肉，剛開始病況較嚴重時，每週有兩天要到診所報到，到後來一週一天。

後來，龔治療師跟我介紹「網球按摩」，因為傷況已經比較穩定，可以使用「網球」自己在家按摩。除了用「網球」繼續針對受傷的部位按摩，還能運用它放鬆緊繃的肌肉，**每次使用完「網球按摩」，再拉筋，就會明顯感覺到肌肉比按摩前「鬆軟」許多，效果很好。**

其實，會出現運動傷害，就是來自不足夠的休息或是錯誤的姿勢，使得肌肉累積疲勞及損傷。這次腳踝受傷，就是因為我的腿部肌肉僵硬，導致前後肌群力量不協調，而造成受傷。經過一年多的復健，現在我已經恢復慢跑習慣，但我還是持續使用「網球按摩」，因為它就是能**幫助「放鬆肌肉」最好的幫手。將肌肉放鬆、增加它的延展性，就是「預防」痠痛、受傷最好的方式。**

在這之前，過去從沒聽說「網球」可以按摩，它真的是一樣好用、實在的道具，便宜好取得、好攜帶，按摩效果又好。很期待龔治療師出版的這本「網球按摩」書籍，它介紹能解決「從頭到腳」全身痠痛的按摩，也正好適合我用來按摩因長時間使用電腦所出現的肩頸痠痛呢！

鍾承憲

contents

目次

Part 1 身體硬梆梆、又痠又痛，都是因為「肌筋膜太緊繃」！

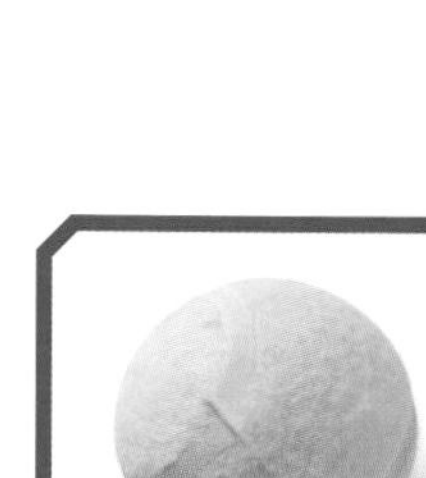
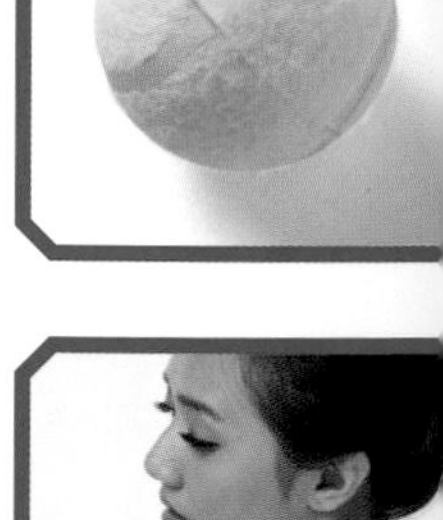
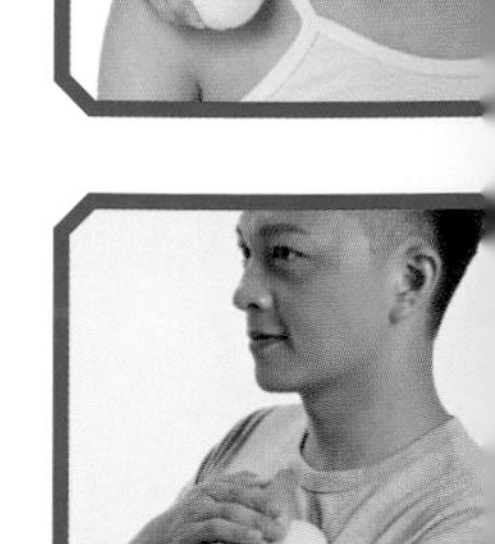

Part 2
專門「喬痠痛」的物理治療師，教你在家「用網球」解痛！

Part 3 只要1顆網球，「30秒」就能讓你「從頭到腳」的痠痛全都消除！

PART 1

身體硬梆梆、又痠又痛，都是因為「肌筋膜太緊繃」！

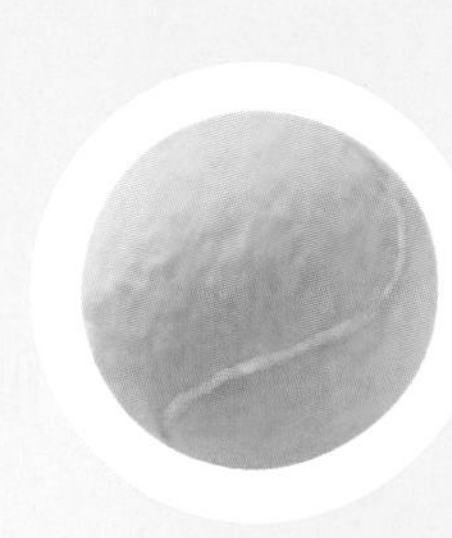

注意 20

「**肌筋膜緊繃**」就是造成肩頸硬、腰背痛、肌肉痠的主因！

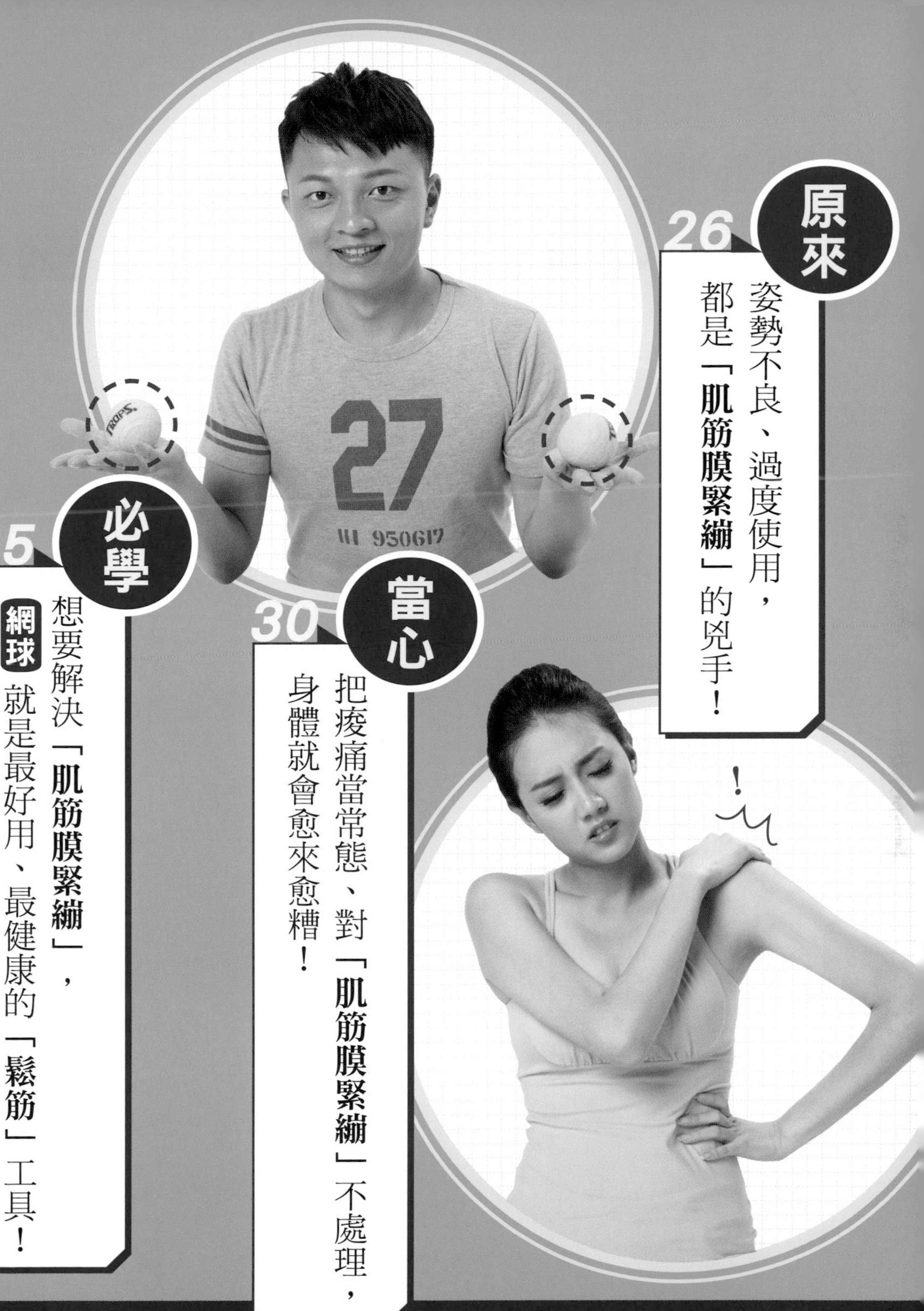
26
原來
姿勢不良、過度使用，
都是「肌筋膜緊繃」的兇手！
30
當心
把痠痛當常態、對「肌筋膜緊繃」不處理，
身體就會愈來愈糟！
35
必學
想要解決「肌筋膜緊繃」，
網球
就是最好用、最健康的「鬆筋」工具！

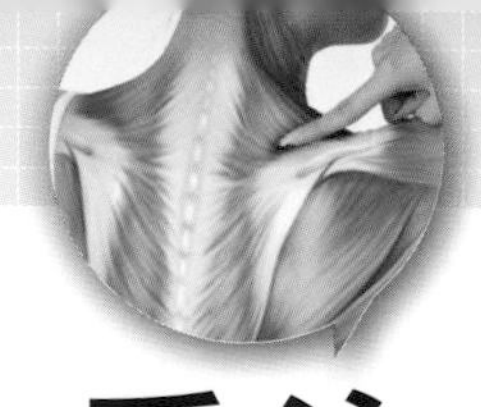

注意！「肌筋膜緊繃」就是造成肩頸硬、腰背痛、肌肉痠的主因！

你的肌肉已經發出危險訊號，但你卻無動於衷？

「痠」與「痛」是肌肉最常傳遞給我們的危險訊號，各自代表著不同意義。

痠、痛和「肌筋膜」之間的關係

臨床上，最常感到痠的部位是雙腿，常出現在運動愛好者身上，尤其是喜歡路跑、三鐵和自行車運動的朋友；當肌肉被大量使用並超過負荷，就發出「痠」的感覺來通知大腦適可而止。最常感到痛的部位是「肩頸」和「後腰」，好發於久坐不動的上班族；現代人因工作關係過度使用同一組肌群，使肌肉過勞所致。

肌肉外有一層「肌筋膜」包覆，佈滿感覺神經纖維，是豐富的感覺器官，隨時在偵測肌肉長度、張力和身體位置。**「痠」，代表肌肉和肌筋膜都緊繃，已刺激到神經但尚未受傷，做些按摩、設法放鬆就能改善。「痛」，代表已經發炎，紅腫熱痛是其徵兆**，如果痛到難以忍受，表示處於急性發炎期，已達到受傷程度；置之不理會進展成僵化，嚴重甚至有骨骼增生（骨刺）、壓迫神經的情形。

「肌筋膜」是肌肉外的結締組織

「肌筋膜」是包覆在肌肉外的結締組織，作用是使肌肉成形並予以保護。肌肉分為「心肌」、「平滑肌」和「骨骼肌」，前面兩者受內分泌系統和自律神經控制，屬於「非隨意肌」，至於「骨骼肌」透過肌腱附著在骨骼上，屬於大腦可控制的「隨意肌」。包括肌肉、骨骼、內臟、血管、神經等，都有一層「筋膜」（fascial）包覆著。

本書所說的「肌筋膜」（Myofascial），是指包覆在「骨骼肌」外的結締組織。肌肉是一種收縮性組織，生理機制符合「用進廢退」，必須透過訓練和伸展來維持活性，否則就會退化。例如肌肉訓練4週的成果，只要停頓1週就打回原形；又如長期臥床的人肌肉缺少刺激，久而久之身體會覺得不需這麼多耗能單位，肌纖維便逐漸流失和退化。

「肌筋膜」只能依附「骨骼肌」運作

「肌筋膜」的70％是水，材質像果凍，另外30％是球蛋白、膠原纖維和彈性纖維。膠原纖維可對抗加壓力，彈性纖維可幫助延展，年紀大了以後，彈性纖維、膠原纖維與黏多醣基質都會減少。

「肌筋膜」形同看不見的皮膚，屬於「收縮性組織」，本身不會動，而是依附著「骨骼肌」而運作。儘管不會動，作用卻很大，除了**保護肌肉對抗壓力和拉力，當運動產生高熱，高水分的肌筋膜還能幫助調節溫度，類似血液循環，避免肌肉、臟器產生永久性傷害。**

龔老師開講

「肌筋膜」的構造，就和橘子一樣？

橘子對切，把汁擠乾，便能清楚看到網狀結構，而「肌筋膜」和「肌肉」間的關係與此非常類似——就像果肉被果囊包著，「肌纖維」（也就是肌細胞）外面也有一層「肌內膜」；幾條肌纖維形成「肌纖維束」，由「肌束膜」包著，聚在一起就像一片片果瓣；幾條肌束再組成肌肉，外層由「肌筋膜」包覆，而肌筋膜就形同最外層的果皮。

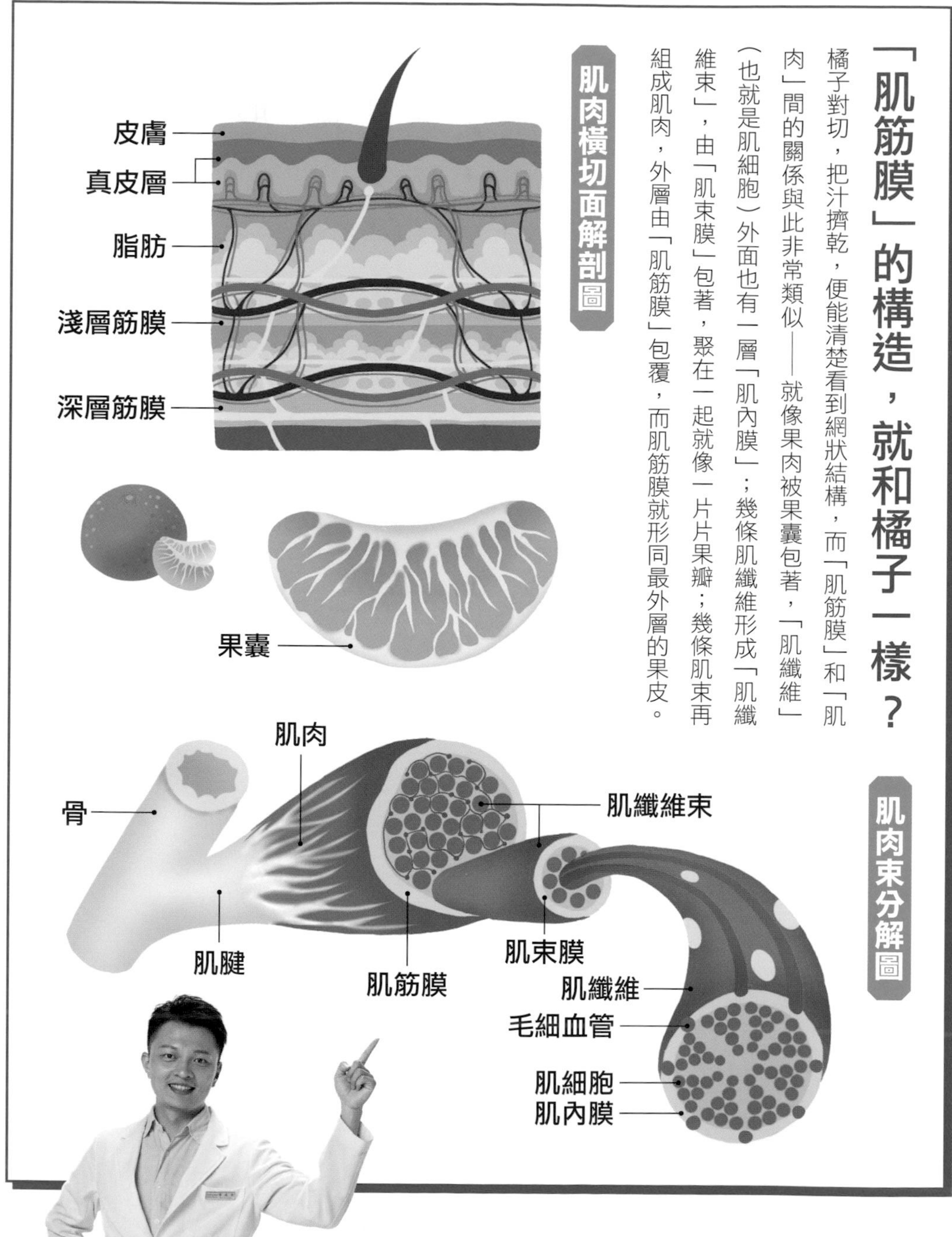

Take a look！健康的肌筋膜V.S緊縮的肌筋膜

「肌筋膜」和「肌肉」之間，理當保持良好而協調的關係；「肌筋膜」一旦緊繃或受傷，代表「肌肉」會隨之僵硬，失去彈性，而這正是導致痠痛的原因。

健康的「肌筋膜」必須富有彈性

「肌肉」和「肌筋膜」，兩者其實可視為一體，有肌外膜及肌內膜包覆，貫穿整個肌肉組織，可謂：筋裡有肉、肉裡含筋。由於這兩個組織緊緊依靠，因此也具有相互牽制的作用，只要有一處受傷，難免都會產生沾黏、僵緊進而使得活動力受限下降。

正常的「肌肉」有如橡皮筋，具有「收縮性」和「延展性」。一條6吋的骨骼肌，收縮和延展幅度各約50%，換言之，可以收縮至3吋、延展至9吋。「肌筋膜」隨著骨骼肌而運作，從3吋至9吋都是容許值，除非在運作過程受到撞擊或壓迫，才可能造成傷害。

從以上描述可得到結論：要有健康的「肌筋膜」，必定要有健康的「肌肉」，反之亦然。而健康的肌筋膜和肌肉，同樣具有彈性，可順利收縮和延展，沒有痠痛問題。

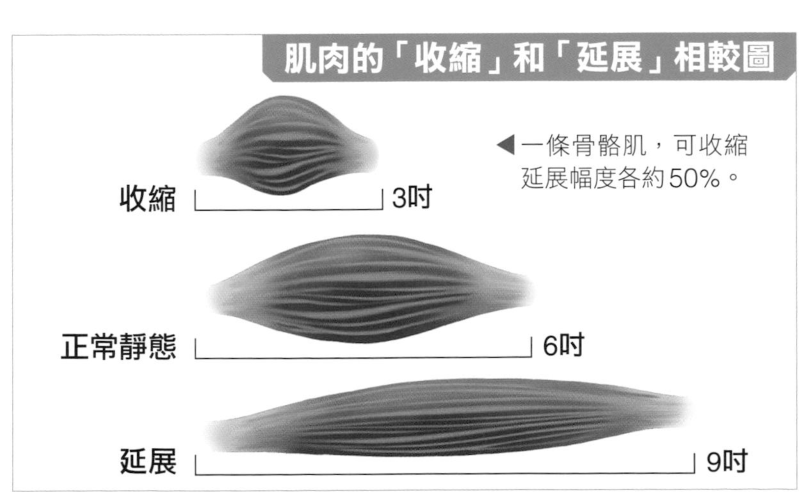

緊繃的「肌筋膜」容易受傷撕裂

如果不顧肌肉的彈性幅度，**勉強做收縮或延展的動作而超出極限，或承受過大的撞擊力，這時肌筋膜和肌肉會緊繃、受傷，甚至出現「肌纖維撕裂」或「肌腱斷裂」的後果**。想知道肌筋膜受傷的程度，到復健科或骨科照超音波便能確診。

「肌纖維撕裂」是有希望復元的，因為肌纖維會再生，只是在復元過程裡，會產生大量膠原纖維堆疊以修補撕裂處，然後**結痂留下「疤痕」（Scar tissue），使肌肉束不像從前那般平整，收縮性和延展性都受影響**，還可能刺激旁邊的組織，產生痠痛的感覺。

有兩種狀態可能導致「肌纖維撕裂」，第一種是單一一次拉扯太過所致，最典型的例子是搬重物或劇烈運動，過度逞強造成肌纖維受傷；第二種是持續做一個動作太久，例如低頭族、電玩族、上班族，每天持續、反覆就有風險。

受傷的肌肉組織修復過程

健康組織

受傷之前

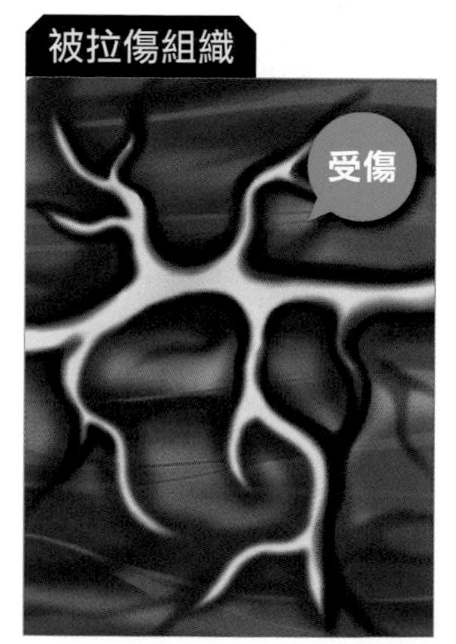

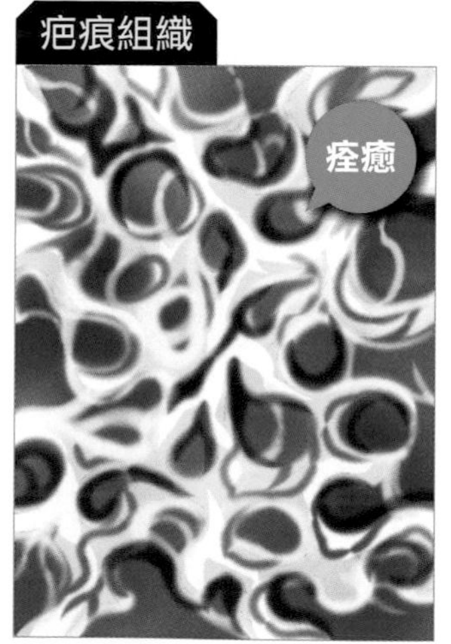

▲受傷的肌肉無法恢復成原本狀態，痊癒後會變成「疤痕組織」，「疤痕組織」使肌肉變得較軟弱，比起「健康組織」延展性降低、可活動範圍減少，並再次受傷的可能性增高。

「肌腱斷裂」也是肌筋膜緊繃的後遺症，最典型的是阿基里斯腱斷裂。阿基里斯腱是人體最大的肌腱，武俠小說中的斷腳筋，就是砍斷阿基里斯腱。阿基里斯腱斷裂多半是外力傷害（例如鬥毆時被刀械砍斷），或是過度扭轉（例如打籃球時跳躍著地或衝刺）、過度疲勞（例如長跑負荷過大）所致。肌腱斷裂必須靠手術接復，功能可回復七、八成，但若不幸斷的是神經，那就難以修復了。

肌腱斷裂解剖圖

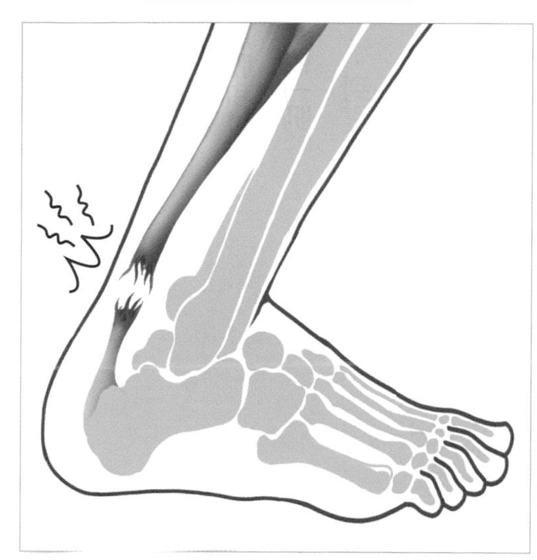

▲阿基里斯腱斷裂。

容易造成受傷的錯誤姿勢

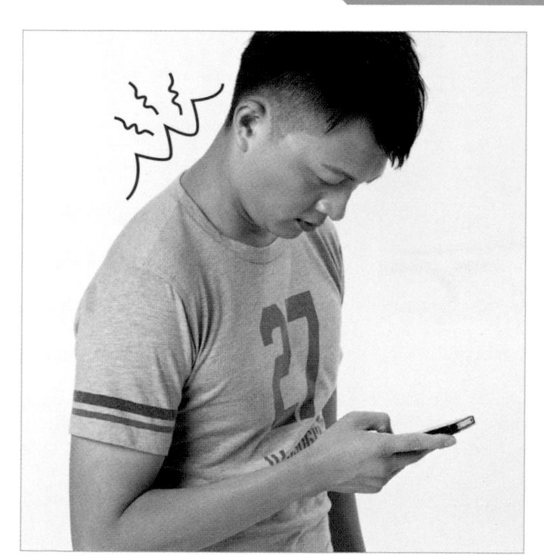

▲持續做一個動作太久，造成肌肉受傷。

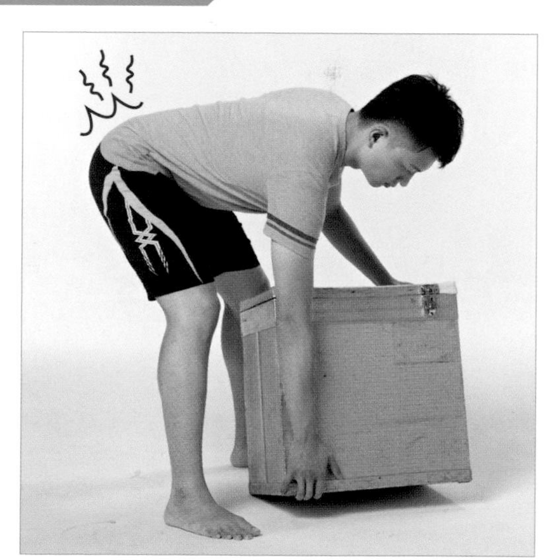

▲搬重物，過度逞強造成肌纖維受傷。

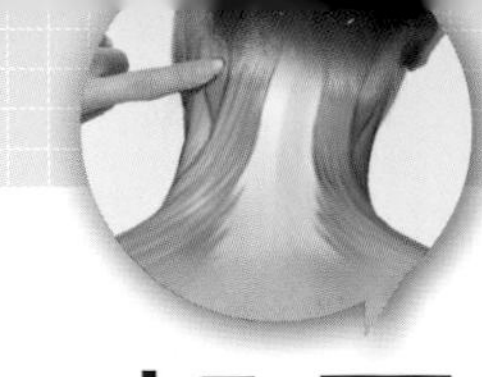

原來，姿勢不良、過度使用，都是「肌筋膜緊繃」的兇手！

抓出肌筋膜緊繃的4大成因，拒絕再犯！

了解造成肌筋膜緊繃的成因，才能追本溯源，維持肌肉和肌筋膜的良好狀態，不再輕易受傷。

1 重複性錯誤姿勢 ★典型動作：脖子前傾、駝背。

錯誤的姿勢已經會造成肌肉損害，再加上經常、重複的長時間，處於錯誤姿勢的狀態，讓傷害再加成。錯誤姿勢會讓「肌肉負荷過大」，例如看書或電腦螢幕時「脖子前傾」，害得頸部肌肉比正常姿勢多負擔2～4倍重量。低頭滑手機，頭部重心跑到鉛垂線的前方，這時脊椎無法支撐頭部，必須靠肌肉的拉著；至於後仰，習慣趴著看書，小心壓迫到頸椎關節，容易產生骨刺。

而「駝背」，會造成原本負責穩定脊椎的腹部核心肌群無法正常出力，轉由背部的肌肉取代，因此駝背的人常有肩胛骨處的肌肉痠痛（膏肓痛）。久了之後，核心肌群會退化，導致脊椎增生（長骨刺）、椎間盤突出等問題。這些都是典型肌肉過度緊繃所致，長時間、長期下來，肌肉耐力越來越差，肌筋膜緊繃頻率則越來越高。在頭頸部位，一定要保持，以肩峰與外耳道連成一直線、不要聳肩，由脊椎可支撐頭部重量。

正確V.S錯誤頭頸姿勢

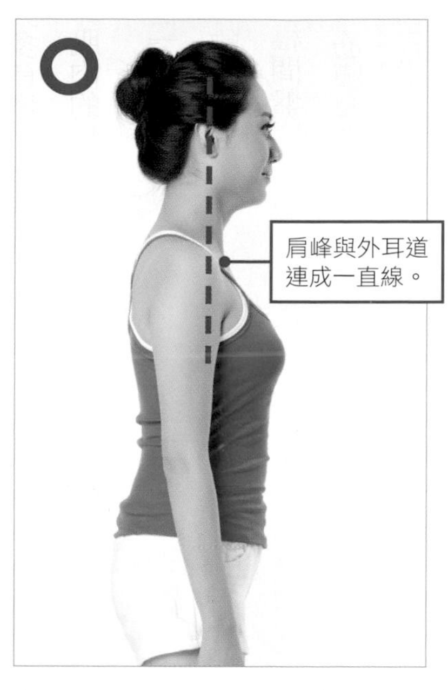

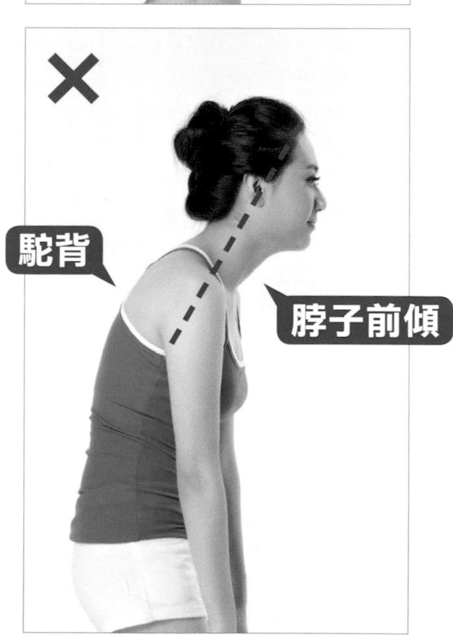

2 肌肉過度使用

★典型動作：舉啞鈴、比腕力、寫字、打電腦。

這可以分成兩種情形：❶**「單一次數的過量」，常發生在舉啞鈴、比腕力、提重物等情況下，因錯估自己的力量而發生傷害；或是勉強肌肉使力**，例如5公斤重物剛提不覺得重，10分鐘後可能覺得吃力，但勉強撐，肌肉就受傷了。❷**「重複固定肌肉過勞」，常見於不斷寫字、打電腦者**。當肌肉因為疲勞受傷，可收縮的量變少，但卻還是要維持同樣動作，身體會要用更多的力，於是痠痛範圍逐漸擴大；這就像身體找其他人手來幫忙，也就是「代償作用」。

肌肉可分「姿勢型」、「動作型」。「姿勢型」肌肉負責站、蹲、坐等等維持肢體的動作，久站、久蹲、久坐，就對肌肉造成壓力。「動作型」肌肉負責瞬間完成的動作，例如拿起筆、撿東西，主要是拉動關節完成動作。如果把「動作型」肌肉當「姿勢型」使用，就很難不受傷，例如長時間握筆寫字，幾乎都會成為痼疾。

3 複合式傷害 ★典型動作：跑步、打球、不良姿勢久坐。

指採取「重複性錯誤姿勢」，而且過度使用某處肌肉。非常容易出現這類傷害的職業，包括運動員（尤其是快速扭轉的運動）、廚師、美編、建築工人、汽車維修人員等。要格外注意姿勢，並且每半小時休息或換動作，讓不同肌群輪流作用和休息。

久坐的上班族也是高危險群，**肌肉缺乏鍛鍊而力量失衡，體態通常不對稱，如果突然跑去運動，傷害容易發生**。因為肌肉延展性不足，關節會承受額外的衝擊，非常容易受傷。運動前的「3步驟準備動作」，暖身、拉筋再加上針對要運動的肌肉先做數分鐘的肌力訓練，減少傷害發生。

4 意外傷害或開刀 ★典型動作：車禍、球場撞擊、外科手術。

無論是意外傷害或開刀，都會導致**「組織纖維化」，「肌筋膜」和「肌肉」都不如從前平整滑順**。這類問題造成的肌筋膜緊繃，處理起來最為棘手，範圍大，復元期漫長，有時甚至是無可彌補的永久性傷害。

意外傷害以「車禍」和「球場撞擊」最為常見。至於開刀，傷口若順著肌肉、肌筋膜紋理橫切，復元狀況較理想，若垂直縱切，延展性更難復元。從復健的角度看，顯微手術是一大福音，對肌肉和肌筋膜的傷害縮小很多。

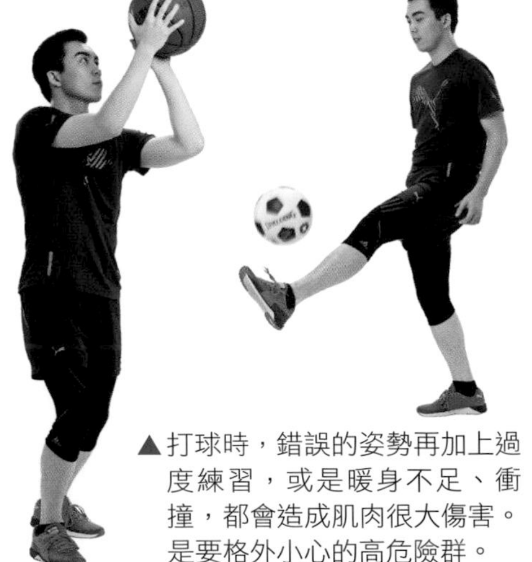

▲打球時，錯誤的姿勢再加上過度練習，或是暖身不足、衝撞，都會造成肌肉很大傷害。是要格外小心的高危險群。

小心，別墜入肌筋膜緊繃的惡性循環！

針對上述成因，我們可以總結出肌筋膜緊繃的惡性循環：

緊繃，
發炎產生疼痛
肌肉不平衡，
虛弱且收縮力降低
動作模式改變，
正確姿勢無法維持
習慣錯誤姿勢
改變關節活動模式，
造成過度磨損
骨骼退化，
例如長骨刺

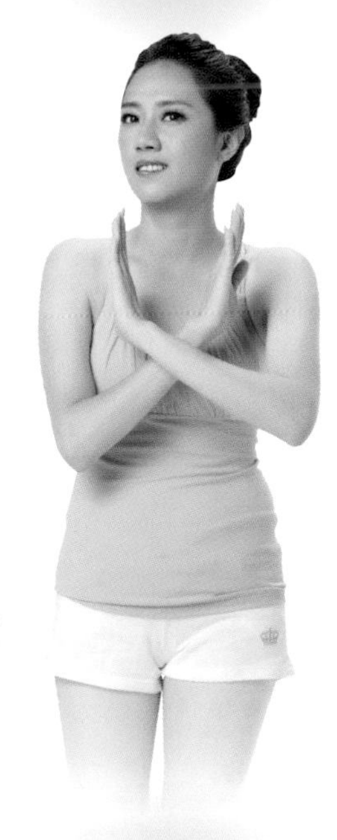

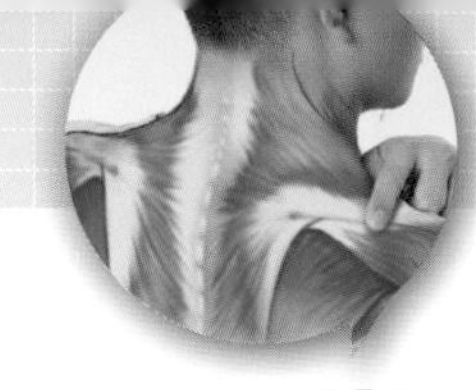

當心！把痠痛當常態、對「肌筋膜緊繃」不處理，身體就會愈來愈糟！

肌筋膜一旦緊縮，肌肉就會出現僵硬、難以活動，痠痛病症隨之上身！

「痠」與「痛」，是肌筋膜緊繃的訊號，提醒該設法改善了。然而，很多人對痠痛的觀念有誤，認為「忍耐一下就過了」、「做粗工就是會這樣」、「運動後痠痛很正常」、「買膏藥貼也算治療」，一路漠視身體給我們的警告，直到有一天，怎樣都忍耐不下去，也說服不了自己這是正常時，才拖著病體就醫，往往延誤了治療黃金期。

「肌筋膜緊縮」、「肌肉失去彈性」、「骨骼和神經受到損傷」，這些現象的發生，其實是一連串的因果。如果了解箇中原因，並熟知每個階段的進程，便能把握時機讓醫師和復健師介入，多數患者有希望大幅改善，甚至能完全康復。否則，隨著病情的加劇，身體活動機能越來越差，人變得不愛動，除了痠痛，還有更多疾病上身，甚至到了無可挽救的地步。屆時降低的，不只是生活品質，還有生命尊嚴。

肌筋膜緊繃的4大惡化發展階段

在此將肌筋膜惡化的程度，分為4階段，每個階段的原因和徵兆不同，治療原則也不一樣。

1 肌筋膜逐漸「纖維化」和「變硬」

★表現徵兆：**肌肉痠痛、僵硬或緊繃。**

當肌纖維過度疲勞或使用不當，產生撕裂傷之後，膠原纖維會堆疊做修補，造成「組織纖維化」，有了「疤痕」的肌筋膜不再滑順，逐漸變硬；同時影響到肌肉，出現僵硬、容易疲勞的情況，繼續惡化下去，很快就會出現疼痛。

觸摸受傷的地方，能找到「新鮮的疼痛點」，通常不碰有點痠，摸了會出現較大的痠痛感。這時就醫，醫囑通常是吃藥和多休息。我的做法是，建議患者先接受檢查，**先找出造成痠痛的原因，然後指導如何訓練穩定肌群，以及透過按摩和放鬆，處理相關肌群，以免惡化**。治療的原則是，除非處於急性發炎期，否則不打針、不吃藥，利用復健，讓身體啟動自我修補能力。

可惜多數人在此階段不以為意，年輕人以忙碌為藉口，老人家想省錢，於是錯過了修補效果最好的黃金期。

「疤痕組織」樣貌圖

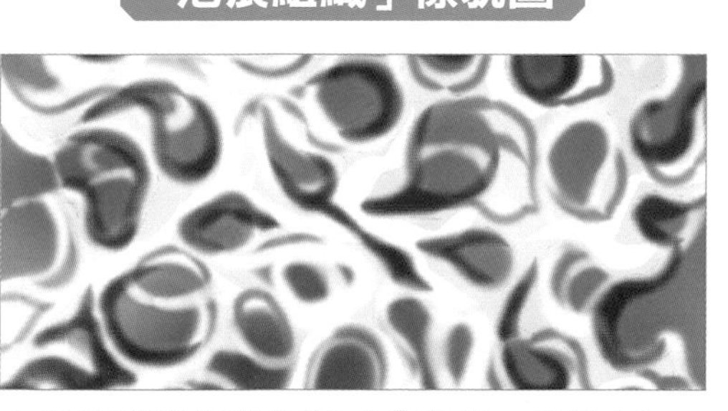

▲肌筋膜受傷後修補成「疤痕」組織（Scar tissue），已經不如原本肌筋膜般滑順。詳細請參考P.24圖。

2 肌筋膜失去「收縮性」和「延展性」

★表現徵兆：出現「疼痛」、「發炎」等症狀。

「肌筋膜」因修復傷口而發生「纖維化」之後，**肌肉喪失原有的「收縮性」和「延展性」，或是肌肉束和肌肉束之間互相牽制、沾黏，導致活動力變差，行動起來極不順暢**。這時如果照超音波，很明顯能察覺肌筋膜變厚了，肌鍵上甚至出現「鈣化」的白點。觸感較敏銳的人可在肌肉上摸到「小團塊」，除了會感覺到肌肉緊繃，也會覺得觸感較粗糙、較不滑順。

在這個階段的初期，疼痛點非常明顯，一觸摸就能明確感覺到。一段時間後，當觸摸變得較不痛，或變成間歇痛時，如果病情不是好轉而是惡化，痛的範圍會擴散，這時就必須做「深層按壓」才能找到「疼痛點」。

出現這個階段的患者八成是「上班痛」，工作姿勢難以改變，所以狀況很難改善。從身體的姿勢來觀察，很明顯會發現病況變得更糟了，進而將影響到骨骼的健康，**肌肉已經改變其特質，由軟變硬，像是橡皮筋變成塑膠繩般。只要不是急性疼痛期，我會建議患者「熱敷」讓肌筋膜變鬆軟**，電熱毯就是理想的熱敷工具，恆溫定時很方便；此外，我會提醒患者避免冷氣直吹，以免造成血管收縮，讓病情加劇。只要還沒影響到骨骼，也還沒長出骨刺，若及時處理是有希望康復的。

僵硬的肌肉

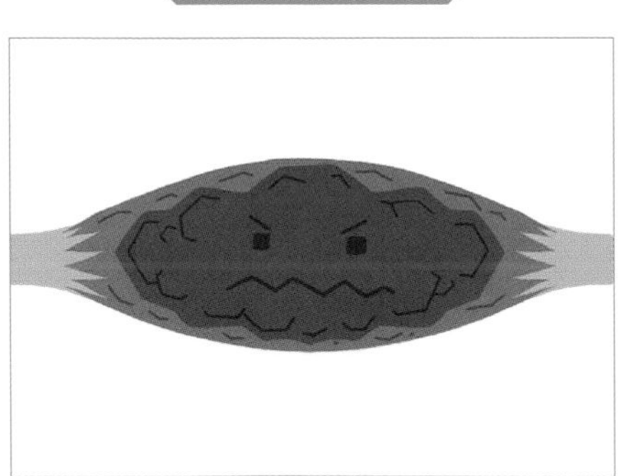

▲肌肉僵硬失去「收縮性」和「延展性」。

3 骨骼過度磨損，增生出「骨刺」

★表現徵兆：出現「手腳發麻」的情形。

如果不解決「肌筋膜」的壓力，肌肉難以順利活動，錯誤姿勢延續下去，關節和骨骼不僅會嚴重磨損，還會增生長出「骨刺」。如果照超音波，可以看見「肌筋膜」變得愈發肥厚，與關節、肌腱互相擠壓。

「脊椎」是一節節的構造，在骨骼中間有腔室，稱為神經孔，是神經通過的地方。「骨刺」的形成是日積月累的，當關節活動模式走樣，功能和結構都打破原有狀態，所承受的壓力不平衡，受壓較嚴重之處因為外力而使得骨頭變得更強壯，但過量反而形成贅生物，就漸漸形成所謂的「骨刺」。**「骨刺」的生長方向對於病況影響至為重要，如果影響到周邊神經，會造成「身體單側痛、麻」，如果影響到主要神經元，會出現「對稱性麻木、抽筋」**。到了此階段已經無法讓傷害百分之百恢復，因為結構已經發生改變。

「骨刺」最常長在腰椎、頸椎、膝蓋、髖關節等處，嚴重時只能開刀解決。手術的成功率並非百分之百，即使在手術室裡成功，後續復元過程依然有風險；再者必須考慮復發率，很多人因此裹足不前。開刀把骨刺拿掉，等於去除刺激源，讓神經不再受壓迫，但這只算治標；如果不將錯誤姿勢改正，肌筋膜照樣緊繃，後續又刺激，或因老化使骨質代謝週期不正常，那麼仍會再長出骨刺。

增生骨刺解剖圖

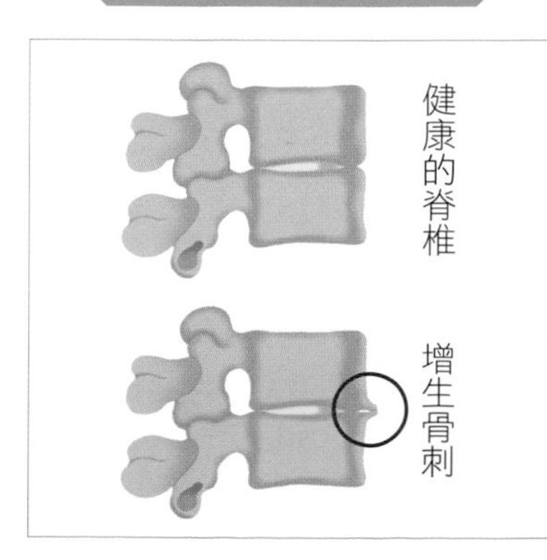

4 骨刺壓迫神經，導致「神經發炎」

★表現徵兆：出現「針刺感疼痛」、「肌肉萎縮」，嚴重可能「癱瘓」。

「骨刺」若不處理，可能傷害到神經，這種不舒服的感覺是持續發生的，但有進程上的區別。**起初因發炎而「痛」，之後出現針刺感的「麻」，然後是無感或異常感的「木」，最後肌肉萎縮、神經壞死，演變為「癱瘓」**。

身體的肌肉，25至30歲是身體的高峰期，之後以每年1％的速度流失。假設某人30歲時有30公斤的肌肉量，每10年大約減少3公斤，到60歲時就減少了三成，能負載的工作量相對也減少許多，如果30歲能扛100公斤，到60歲只能扛70公斤。

「肌肉萎縮」會導致肌力變小、耐力變差、對抗外力衝擊的能力下降，以及影響關節不穩定。透過訓練可維持肌肉狀態，避免惡化太快。不過，神經造成的肌肉萎縮屬於病理性，是不可控制的，其徵兆以兩側肌肉非對稱性萎縮居多。兩者造成原因之間的判別應交給專業醫師診斷，萬萬不要輕忽。

正常V.S萎縮的肌肉圖

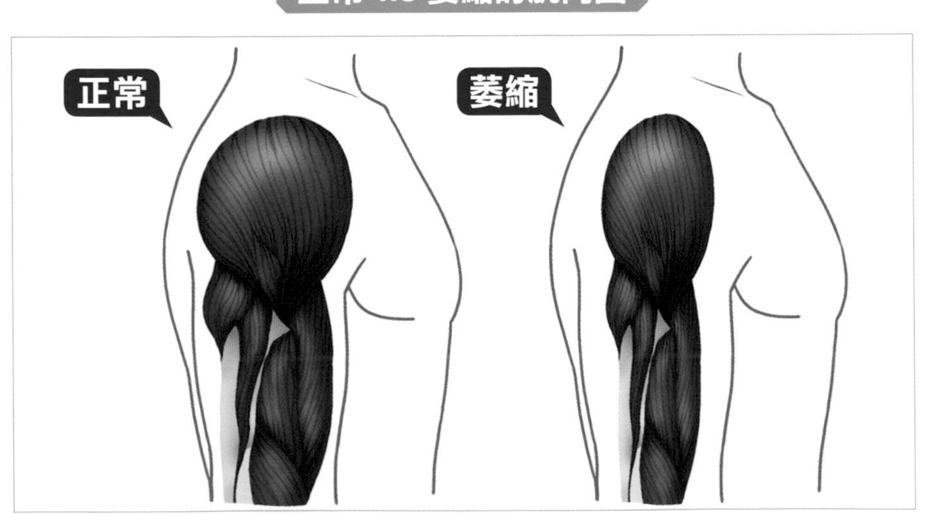

▲萎縮的肌肉能負載工作量減少，但受傷機率增高，可透過肌力訓練防範過度惡化。

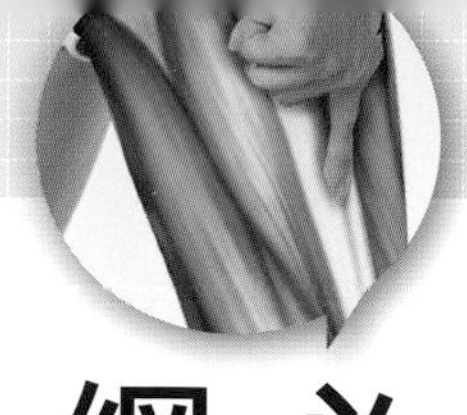

必學！想要解決「肌筋膜緊繃」，網球就是最好用、最健康的「鬆筋」工具！

什麼是「鬆筋」？▼▼▼西醫認可的物理治療觀念！

「緊繃」的相對面是「放鬆」。既然「肌筋膜」緊繃會造成痠痛，那麼，設法讓它放鬆、回復原來的狀態，便能有效改善痠痛。

誘導「肌筋膜」往受力方向生長

「肌筋膜」或「肌肉」受傷時，會經歷「發炎期」、「增生期」和「修飾期」3個階段，在這段期間，如果膠原纖維長亂了，修補恢復的速度會很慢；如果長得太多、太亂，肌筋膜和肌肉會很不平整，在上頭留下很大的「疤痕」（scar tissue），此外，鄰近的肌束還可能受到黏連，形成干擾。

人體有600條以上的「骨骼肌」，肌肉的紋理和生長方向對活動力是具有意義的，復健師若能在「增生期」就介入，等於出面控制膠原纖維的增生，同時是在修補傷口。而方法就是**「拉筋」和「放鬆筋膜」，去引導肌肉和肌筋膜往受力方向生長，以避免疤痕過厚或過亂，讓肌肉在收縮和延展時不會不順暢**。完美的肌肉修補之後，越像「沒受傷」越好，同時透過按壓和延展動作，將黏連的部分去除，讓肌束們各自鬆開，回復到原有的彈性，這就是西醫中所謂的「鬆筋」，也是被認可的物理治療方法。

急性期過後，越早鬆筋越好

每當在為患者解釋「鬆筋」的目的時，我很喜歡用這個比喻：復健師就像在幫傷口做好敦親睦鄰的工作，盡量和周圍組織保持良好關係，不要妨害到別人。我認為**介入治療的理想時機，就是急性期一過之後（受傷過後的3～5天）**，越早進行「鬆筋」的動作越好，因為如果拖太久才做，效果就會大打折扣。

不過，「鬆筋」的技巧是需要學習的，若不得法，無異就是「粗暴地對待傷處」；從肌肉的角度來看，等於二度傷害，萬一造成新傷口，則需要肌肉再度修補，黏連的情形勢必變得更嚴重。

若非外傷，「鬆筋」的動作往往在小區塊裡執行，範圍不會太大，例如手腕、手肘、肩膀、肩頸等處，一個點一個點地查找。有時一個對的點，如果有效處理，就能讓痠痛大大地改善，相反的，如果不處理，痠痛點會往下游（離心臟較遠處）影響，讓疼痛範圍變大。

受傷的急性期不可做

▲肌肉、韌帶受傷最初的3～5天「急性期」，不可按壓。

受傷後3～5天應該做

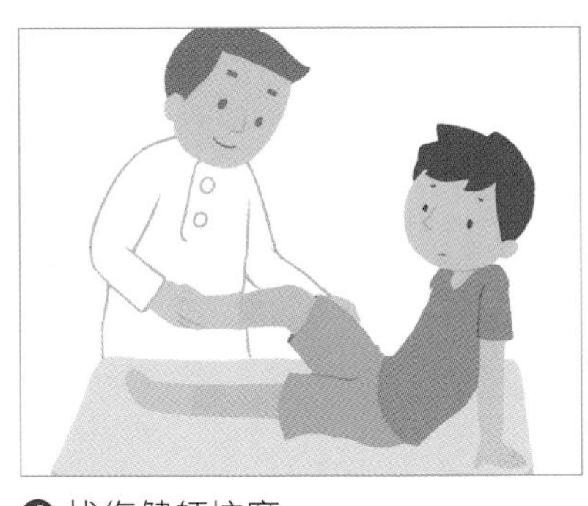

❶ 找復健師按摩

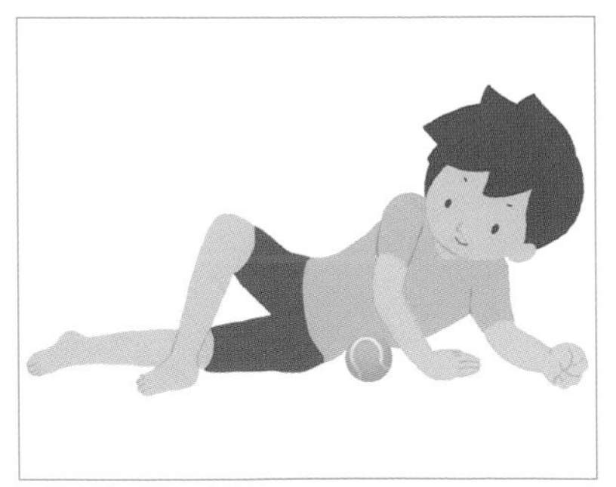

❷ 自己使用網球按摩

連復健科、骨科都在用網球，為什麼能有效鬆弛肌筋膜

▼▼▼3大原理超科學

要讓肌筋膜放鬆，原則上只要把握3個原理就行了，那就是「促進循環」、「導入力量」和「即時處理」。而「網球」正是可以同時符合這三項要素的輔助工具，因此，包括復健科和骨科，都經常會使用到網球來幫助病患進行鬆筋。

1 網球的大小剛好，方便抓握施力按摩身體，促進血液循環，舒緩肌肉筋膜不緊繃。

「肌筋膜緊繃」和「血液循環不良」，兩者很容易形成惡性循環，就像穿著非常緊的衣服會妨害肢體動作，當肌筋膜緊繃，連帶讓肌肉僵硬，血液循環自然受阻。而在循環不良之餘，肌肉和肌筋膜得不到滋養，處於欠缺水分、養分和氧氣的狀態，所以機能會變得更差，緊繃也會變得更嚴重。

「肌筋膜」的70%是水，因此，「水分充足」是維持肌筋膜健康的基本要件。**當血液循環良好時，肌筋膜的保水性充足，就能得到充分的營養供給**。此外，肌肉代謝的廢物，例如乳酸、陳舊細胞、細菌等，必須靠血液把它們清運走，才能完成新陳代謝的任務。尤其，乳酸這種酸性物質會刺激神經，讓

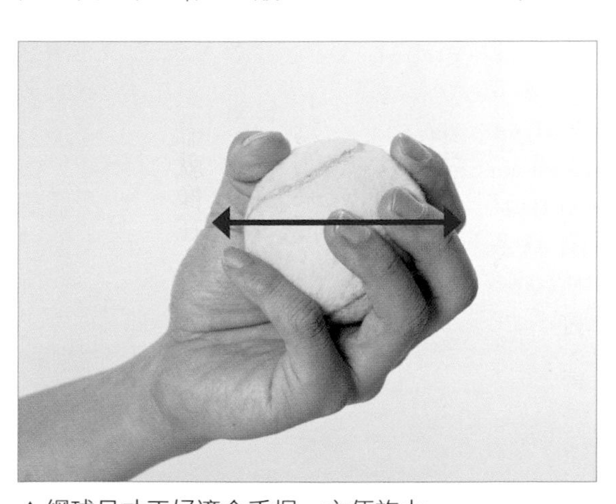

▲網球尺寸正好適合手握、方便施力。

肌肉的修補速度變慢，因此，如果能設法刺激血液循環，將有助於肌筋膜維持健康的基礎狀態，並讓緊繃現象得到舒緩。在用來幫助促進血液循環的工具中，**網球的尺寸因為符合「鬆筋要在小範圍裡尋找痛點」的原則，不但方便施力，有時甚至連抓握都不需要，只要靠著牆壁就能執行**，所以可有效達到促進血液循環、幫助鬆弛肌筋膜的目的。

2 網球的彈性適中，輕鬆按壓即可將力量導入肌肉內層，幫助修復疤痕及沾黏組織。

在接受外科手術後，醫生常會要求患者在縫合處貼美容膠帶，一來幫助傷口分攤拉力，二來讓傷口往期盼的方向癒合，三來避免增生過度而出現肥厚的疤痕。所謂「將力量導入肌肉內層」，也有異曲同工之妙，**它的意義在於「引導肌肉和肌筋膜往受力的方向生長」，使疤痕看起來平整，組織不至於增生得過厚**。透過力道，或多或少能處理陳舊型疤痕，使它與周圍組織分離開來、不要黏連。

在力量導入之際，覺得有點痛是正常的，絕大多數人都能忍受這種程度的疼痛。但如果用同樣的力道按壓，會感覺比較痛的人，就表示肌肉能承受的力道較小，也就是彈性較差。

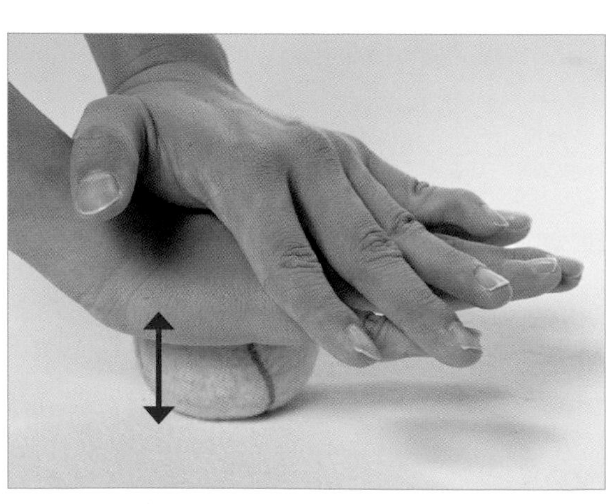

▲網球彈性極佳，能將力量導入內層，且不易損壞。

至於用來按壓肌肉的工具，應須視患部位置和大小而定。如容易痠痛的背部、腰部、腿部等處，因面積較大，最好使用圓頭類的工具，一則受力面積大，再則力量較平均，比較不會過度刺激、造成傷害。**而網球的彈性適中，只要輕輕按壓就能將力量導入肌肉內層**，可說是最理想的選擇。

必須特別提醒的是，為了要「傳遞力量」，「鬆筋」時的輔助介面也得留意。很多人喜歡躺在床上做按壓，其實那並不理想，因為所施的壓力會被床墊吸收，很難達到導入效果，所以，我比較建議改用瑜伽墊，或是靠牆來輔助。

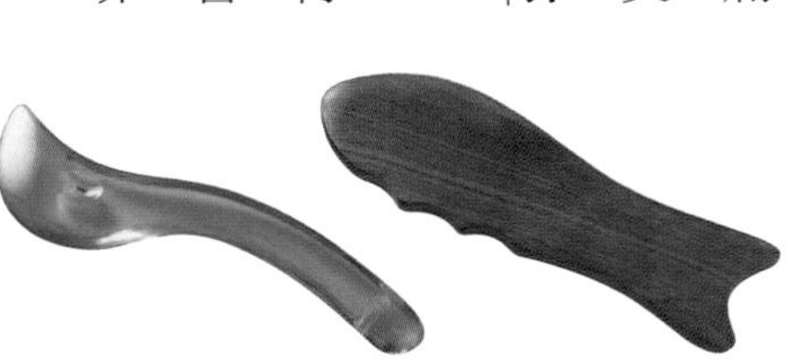

▲掌骨之間有板機指的人，按摩時建議使用尖頭工具，比較容易壓到痛點，像是牛角、刮痧棒都可以，但須留意材質不要太硬。

3 網球的形狀圓滑，適合滾動於身體各部位，可即時處理小勞損，回復肌筋膜彈性。

即使沒有重大受傷的紀錄，平日生活中，肌肉和肌筋膜免不了會有些小勞損。數量少的時候，這些小結節、小疤痕通常不影響組織彈性，不會被注意到；但一旦數量多時，纖維排列混亂，就會形成「緊繃點」，讓肌肉和肌筋膜的彈性變差。

若平日能做些拉筋、延展的復健運動，或透過按壓等方式進行自我保健，來幫助控制、平復小勞損，即時把問題處理掉，那麼，將會對改善痠痛症狀很有幫助，以免肌筋膜惡化、嚴重痠痛時，那就一定得就醫診治不可了。**想要處理平日的小勞損，就用圓形工具來幫忙吧！因為既方便使力，相對也更加安全、可避免受傷**。而在圓形工具中，滾筒和球類都是復健師常用的工具，但我個人認為，對一般人來說，球類會比滾筒更容易操作，因為它的**體積較小，可以精準鎖定某個區塊**，尤其是網球，比起棒球、高爾夫等工具，它的硬度和大小都很完美，**無論用在身體哪個部位進行滾動按壓都行**，所以，最適合「即時處理」日常生活中所造成的肌肉、筋膜勞損。

▲圓滑的網球適合在身體滾動。

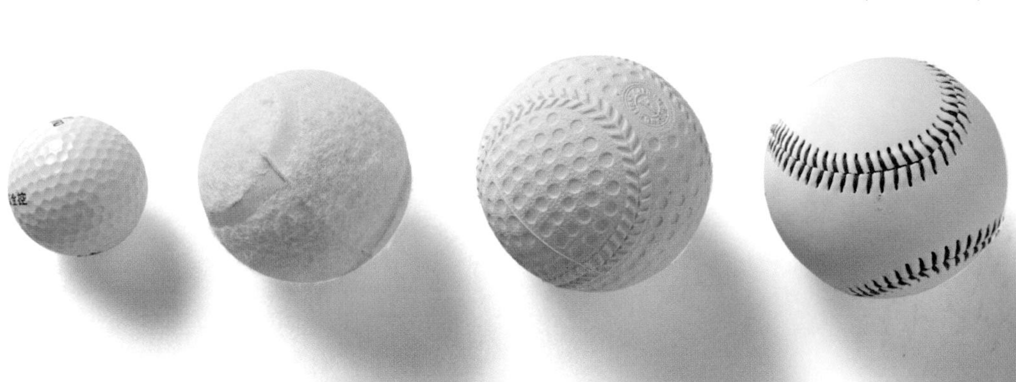

▲棒球、高爾夫球也都可以用來輔助按摩，但網球的大小和軟硬度最適中，所以適用於身體各部位。

龔老師開講

按摩工具這麼多種，究竟該怎麼選才對？

1 網球

好用冠軍，大小、彈性適中，好抓握、好施力，甚至不用手拿也能按摩，可輕鬆導入力量至肌肉內層，方便滾動於各部位。

2 按摩滾珠

優點是可刺激淋巴和血液循環，幫助下肢靜脈回流。缺點是只能按壓表淺的肌肉，達不到深層區，而且得用手操作，另外是，若是背痛便無法自行處理。

3 刮痧棒

優點是造型多變，例如片狀適用於大面積，圓尖棒可用於穴位按摩，梳狀或刀狀可抓握用於後頸部。缺點是操作起來很累、無法自行處理背部，且材質太硬，力道若沒拿捏好，會出現微血管破裂、肌肉沾黏等情況。

4 牛角棒

優點是可在體表來回地劃，把結節撥開。缺點是堅硬又尖銳，難抓握、難使力，一般人較難抓力道，如果太過用力，容易造成皮膚傷害。

5 泡棉滾筒

優點是可用來做平衡訓練、並鍛鍊核心肌群。缺點是攜帶不便，壓久了會變軟，傳遞的壓力便不足，且不適合用在頸部、小腿等面積較小處。

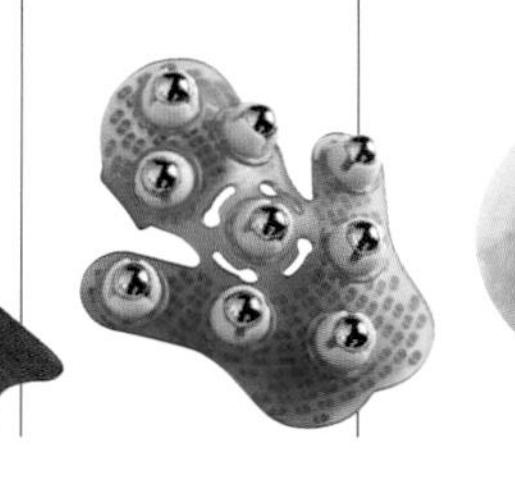

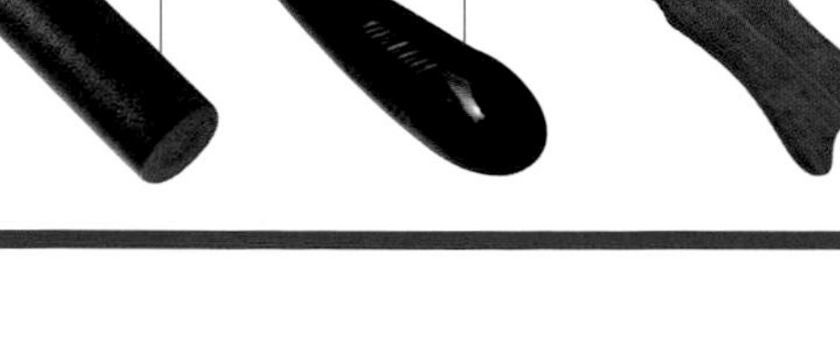

PART 2

專門「喬痠痛」的物理治療師，教你在家「用網球」解痛！

44

滾一滾、按一按，只要掌握拿捏訣竅，1顆網球就能有效放鬆局部筋肉！

61

這裡痠、那裡痛，
哪些「痠痛族」最需要利用「網球鬆筋」療法？

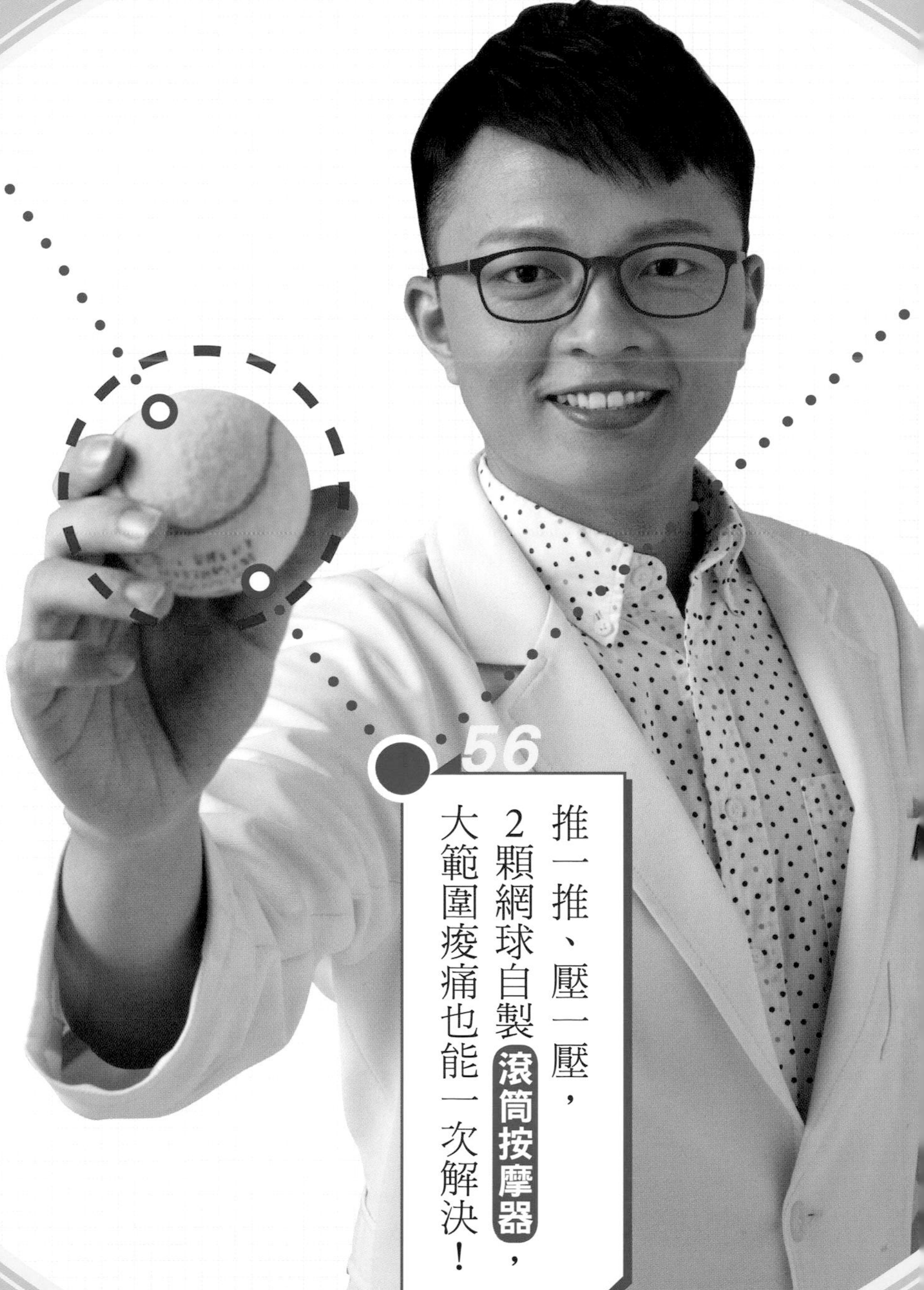

56

推一推、壓一壓，
2顆網球自製**滾筒按摩器**，
大範圍痠痛也能一次解決！

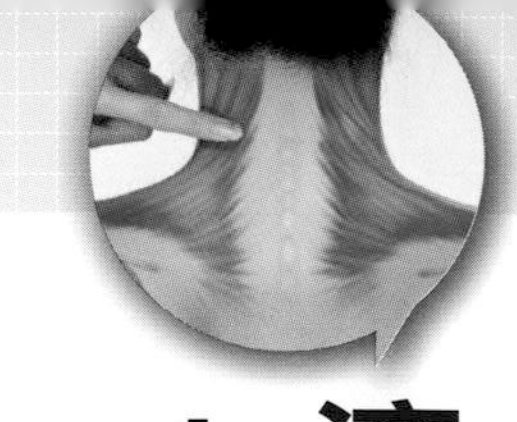

滾一滾、按一按，只要掌握拿捏訣竅，1顆網球就能有效放鬆局部筋肉！

2大「基本」技法，站跪坐臥都適用，30秒有感解除痠痛！

網球是圓的，與人體接觸，不外乎「滾動」和「按壓」這兩個基本動作，經過搭配和設計，就成為網球按摩的技法變化，無論站、跪、坐、臥都能運用。

1 「滾動」技法

「滾動」的目的，**一則尋找「痛點」**，**二則「撥開黏連的肌纖維」**。如果痛點剛發展不久，痛的位置多半明確且在表淺處，很快能找到；一旦痠痛情形拖延太久，痛點會藏到較深處，痛感也變得模糊，這時必須**靠滾動技法把痛點揪出來**。另外，先在身上滾動網球，可以**促進要按摩的部位血液循環，以及柔軟肌肉，就是幫肌肉先做「暖身」**。滾動範圍，順著肌纖維方向滾動，在手臂上，縱軸約10

「滾動」網球技法

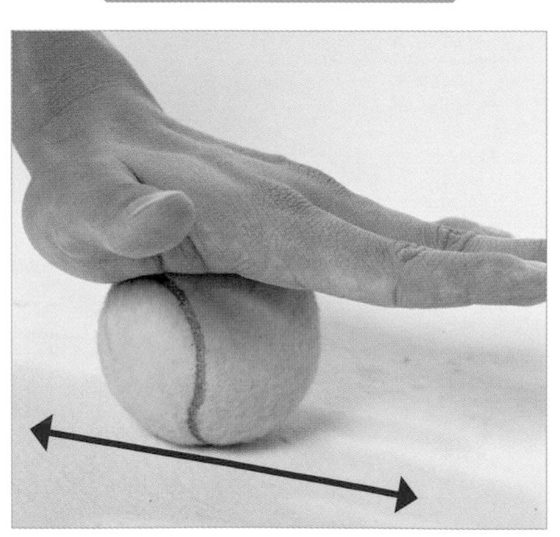

▲手拿網球在身上滾動網球時，攤平手掌較好動作。

公分，橫軸約1至2公分；大腿、臀部等處，縱橫各約5公分；如果是背部，縱橫各約5至10公分。如果找到「痛點」，就對著點做「按壓」，或是「滾動＋按壓」，加強力道地滾動，這時縱橫各1.2公分就夠了。

進行時，先來回滾動尋找「痛點」，再慢慢縮小範圍做確認；至於**滾動速度，每秒不宜超過1公分**，這樣才能按壓至深層確認疼痛組織位置。

滾動時，大部分部位直接手拿網球在疼痛部位滾動，但像是背部、臀部，無法手拿網球動作時，將身體壓在球上，前後左右平移，讓網球在肌肉上滾動。

2 「按壓」技法

「按壓」的目的在，**將壓力導入「痛點」**，**也就是肌筋膜的「激痛點」(trigger point)**，這裡是肌纖維修補過度出現團塊的地方，利用按壓將團塊消除。「痛點」的團塊因彈性不佳，對抗外力的能力較

手拿網球在身上滾動

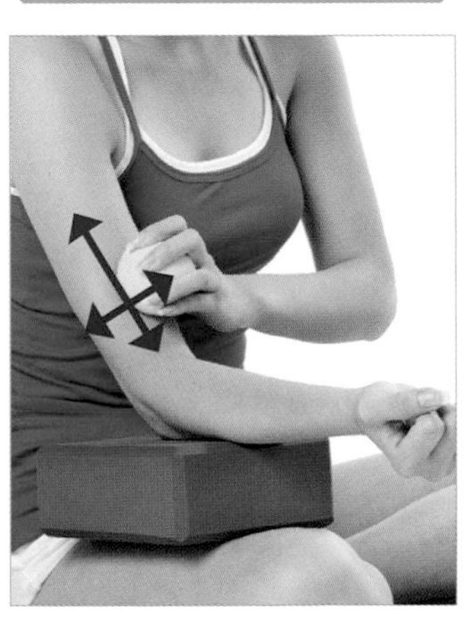

▲手臂上滾動，縱軸約10公分，橫軸約1至2公分，大約將手臂分3段。

「按壓」網球技法

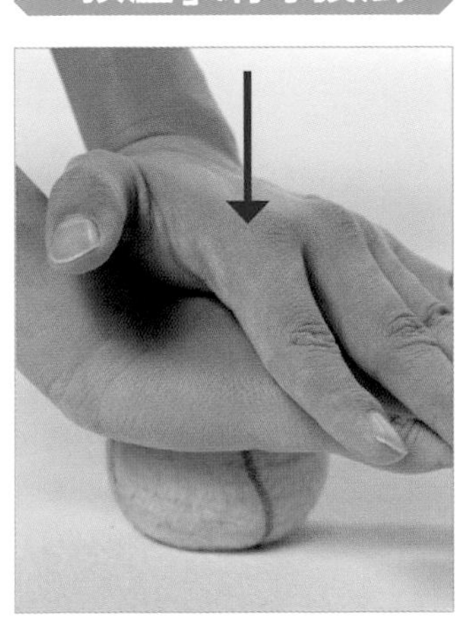

▲用手按壓網球時，雙手手掌交疊，力量更集中。

對準痛點「按壓」網球

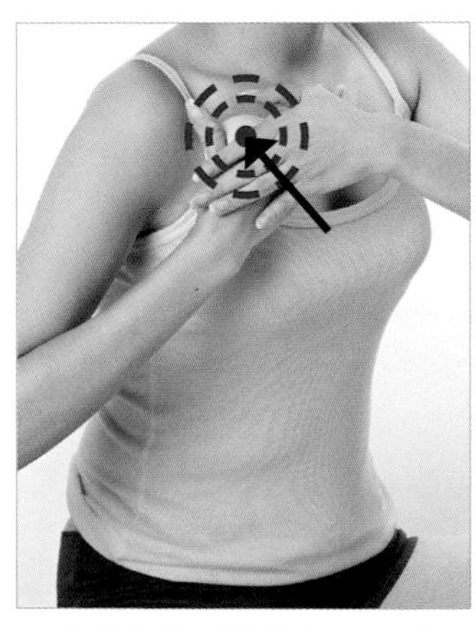

▲滾動後找到「激痛點」，「按壓」30秒～1分鐘。

弱，所以按壓時會痛，痛度越大代表傷得越重。當按壓感到疼痛，代表鬆筋的效果已開始發揮。

按壓時，以30秒至1分鐘為一次，休息30秒後，就可進行下一次的按壓，通常做3至5次即可。剛出現痠痛之際，每天做1回就能有效改善；如果是痼疾，每天至少3回，每回次數可漸進式增加，做8至10次都無妨。

「按壓」的方式有兩種，一種是，**雙手對準「激痛點」用力按下網球**。第二種，**利用身體的重量，用力壓網球**，適用於身體所有背面部位。針對按摩的部位，選擇較好使力的方法。

5大「拿捏」技巧，隨時隨地都能用，輕鬆解痛事半功倍！

在我們的身上，能感覺肌纖維上有一顆顆「氣結」，使用網球滾動、按壓按摩，能感覺氣結變得鬆軟、平整，一段時間後甚至會消失。即使是觸感較不敏銳者，也能感受到按壓一段時間後，疼痛趨於和緩，整個人更加輕鬆、輕盈。不過舒緩的效果感受，需視病情和部位而定，例如小腿是身體最容易疲勞僵硬的部位，初期按壓會劇痛，大約經過1至2週，痛感會緩和。以下介紹5大拿捏技巧，學會了，安全又有效地自行使用網球按摩解痛。

利用體重「深壓」網球

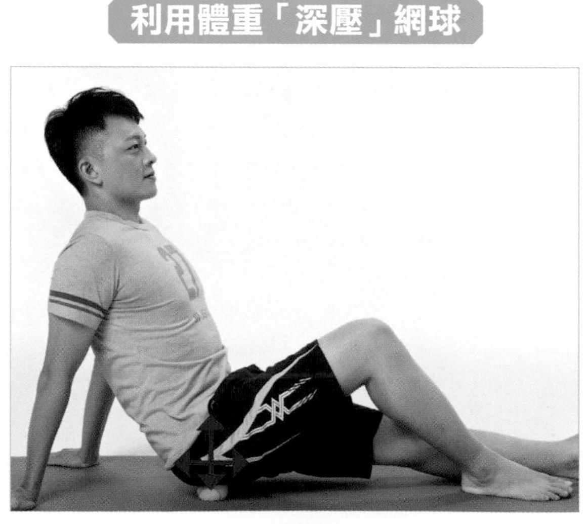

▲做身體背面按摩時，身體壓住網球前後左右移動，滾動網球。按壓時則靠體重壓力下壓。

1 不是越用力越好，按壓滾動時，讓痠痛處感受到球體壓力即可，避免加重傷害肌筋膜。

滾動和按壓的深度、力道難以用距離來測量，但可用「痛度」來形容。通常可以將疼痛列表為1至10分，鬆筋按摩的痛度約為6分，比按壓到嚴重瘀青處更輕一點，一般人大都能忍耐。

按壓和滾動的力道並非越大越有效，如果突然感覺到刺或麻，代表用力過度；只要身體能感覺到「網球傳遞過來的壓力」，就足夠了。找到「激痛點」後，盡量做到每天按壓，**通常痛感會逐漸降低，如果越壓越痛表示力道沒控制好，很可能傷害到肌筋膜。**同樣地，滾動的速度也不是越快越好，滾動太快有時會傷到正常、健康的肌肉，甚至引起發炎，那就得不償失了。

2 以網球按摩時不宜憋氣，應做「深呼吸」以提高身體組織含氧量，加速代謝排除致痛壞物質。

一感覺痛就「憋氣」，這是身體的自然反應，不過**用網球按摩時，非但不可以憋氣，更要邊做邊「深呼吸」，最好搭配腹式呼吸法**，提高身體的血氧量。

「單點按壓」是利用充血和缺血的機制，幫細胞組織補充氧氣和養分。「憋氣」會讓體內的二氧化碳濃度提高、氧氣濃度降低，使得新陳代謝變差。「深呼吸」可以讓新陳代謝的效能最佳化，有助於排除致痛壞物質。受傷後產生的發炎物質通常是酸性的、按壓後產生的廢產物通常是蛋白質類增生物質，這些最好盡速排除，才不會造成身體的負擔。

3 身體保持放鬆，可幫助網球按壓力更深入肌肉底層，帶動修復組織的作用。

即使確定「最痛點」（激痛點）位置，下次按壓時，還是不宜直接對點下手，最好從周邊慢慢靠近，在整塊肌肉上用網球先「滾一滾」，給局部一點適應力，才能達到鬆弛的效果。

身體放鬆，會讓按壓力道深入肌肉底層，比較容易找到「最痛點」，鬆筋的效果也較佳，同時可帶動組織的修復。一般人的背部約有6公分厚的肌肉，受傷若在表淺處，輕輕壓就足夠了；如果是在大腿、腰部、臀部等處，有脂肪堆積，肌肉也較肥厚，尋找「最痛點」的難度較高，需要花較長時間做確認，但不表示就該按壓得更用力或滾動得更快。

★**請切記：壓多深不是絕對重點，壓到「激痛點」，比較重要。**

按摩時，不可憋氣，應搭配「深呼吸」。
按摩時，身體保持放鬆。
滾動、按壓都不需要太過用力。

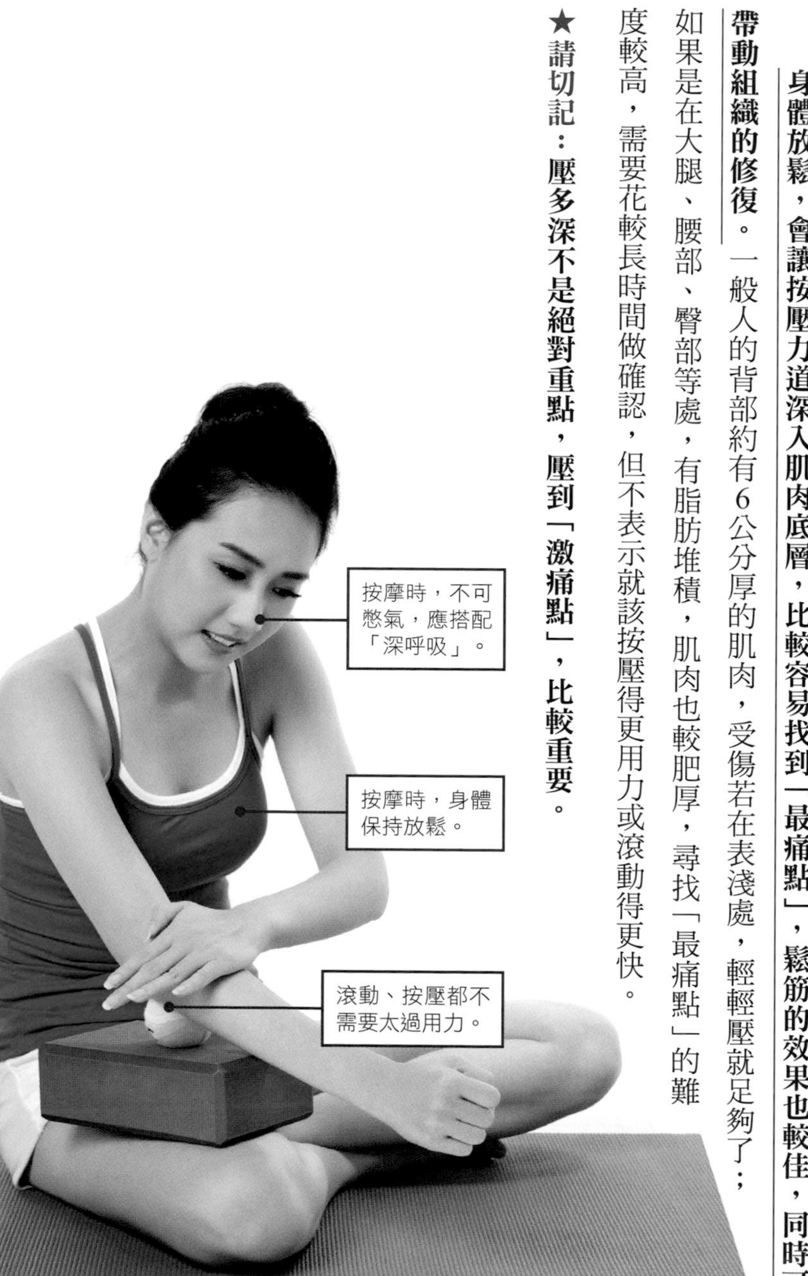

4 按完後不要貪懶睡臥，應起身活動，才能加速血液循環。

使用網球按摩結束後，不要因為放鬆了，就不動休息。按壓之後，最好起身活動四肢，稍微伸展一下，加快血液循環。這樣做的好處是：

第一，按壓過後，肌筋膜和肌肉的彈性會不同於以往，這時活動**正好能讓身體「重新感受肌肉的狀態」**，**讓肌群之間重新整合**，並把這些訊息傳遞給大腦，更新並適應身體的新位置。

第二，使用網球按摩，就好像做了解鎖動作，把身體的「氣結」處打開，**讓肌筋膜和肌肉都不再緊繃**，**這時搭配拉筋的延展動作**，**等於讓身體再度靈活起來**，也會讓鬆筋的效果加成。

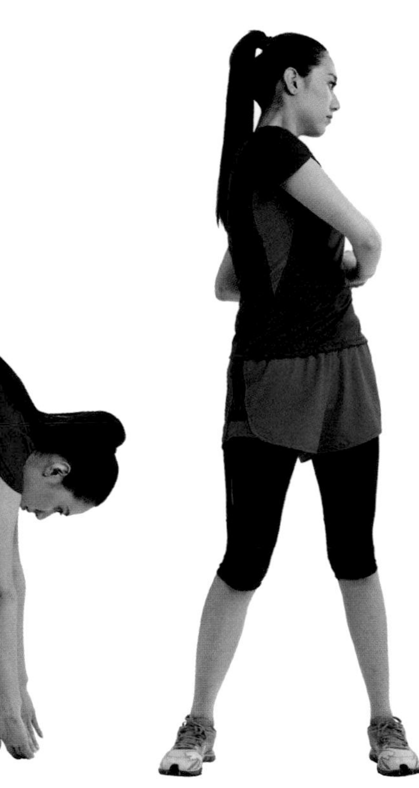

▶按摩後，做些簡單伸展、拉筋活動，效果加倍。

5 在「運動前後」使用網球按摩，能有效預防痠痛，避免運動傷害。

使用網球按摩，並非只能在「痠痛」發生時做。平日裡，在運動前後都可以進行。

在運動前，使用網球按摩的目的並不是為了「放鬆」肌肉，而是為了要「喚醒」肌肉。運動前的身體冷、反應慢，用網球按摩刺激，幫助充血，可提高肌肉的溫度，等於是暖身運動，可喚醒肌肉的感覺，搭配其他動態性的暖身運動，能有效預防運動受傷。**此刻網球的滾動動應「快而輕」，不同於按摩時的慢速滾動技法，也無需太用力。**

在運動後，使用網球按摩，目的就是為了讓疲累的肌群「放鬆」。運動後的身體會產生乳酸和廢產物，這時用網球按壓，除了幫助鬆筋，還同時將乳酸和廢產物排出體外，解除肌肉的痠痛和緊繃。**此刻按摩力道要「深而慢」，不要急躁，更不宜太用力。**

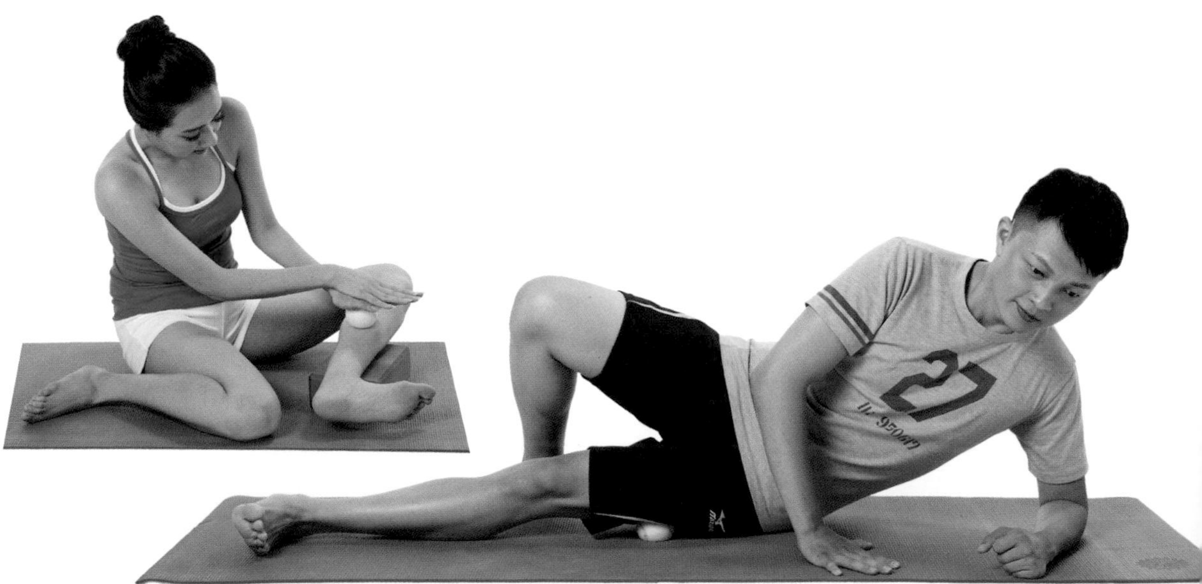

▲運動前、後都用網球按摩，「預防勝於治療」，有效避免痠痛。

龔老師開講

依照不同的按摩部位，搭配「站、坐、跪、趴、躺」不同姿勢

站姿

動作示範

適用部位

後肩、背部、胸肌。腹部、臀部較不好施力，不建議使用。

推薦族群

給從事文書工作、久坐，背部肌肉容易僵硬的人。在辦公室、公車亭，無法躺下時，就可以改用站姿靠牆使用網球按摩。

使用方法

1. **後肩、背部**：靠牆站著，將球夾在背部和牆壁之間，按壓或滾動皆可。
2. **胸肌**：面向牆壁，拿一塊瑜伽磚，身體與磚間夾一顆網球，壓向牆面。

按摩「背部肌群」

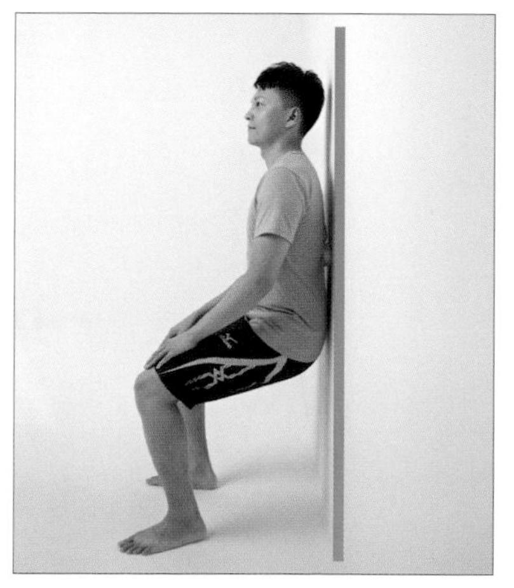

▲身體上下移動，滾動網球，再向後靠壓，讓網球深壓肌肉。

按摩「胸肌」

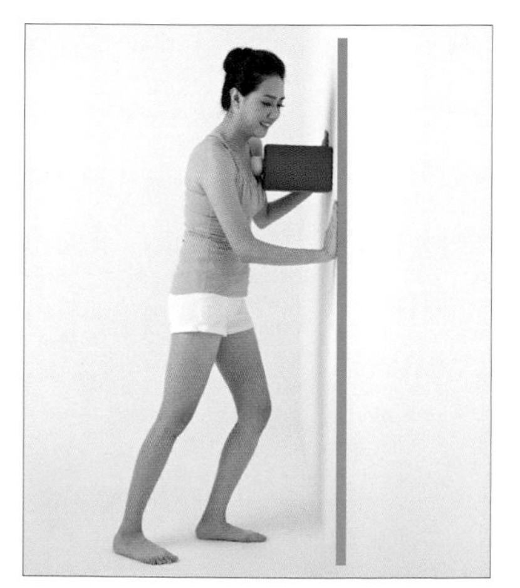

▲先拿網球在胸肌上滾動，再連同瑜伽磚一起壓向牆壁，深壓肌肉。

坐姿

適用部位

臀部、大腿後側、手肘周圍。

推薦族群

長時間久坐者、骨盆歪斜；經常用手部運動者、常用電腦者。

動作示範

使用方法

1 **臀部、大腿後側：**坐在地面或椅子上，將網球放在部位下，平移身體滾動網球，運用身體重量做按壓。

2 **手肘周圍：**坐在地面或椅子上，要按摩的手肘擺放在瑜伽磚上，再一起放大腿上，依照要按摩的手內或外側的位置，將網球放手肘上或壓手肘下動作，放在手肘上，則需要另隻手做協助。

※臀部髖關節附近每次做不超過1分鐘，身體才不會歪斜太久。

按摩「臀部」

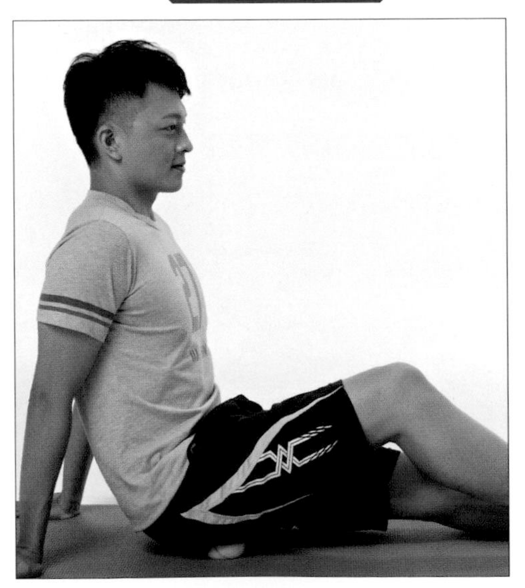

▲前後或左右平移身體滾動網球，再用力坐下深壓網球。

按摩「手肘周圍」

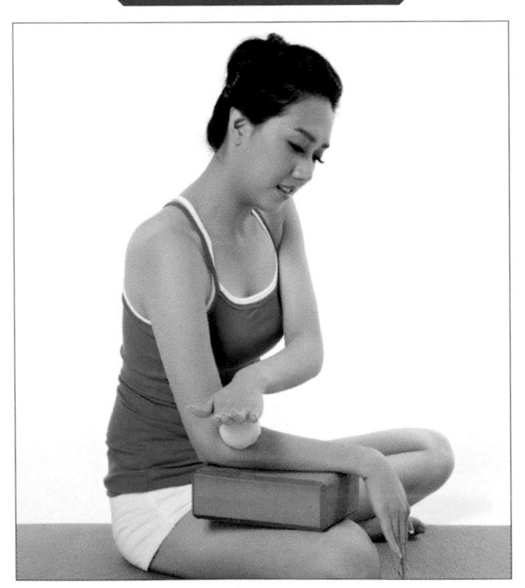

▲按摩手肘內側時，另隻手拿網球在痠痛部位滾動、按壓。

跪姿

適用部位

大腿後側肌群和小腿前肌、小腿後的小腿肚。

動作示範

推薦族群

給常穿高跟鞋或久站者、愛運動（長跑）、常搬重物的勞動者。

使用方法

1 大腿後側、小腿後側：跪在瑜伽墊上或椅子上，腳踝懸空，將球放在小腿後側，夾網球在大腿和小腿之間。

2 小腿前側：跪在瑜伽墊上或椅子上，腳踝懸空，將球放在小腿前側，壓跪在小腿與墊子之間。

按摩「大腿後側或小腿後側」

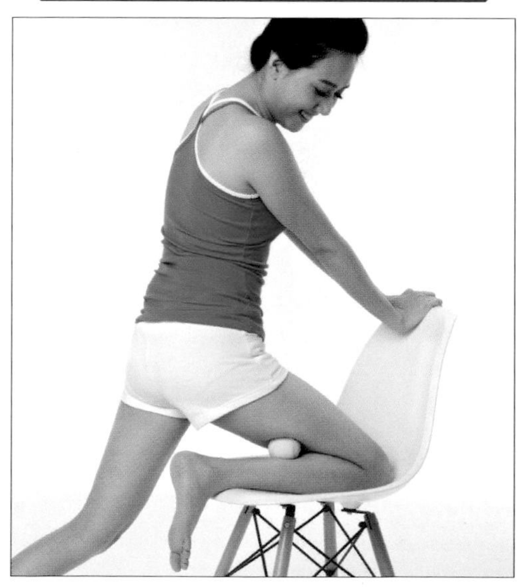

▲略微平移身體滾動網球，或手拿網球在大腿或小腿後肌滾動，再用力向下跪坐深壓。

按摩「小腿前側」

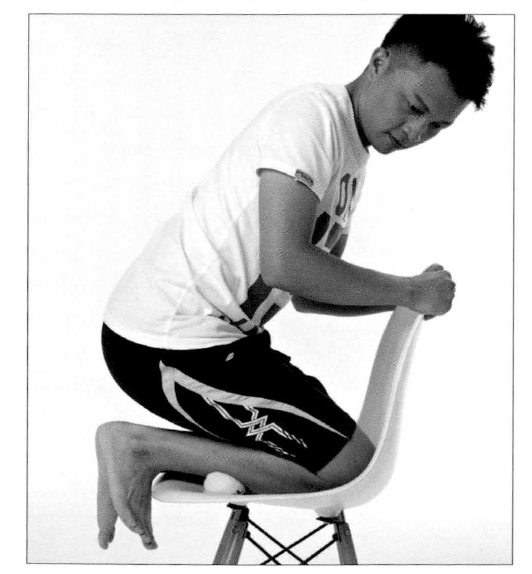

▲略微平移身體滾動網球，或手拿網球在小腿前肌滾動，再用力向下跪坐深壓。

趴姿

適用部位

胸部、腹部、大腿內和前側。

推薦族群

久坐、不愛運動者、常用腿部運動者。

使用方法

身體趴躺，壓網球在身體和瑜伽墊之間，胸部、大腿內側需墊一個有高度的物品。前後或左右平移身體做滾動，再利用身體重量做深壓，並可搭配伸展、活動四肢，加強肌筋膜延展。

按摩「胸肌」

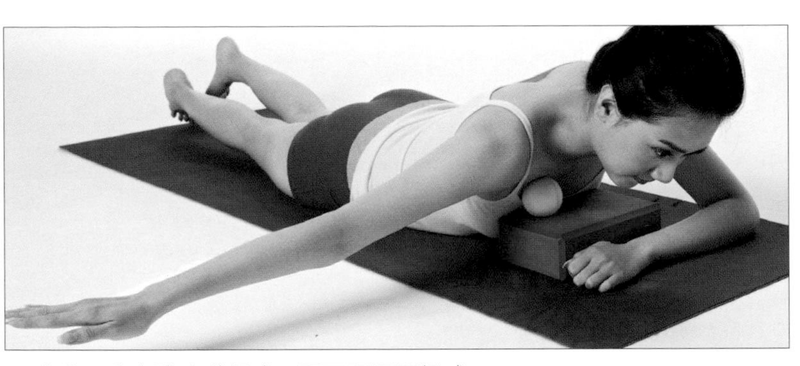

▲略微平移身體滾動網球，再下趴深壓網球。

按摩「大腿內側」

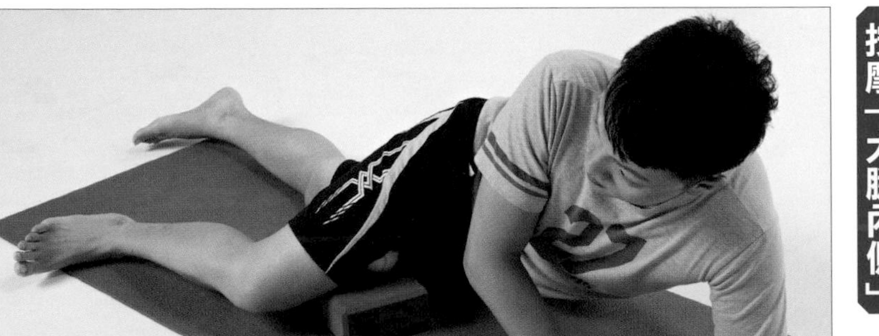

▲身體前傾、後仰讓網球在肌肉上滾動，再下壓腰腿部，深壓網球。

躺姿

適用部位

頭部、頸肩、背部、上臂、大腿外側。

推薦族群

低頭族、久坐者、脊椎歪斜者。

使用方法

1 頭部、頸肩、背部：身體仰躺，壓網球在身體和地面間，平移身體做滾動、利用身體重量做按壓。

2 手臂外側或大腿外側：身體側躺，壓網球在身體和地面間，平移身體做滾動、利用身體重量做按壓。

按摩「下背部」

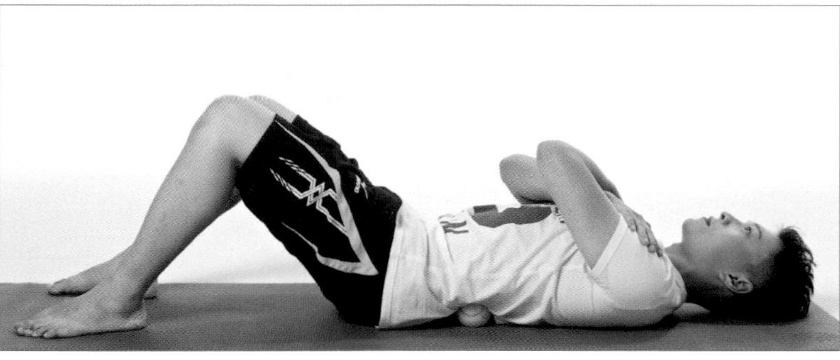

▲平移身體滾動網球，再利用體重向下深壓網球。

按摩「大腿外側」

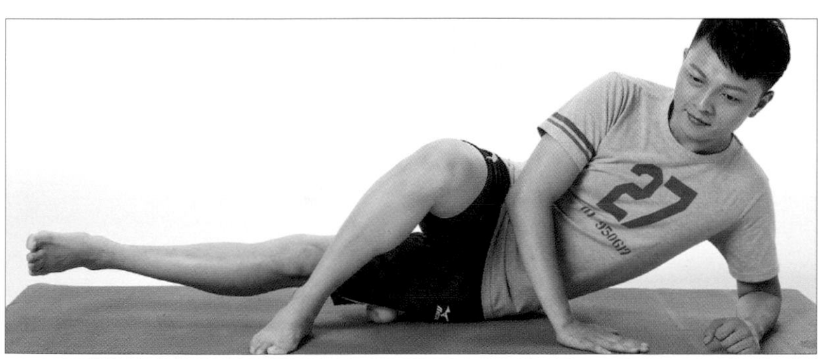

▲平移身體滾動網球，再利用體重向下深壓網球。

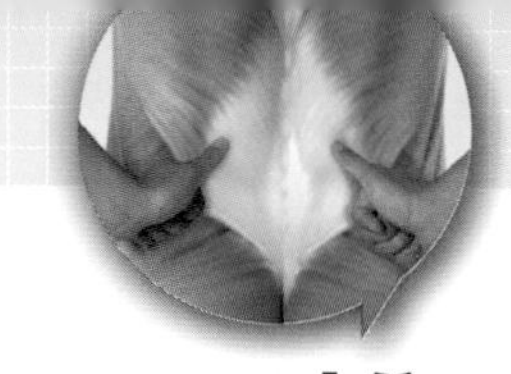

推一推、壓一壓，2顆網球自製「滾筒按摩器」，大範圍痠痛也能一次解決！

除了1顆網球按摩法之外，也可用2顆網球自製「滾筒按摩器」，不但作法簡單，使用的道具也很常見精簡，最適合有效解決大面積費時按摩的問題，還能拿來敲敲身體、消除壓力，當作按摩棒也很方便！

器材

- 網球 ×2顆
- 單腳及膝絲襪 ×1隻

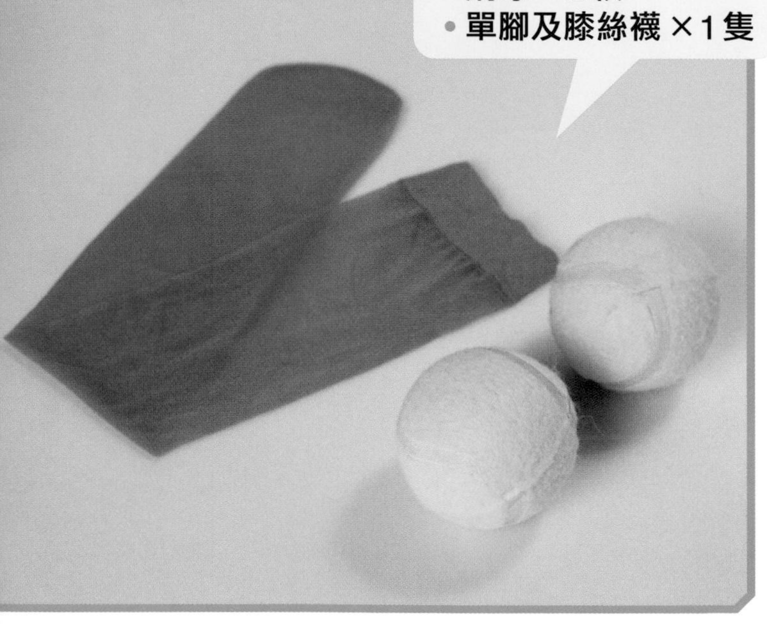

製作方法

▼▼▼ START

STEP 1

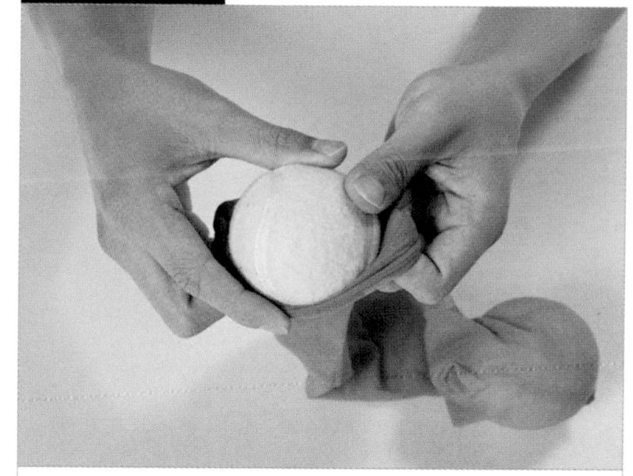

將2顆網球放入絲襪，推到絲襪最底部。

STEP 2

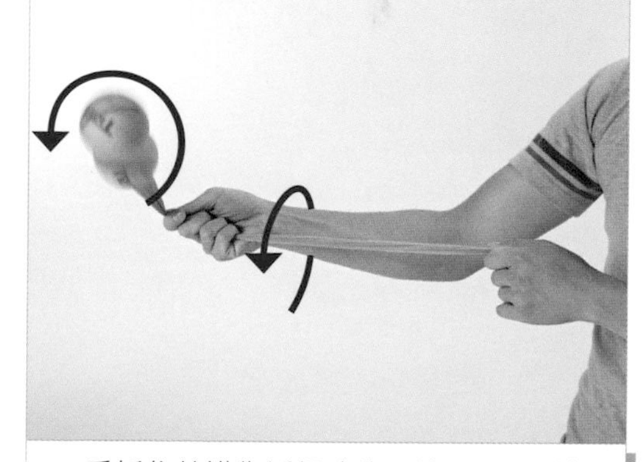

一手抓住絲襪靠近網球的一端，另一手抓住絲襪尾端、拉長；前手繞腕、甩動網球，讓網球被絲襪包得更緊。

STEP 3

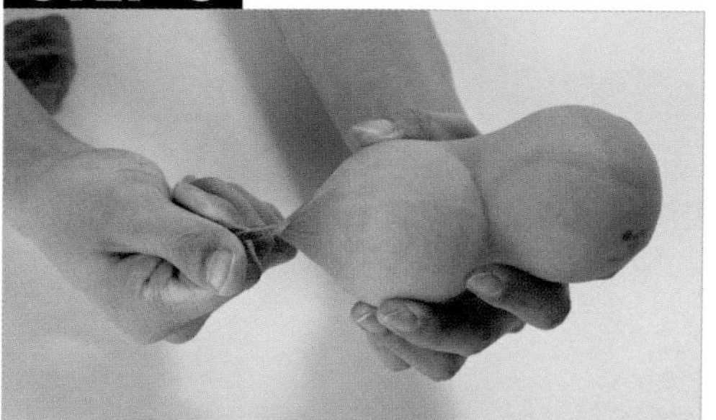

扭緊絲襪，在最靠近網球處轉緊打結，絲襪還會留下一大截。

STEP 4

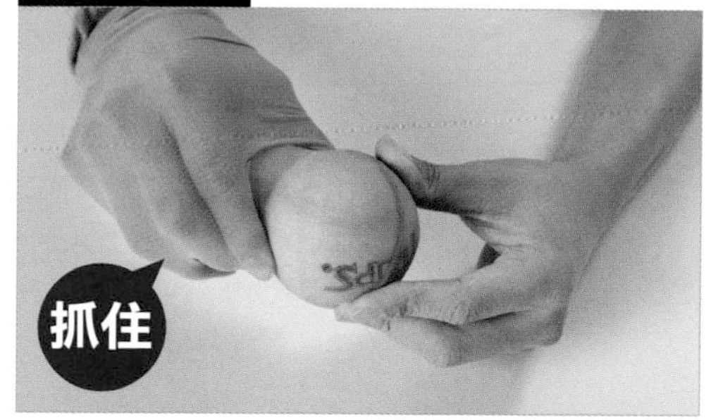

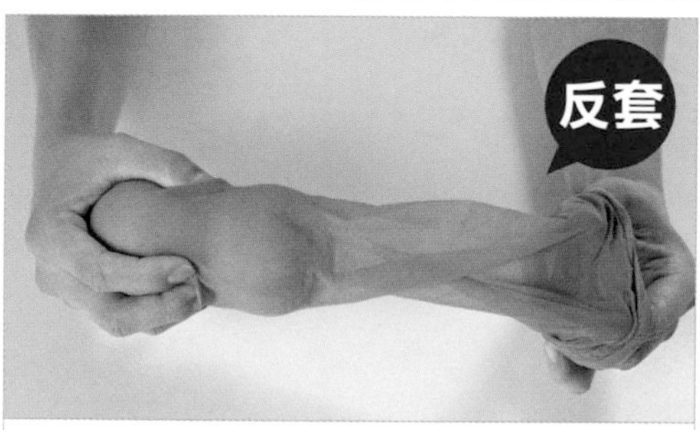

一手從留下的絲襪中穿進去，抓住前面兩顆網球套入絲襪中，反面把網球拉出絲襪，把網球套緊，並同樣做Step 2、3，包緊網球。重覆把手穿入絲襪，套進網球、反面拉出，至少5次，讓網球被絲襪套緊。

滾筒按摩器
完成！

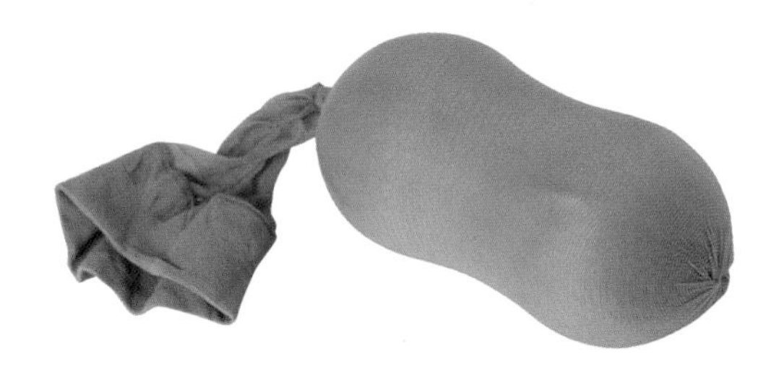

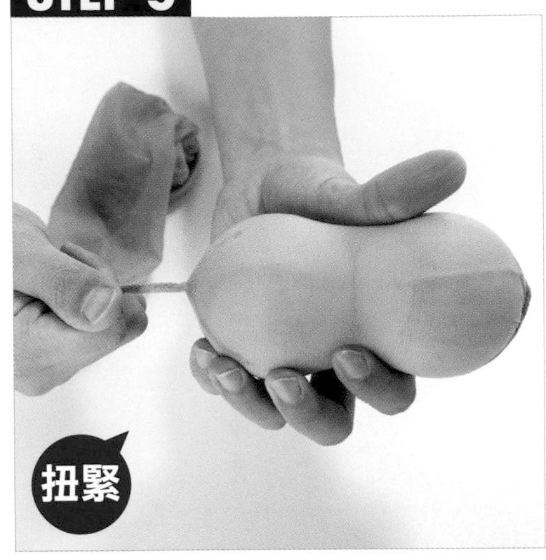

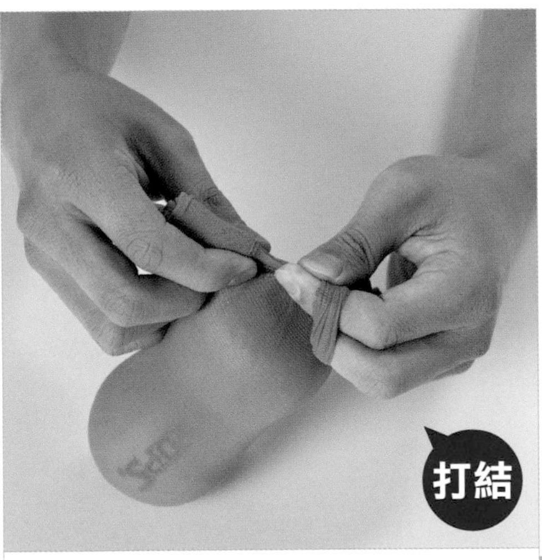

最後扭緊尾端絲襪、拉緊，在最靠近網球處打結。

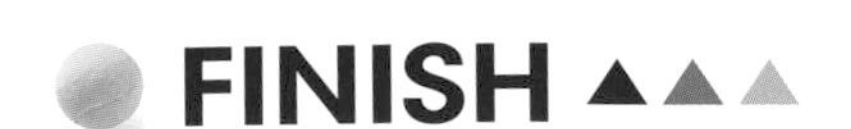

錯誤做法

使用「膠帶」來黏製2顆網球，一點也不好用！

網路上有用「膠帶」將2顆網球黏綁在一起的做法，我並不建議！因為穩定性不夠，而我們按摩的過程中，經常會需要「滾動它」，所以用個幾次就會鬆脫了！比較起來，絲襪包的「滾筒按摩器」相當緊實，而且也是比較適合摩擦皮膚的材質，所以好用很多！

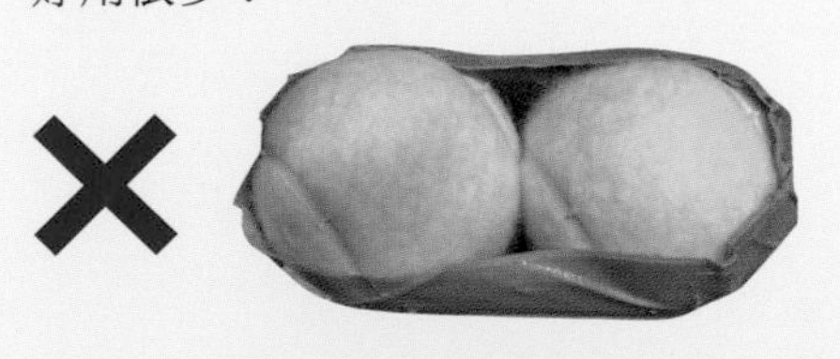

使用技巧

1 按壓大面積的肌肉部位

基本上，只要面積比較大的部位都可以使用「網球滾筒按摩器」，例如**臂、胸、腹、腰、背**，但頸部、肩膀、手部，較細小的部位就無法使用。「滾筒按摩器」按摩效果，比起單一顆網球壓力較小一點，單用一顆網球按摩對「點」的力量傳導比較集中，但如果省時間、怕痛的人，使用「滾筒按摩器」來做按摩也是有效的。

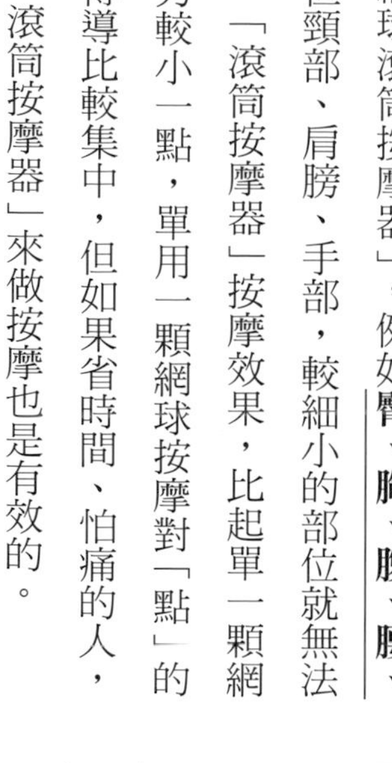

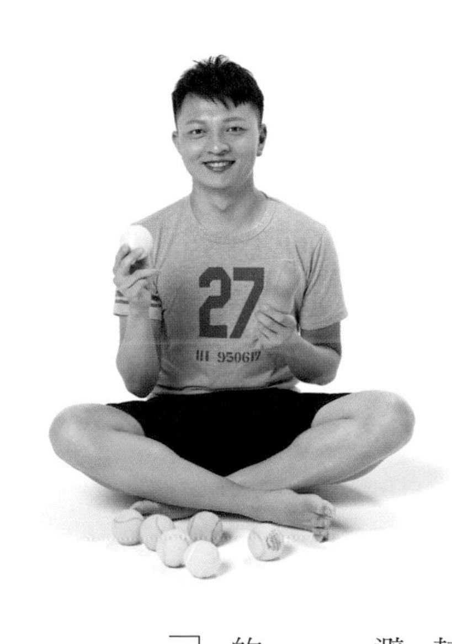

2 按壓「脊椎」兩旁肌肉

「滾筒按摩器」最大好處，就是用來**按壓「脊椎」兩旁的「脊柱旁肌」**。將「滾筒按摩器」中間的凹槽（兩顆網球之間的空隙）靠在脊椎骨上，一次就可以同時按壓到兩邊肌肉，**力道比較均衡，穩定性也比單使用一顆網球時高，比較方便上下滾動**。另外是，使用一顆網球按摩時，力道較重，但「脊椎」附近佈滿很多的神經，會比較敏感或感覺疼痛，使用「滾筒按摩器」就可以避免此問題。

但不論只使用一顆網球，還是兩顆網球製的「滾筒按摩器」都要記得，不可以直接按壓在「脊椎骨」上，以免造成韌帶發炎等嚴重傷害。

按摩示範

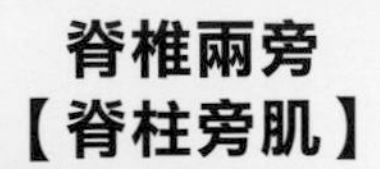

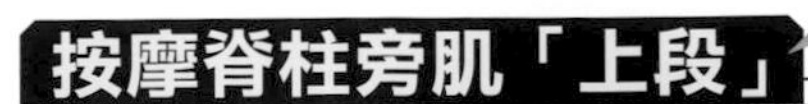

按摩脊柱旁肌「上段」

詳看 P92

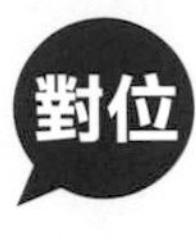

兩顆網球間的凹槽空隙對準脊柱。

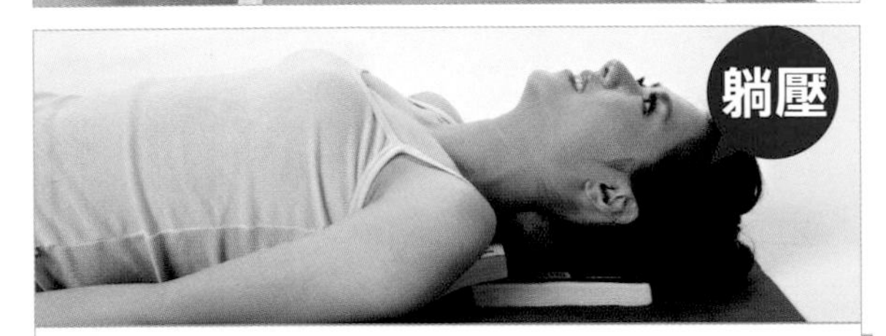

將「滾筒按摩器」放在後頸「脊柱旁肌」的頸椎上，骨頭左右兩旁的凸起肌肉。按摩器放穩於此，在兩書相疊、高低落差處躺下，用身體力量按壓頸部。

按摩脊柱旁肌「中‧下段」

詳看 P114

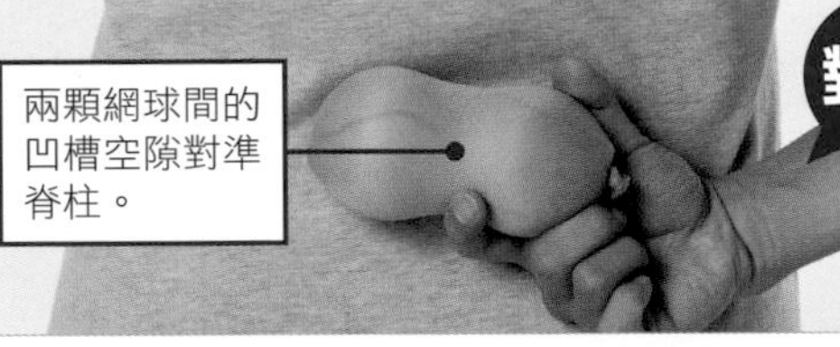

兩顆網球間的凹槽空隙對準脊柱。

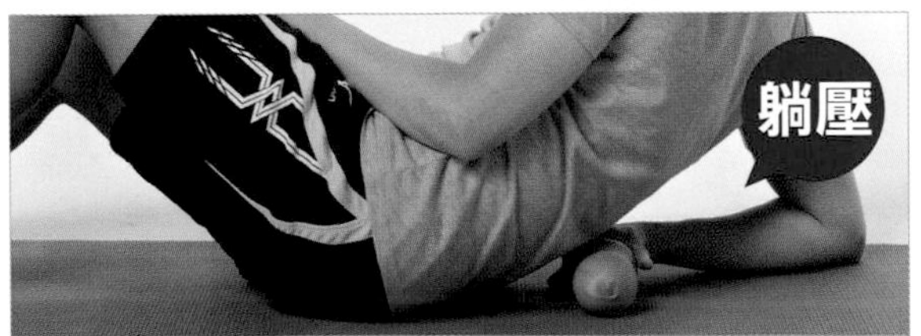

拿「滾筒按摩器」放在「脊柱旁肌」的腰椎後躺下，用身體力量按壓背和腰部。背部可先上下移動滾動按摩器，找到「最痛點」，再做該點或分段深壓。

「脊柱旁肌」就是「脊椎骨」兩側的肌肉，從後半身的頸部到上臀都是範圍，因此用「滾筒按摩器」按摩時，可以針對不舒服部位分段按壓，靠近頸椎上段的按壓，可舒緩肩頸痠痛、落枕、上背痛等困擾；中、下段靠近腰臀部位，則可以幫助改善下背痛、腰痛、椎間盤突出，或是預防脊柱側彎等症狀。

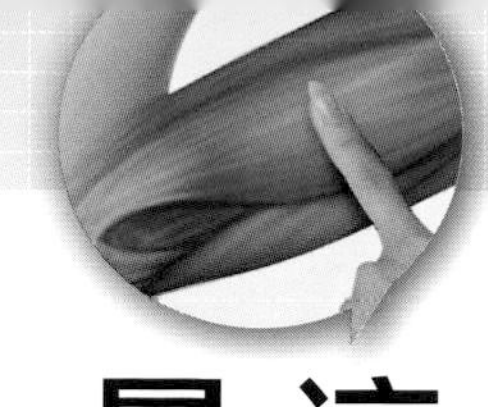

這裡痠、那裡痛，哪些「痠痛族」最需要利用「網球鬆筋」療法？

成為「痠痛族」的6大高危險群，出列！

有患者和我說「一關燈就覺得痛」，這是因為傳遞疼痛的纖維非常細小，很容易被其他感覺遮蔽，夜晚沒有其它感覺輸入干擾，疼痛就會特別明顯，格外難受。以下6大族群最容易成為「痠痛族」，特別要小心！

1 久坐電腦前、文明病纏身的「上班族」★徵兆：脊椎彎曲、肩頸僵硬、脖子前傾、頭痛

上班族因為「過勞」或「姿勢不良」，身體傷害速度大於修復，整體狀態在走下坡。症狀輕微時，出現脖子痛、肩膀痠、手抬不高、腰痠等；等到胸悶、手麻、失眠、坐骨神經痛等現象時，表示病情已經惡化。建議可以訓練核心肌群，例如彼拉提斯，或是游泳、在水中走路，低強度有氧運動，有效改善困擾。

盡可能不要長時間低頭滑手機，特別是邊吃飯邊滑手機，或是邊走路邊低頭看螢幕。躺著看手機時，容易傷及肩膀和脖子。

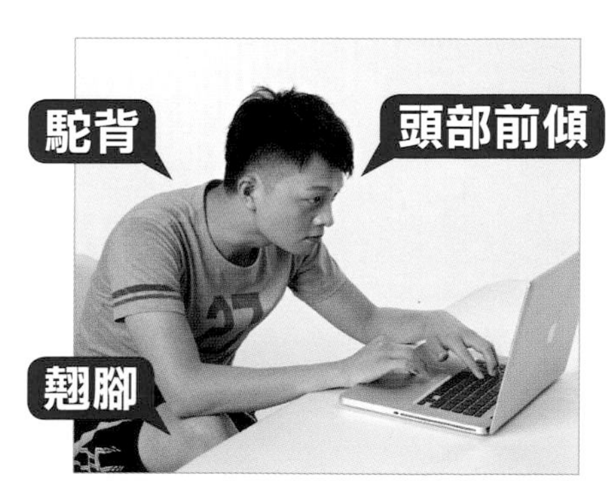

2 帶小孩、洗衣買菜打掃環境的「媽媽族」 ★徵兆：腰痠背痛、手部痠痛

媽媽族全年無休的有勞動、沒運動，痠痛是家常便飯。女性的肌肉力量天生比男生小，相對地，肌肉較為虛弱。痠痛初期只要多休息，讓肌筋膜獲得好的修補機會。很多人會貼藥膏來減緩痠痛，其實那是讓血液快速流動，不能治本。當疼痛超過1週沒有好轉時，或做特定動作會誘發疼痛，就是受傷了；如果沒即時治療會變成痼疾。當痠痛「源頭」沒解決，任何方式都是枉然。長時間抱著小孩或做家事，容易積勞受傷，改用揹帶替代，家事方面則請家人多分擔。

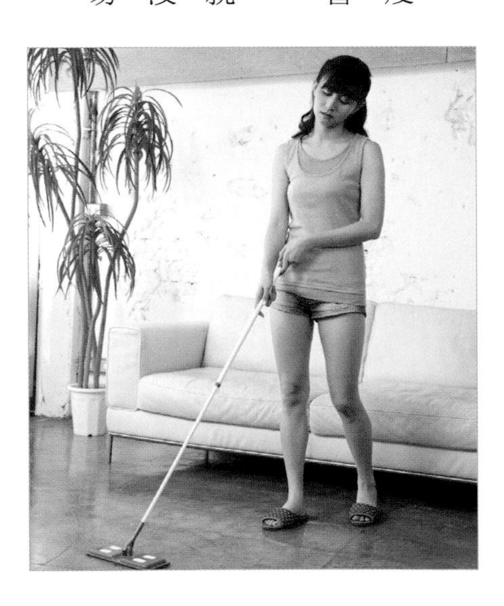

3 狂熱健身、路跑上癮的「運動族」 ★徵兆：腰痛、膝痛、腿痠

喜歡運動的人，如果因運動而痠痛不已，當運動造成痠痛時，就應該改做些和緩的伸展，讓肌群放鬆休息。如果痠痛不已，就要完全「休息」和「去除刺激源」。

例如，打籃球常會撞擊、跳躍，膝蓋受傷太多次，不堪負荷。或是羽球和高爾夫，大多只用一側揮拍和揮桿，單側運動的負荷量過大，都應該要立即停止一段時間。如果是喜愛健身，建議和全身性運動交替，例如游泳、慢跑、快走、騎單車等。臨床上，常遇到運動上癮者，即使腰膝痠痛，一到假日還是去路跑、騎單車，相當危險呢！

4 肉鬆無力、肌力不足的「肥胖族」

★徵兆：身體沉重、全身無力、膝蓋痠痛

肥胖人負擔重，容易有關節問題，再加上姿勢不良，或是久坐不動造成脂肪囤積、肌肉鬆軟無力，非常容易有膝蓋、後腰、軀幹、下背部痠痛的情形。有些人急著想要減肥而拚命運動，卻因不得法而傷到腰、膝關節。

5 機能下降、骨骼僵硬的「銀髮族」

★徵兆：全身痠痛、動作僵化

老人家多半肌肉缺乏彈性、骨骼僵硬、血液循環較差，身體就比較容易疼痛。要特別注意，年長者用網球按摩時，力道和滾動的速度應儘量和緩。如果有骨質疏鬆或心血管疾病，就不可使用。建議年長者，可多做水中運動，游泳或在水裡走動也不錯。

6 體力負荷大、工作粗重的「勞動族」

★徵兆：容易抽筋、肌肉拉傷、閃到腰、長年腰痛

勞動族，搬家、建築工人，長期扛重物，過度使用腰部和背部的力量；頻率過高、速度過快，再加上大部分人使用錯誤姿勢搬重物，更是加倍造成肌肉傷害。

此外，這個族群的人較不注重保健，認為「身體痛是正常的」。其實出現痠痛時，一定要先放鬆、休息，才能繼續保持能夠工作的健康身體。

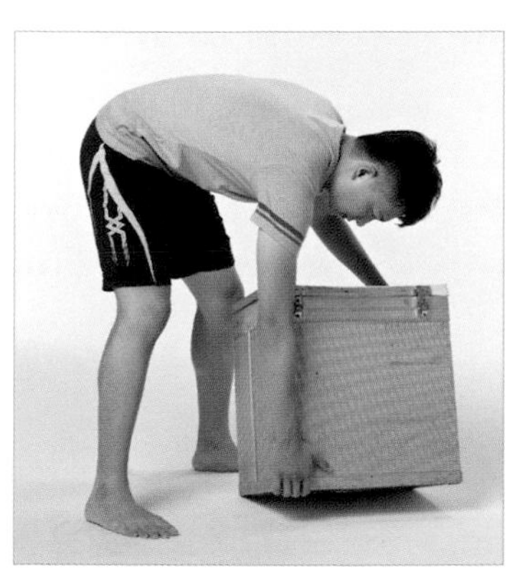

龔老師開講

按壓前應先注意，以免造成反效果！

❶ 孕婦按壓要避開「合谷穴」、「三陰交穴」

懷孕期間肚子越來越大，很多準媽媽容易有腰痠背痛、小腿抽筋問題，就可以使用網球按摩。懷孕期間按摩，以「舒適」為主，不需要按壓最痛的「激痛點」。但要特別注意，一定要避開小腿內側的「三陰交穴」、手掌拇指與食指之間的「合谷穴」（虎口），不可按壓。此外，懷孕初期（12週內）較不穩定，應避免刺激，骨骼關節也比較鬆動，也不可以使用，等到懷孕中期（13週後）比較穩定才可使用，但因每個人狀況不同，使用前還請先詢問醫師是否合適。

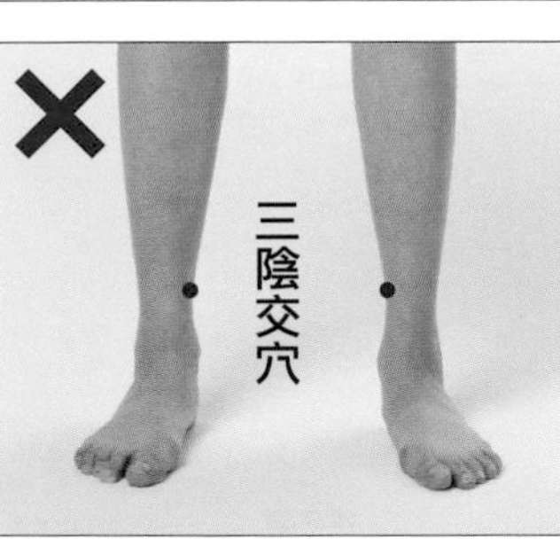

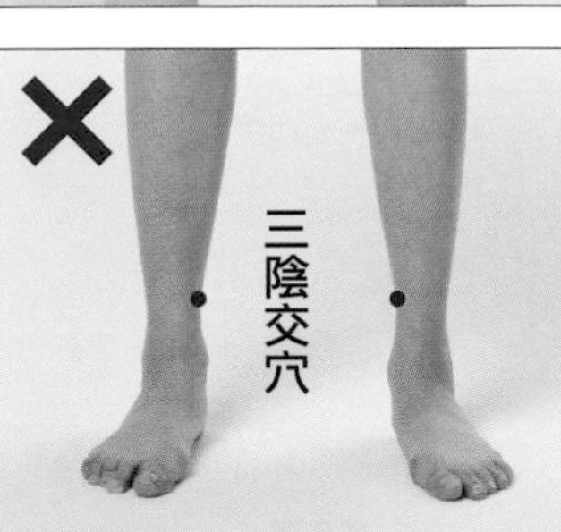

❷ 生理期時不可刺激「鼠蹊部」

女性在生理期間是可以用網球按摩，而且按摩腰部和臀部之間能幫助舒緩「經痛」。但按摩時盡量避開「腹部」，尤其不要刺激「鼠蹊部」，那裡太靠近子宮，容易導致經血量大增。

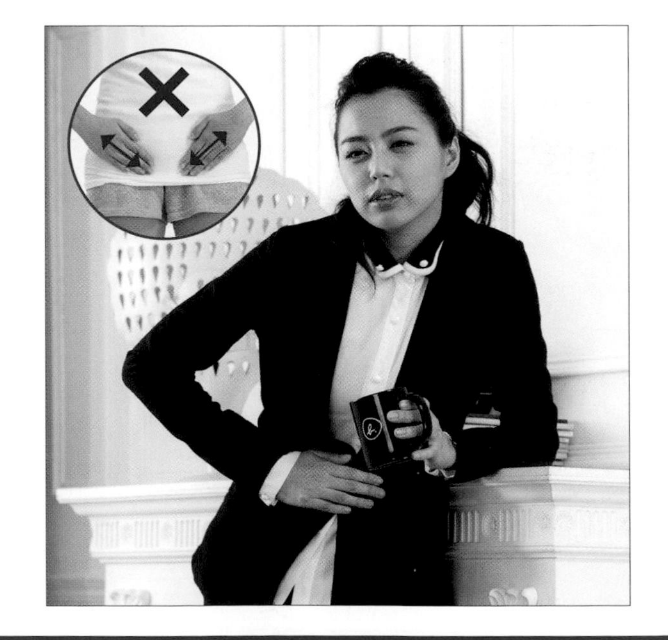

❸「淋巴結腫脹」時避免按摩

在側頸、耳後、腋下、鼠蹊、膝窩等凹陷處，都摸得到淋巴結。淋巴結「腫脹」，代表身體某處發炎，可能是細菌感染，或是長腫瘤。使用網球按摩，要特別小心，不可刺激感染或腫脹部位，以免造成惡化。如果發燒，建議暫停按摩，就醫確認是否與淋巴有關；若只是感冒，按摩是無妨的。

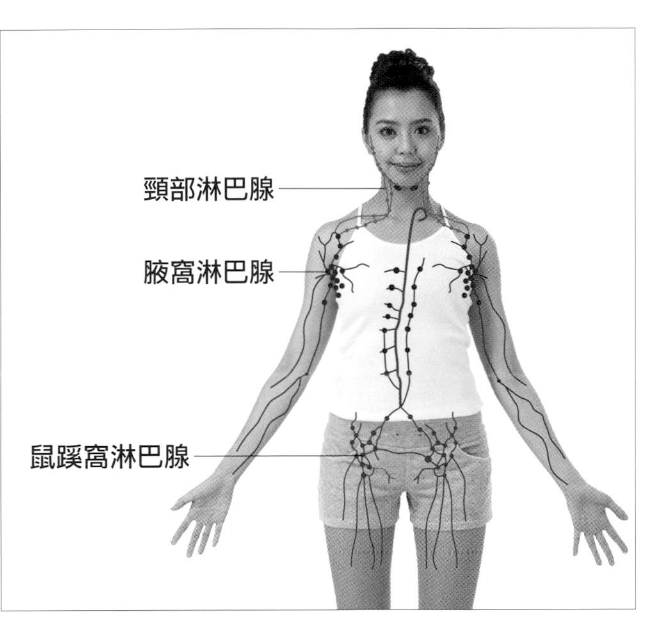

❹靠近「神經」、「血管」之處應減緩力道

肌肉不厚實、較瘦的人，用網球按摩刺激感會較強烈，施力時要較謹慎，尤其特別是「胸肌、腋下、鼠蹊、膝窩」等部位的肌肉較薄，與神經、動脈接近，按摩時如果感覺「麻、電、刺」，就不宜再繼續。如果神經正在發炎，常感覺麻痹，就不可使用網球按摩。

❺「患疾病」年長者不可用網球按摩

年長者肌肉比較無力，容易腰痠背痛，很適合用網球按摩，但要注意施加力道。另外，如果有以下3種症狀，就不可使用。

❶**服用「抗凝血劑」**：網球按摩會破壞黏連的肌纖維，力道過大時容易造成微血管出血，等於增加風險。

❷**患有「嚴重糖尿病或高血脂」**：患者常伴隨著血管硬化、周邊循環差，血管壁容易有小脂塊，按摩容易使小脂塊游離而造成血管栓塞。

❸**「骨質疏鬆症」**：脆弱的骨質經不起重力壓迫，容易骨折，應該避免使用。

龔老師開講

絕對不可使用網球按摩的情況！

❶ 急性發炎

紅腫熱痛是典型症狀，例如挫傷等外力造成的發炎，在受傷之初1～2天先冰敷，之後改熱敷，這期間絕不可做任何按摩，包括網球按摩，按摩只會讓病情惡化，出血現象加劇，腫痛也更嚴重。通常約等3～5天後，腫痛改善後，發炎症狀轉為慢性痠痛時，就很適合使用網球按摩。

❷ 骨折、脫臼、扭傷、拉傷

骨折是指骨骼斷裂或破碎，脫臼是指關節異位，扭傷是指韌帶受傷或斷裂，拉傷是指肌纖維或肌腱損傷或撕裂。這些都需要固定受傷部位和休養，甚至需要手術治療，所以不可按摩；等受傷部位康復了轉為慢性痠痛時，才可以進行復健。

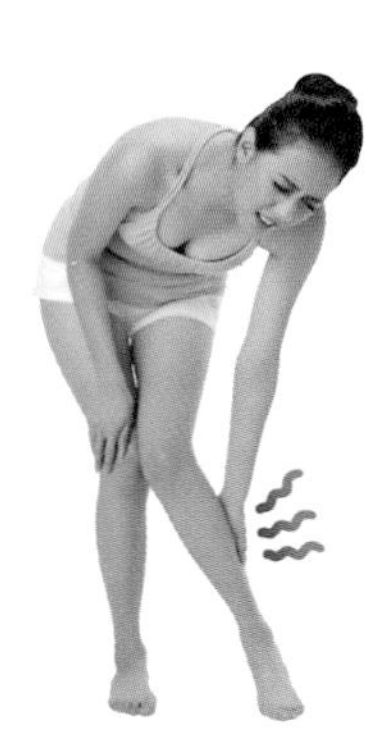

❸ 肌肉、韌帶斷裂

因外力造成肌肉或韌帶斷裂時，受傷的前 3～5天為「急性期」。若在肌肉斷裂的急性期就進行按摩，會讓受傷程度嚴重加劇，這時只能靜養，等恢復後再用網球做復健。舉例來說，韌帶斷裂，十字韌帶需要手術治療，內側韌帶會自行修補，但這些修補過程同樣都不適合施力按壓。

❹ 開放性傷口處

包括刀傷、外傷都有開放性傷口，如果受到壓迫，傷口可能會裂開或感染，小問題反而變成大麻煩。

❺ 急性腦脊髓疾病、中風初期

摔倒或車禍導致腦部和脊椎受傷，受傷當下千萬不可隨意搬動，可想而知，這類患者絕對不可能做按摩。至於中風，初期病況不穩定，絕不可以刺激，否則可能會導致其他延伸病症。但中、後期病況穩定，不會因外力刺激出血，很適合用網球按摩放鬆因病僵硬的肌肉。

❻急性關節炎

關節疼痛可分「急性」和「慢性」，而關節炎大都屬於「慢性疼痛」，疼痛是間歇性的，或是做某動作才造成疼痛，就很適合使用網球按摩舒緩疼痛。如果是「急性關節炎」，會24小時持續疼痛，和慢性很容易區別。急性關節炎發作時，組織處於脆弱狀態，若使用用網球按摩只會加重刺激，應該立即停止，只能休息、靜養和吃藥控制。

❼血管疾病、服抗凝血劑

例如動脈硬化、動脈瘤，或是動脈硬化等血管疾病，都不適合用網球按摩，按摩可能引起血管剝離或破裂；而「動脈瘤」更是無法承受壓迫，「瘤」的部位本身壓力很大，按壓其他部位也會牽連刺激到患部。另外是，如果服用「抗凝血劑」，凝血功能減低，網球按摩時容易引起微血管出血，因此更不建議按摩，以免造成不可控變數。

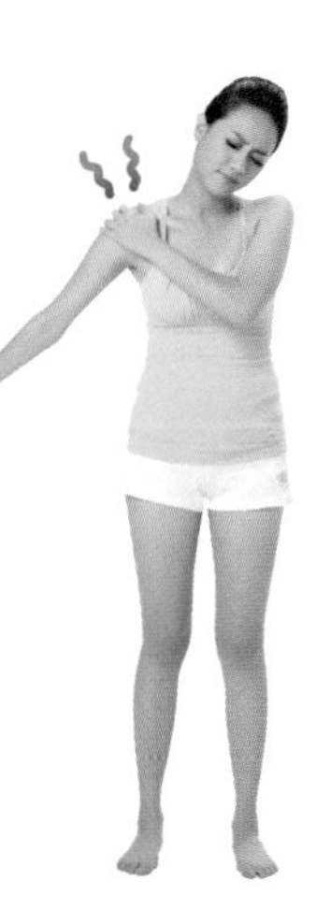

❽類風性關節炎、痛風

類風溼性關節炎屬於免疫系統疾病，會攻擊身體細胞，造成韌帶、肌腱脆弱，患者通常會出現全身關節腫脹、手腳變形，如果按摩會使得關節受傷，變得更不穩定。而痛風是尿酸沉積，通常只出現在單一部位，例如腳踝或腳趾，按壓會使腫脹和疼痛情況更加重。

❾腹膜炎、腸炎

腹膜炎屬於腹部急症，處在「發炎」狀態中，當然不可以使用網球按摩；腸炎則是包括急性腸炎、腸阻塞、盲腸炎等，按壓會嚴重刺激患部，也是萬萬不可。

❿腫瘤

腫瘤，可分「惡性」、「良性」，「惡性」腫瘤不宜觸壓，所以不建議做任何按摩，會刺激癌細胞，甚至造成增生或擴散的惡性發展。若是「良性」的纖維囊腫或脂肪瘤，按摩並不會讓它消失，用網球按摩時，盡量避開即可。

PART 3

只要1顆網球，「30秒」就能讓你「從頭到腳」的痠痛全都消除！

肩頸頭部

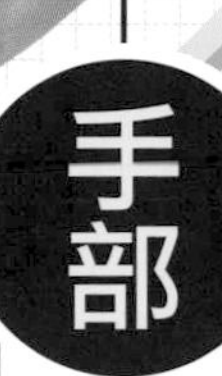

胸背腰部

手部

臀部大腿

小腿腳底

全身。【肌肉解剖按壓圖】

正

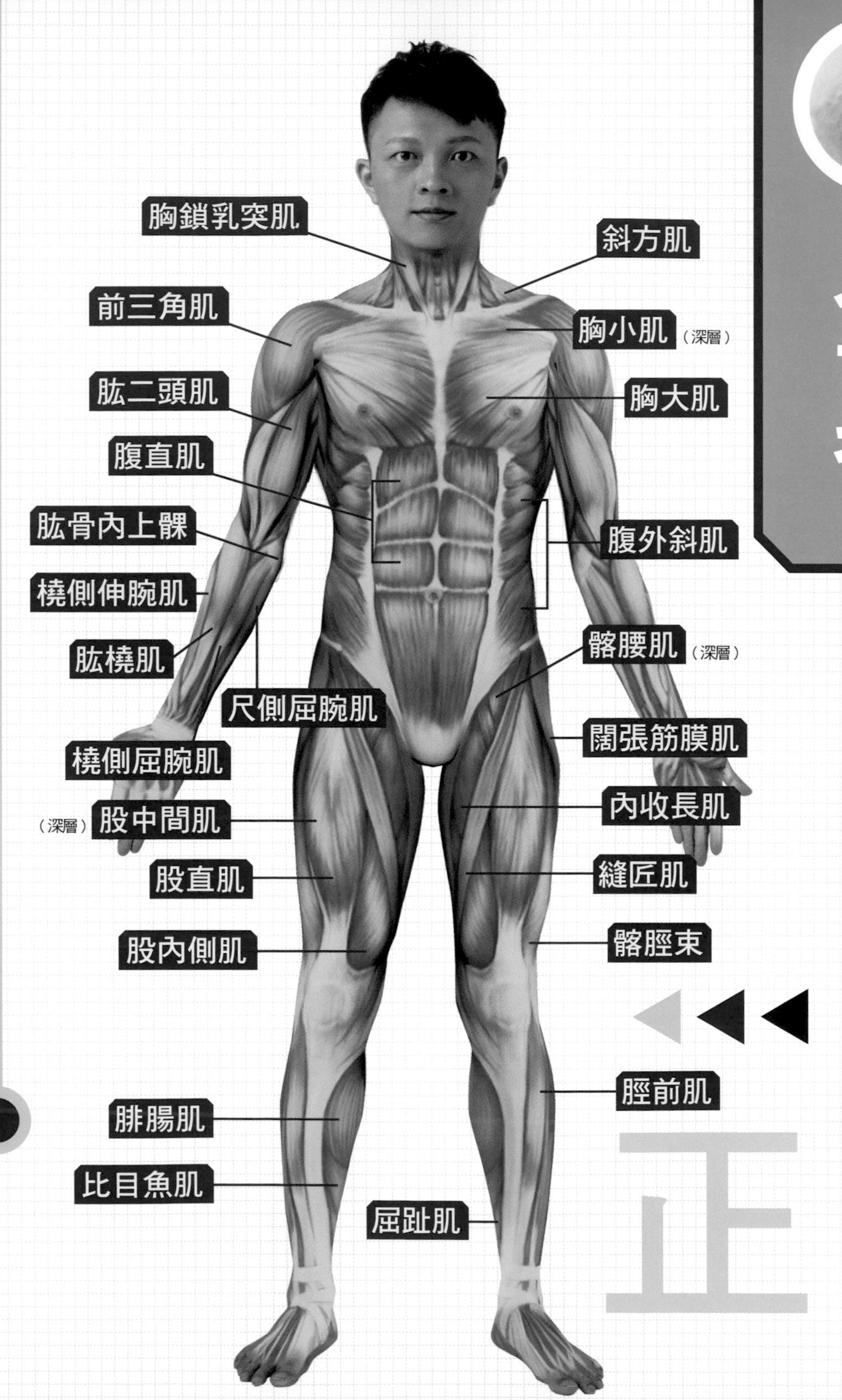
胸鎖乳突肌
斜方肌
前三角肌
胸小肌（深層）
肱二頭肌
胸大肌
腹直肌
肱骨內上髁
腹外斜肌
橈側伸腕肌
肱橈肌
髂腰肌（深層）
尺側屈腕肌
闊張筋膜肌
橈側屈腕肌
（深層）股中間肌
內收長肌
股直肌
縫匠肌
股內側肌
髂脛束
脛前肌
腓腸肌
比目魚肌
屈趾肌

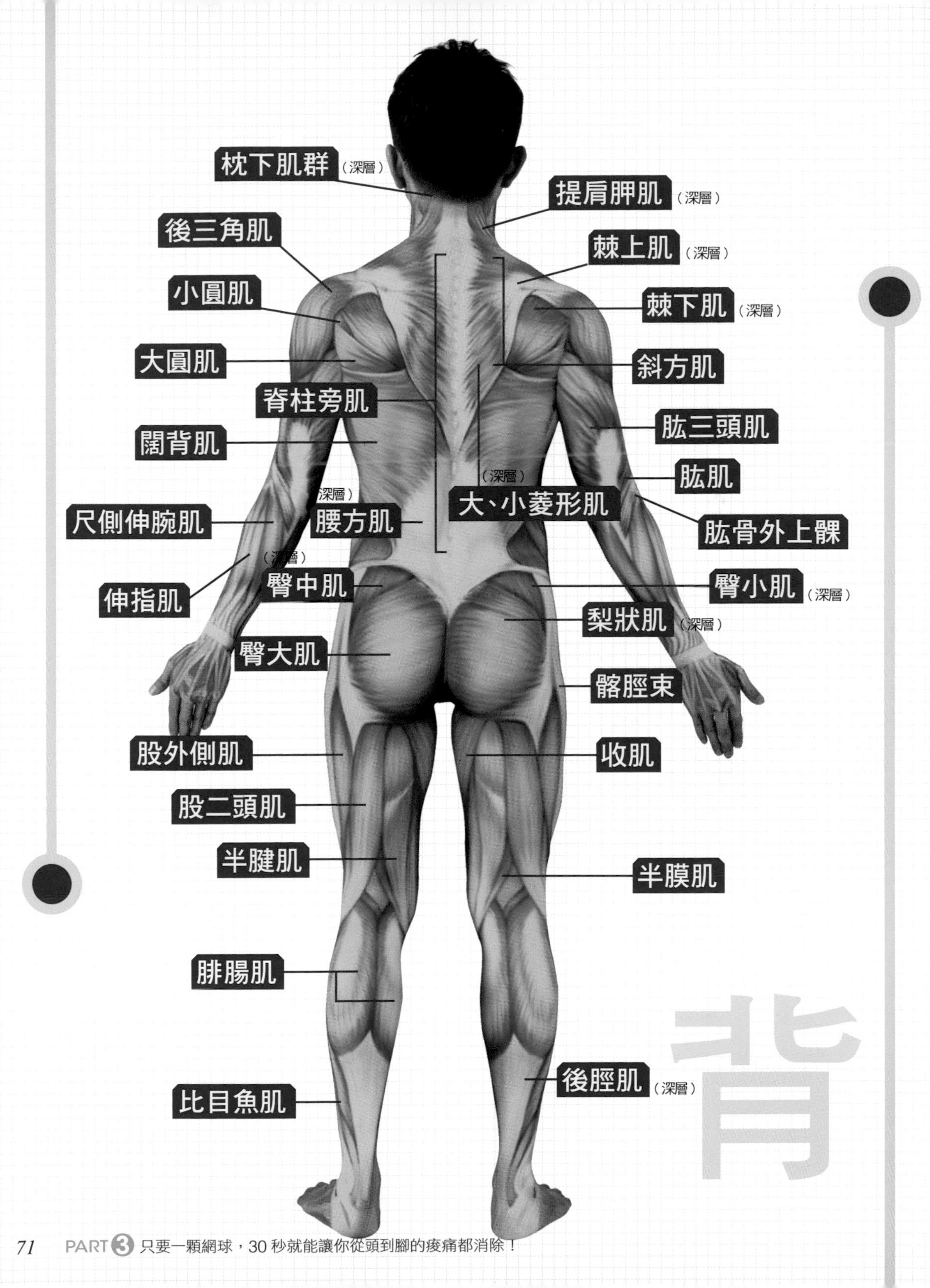

枕下肌群（深層）
提肩胛肌（深層）
後三角肌
棘上肌（深層）
小圓肌
棘下肌（深層）
大圓肌
斜方肌
脊柱旁肌
肱三頭肌
闊背肌
肱肌
（深層）
大、小菱形肌
（深層）
尺側伸腕肌
腰方肌
肱骨外上髁
（深層）
伸指肌
臀中肌
臀小肌（深層）
梨狀肌（深層）
臀大肌
髂脛束
股外側肌
收肌
股二頭肌
半腱肌
半膜肌
腓腸肌
背
後脛肌（深層）
比目魚肌

頭部・肩頸

【肌肉解剖按壓圖】

正

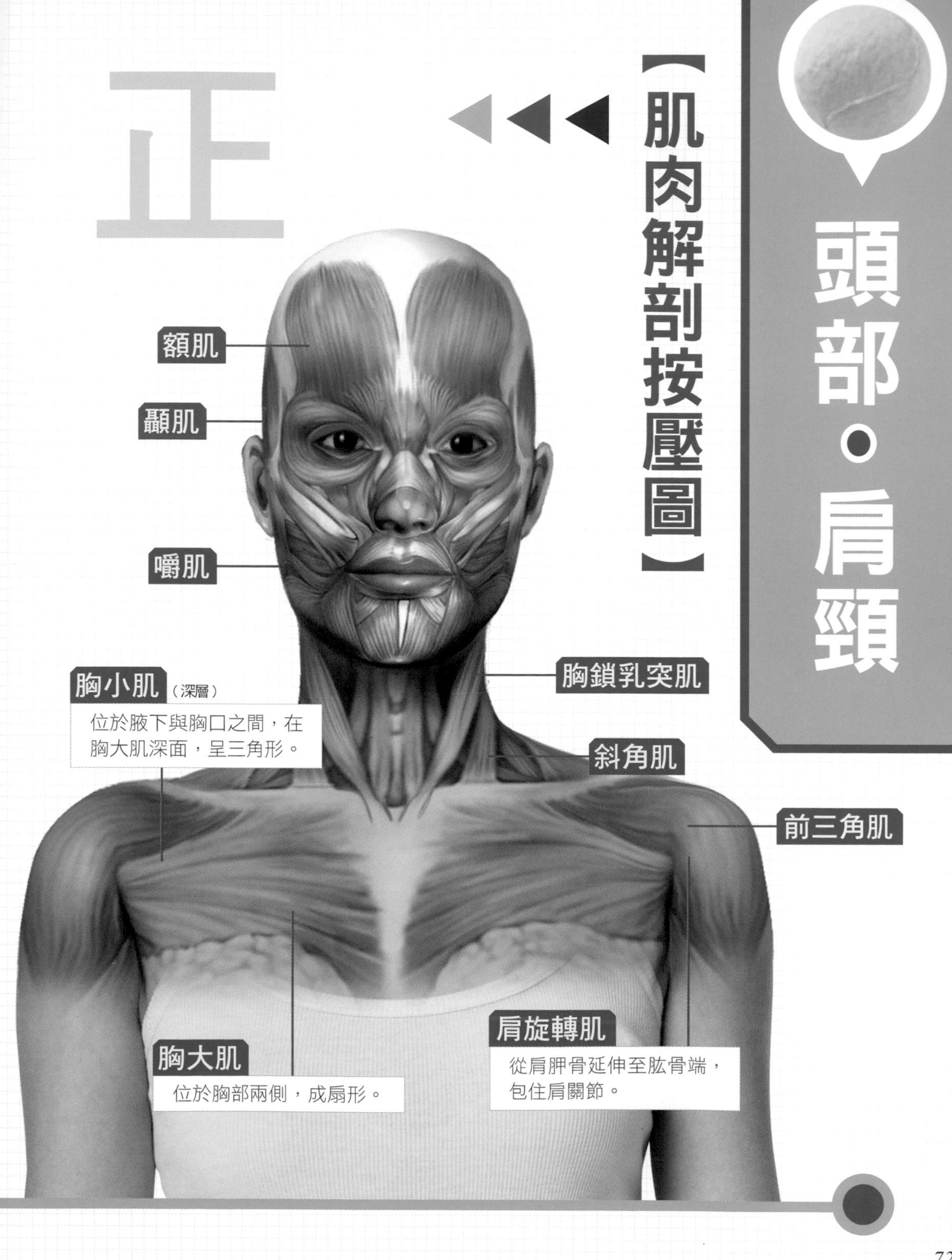

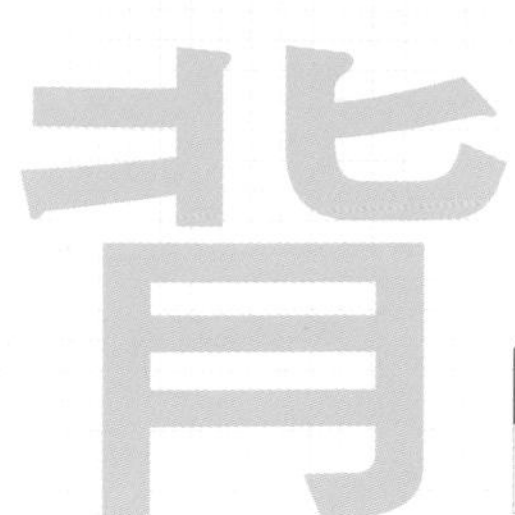

背

枕下肌群（深層）

頭顱底部最深層的肌肉。

提肩胛肌（深層）

由頸椎1~4節的橫突向下連接至肩胛骨的內側上方。

脊柱旁肌

分布在脊柱兩側，由中心往外展開。

斜方肌

小圓肌

棘下肌（深層）

大圓肌

側

顳肌

位於左右眼兩側、太陽穴的地方。

嚼肌

位於左右下巴邊緣、耳朵下方間，輕咬牙根時會感受到脹縮的肌肉。

胸鎖乳突肌

斜角肌

中三角肌

頭痛 後頸僵硬 眼睛痠澀

症狀表現

3個上班族就有1個正在頭痛中；在台灣有超過10萬人每天都在頭痛。90%的頭痛都因為「肌筋膜」問題，不是腦內出狀況；又可分「張力型」和「頸因性」。「張力型」頭痛可能出現在頭部單側或兩側，時輕微時劇烈，發作時間、頻率不定，有時偶爾、有時每天，每次出現可能是間歇性，有時又是長時間，症狀詭譎又棘手。

「頸因性」頭痛只出現單側且不換邊，疼痛程度中等，疼痛容易延伸到前額、眼窩，頸、肩、臂，嚴重會連帶出現噁心、暈吐，頸部活動變鋼鐵人，或畏光聲、吞嚥困難、痛側該邊視力模糊等。

START

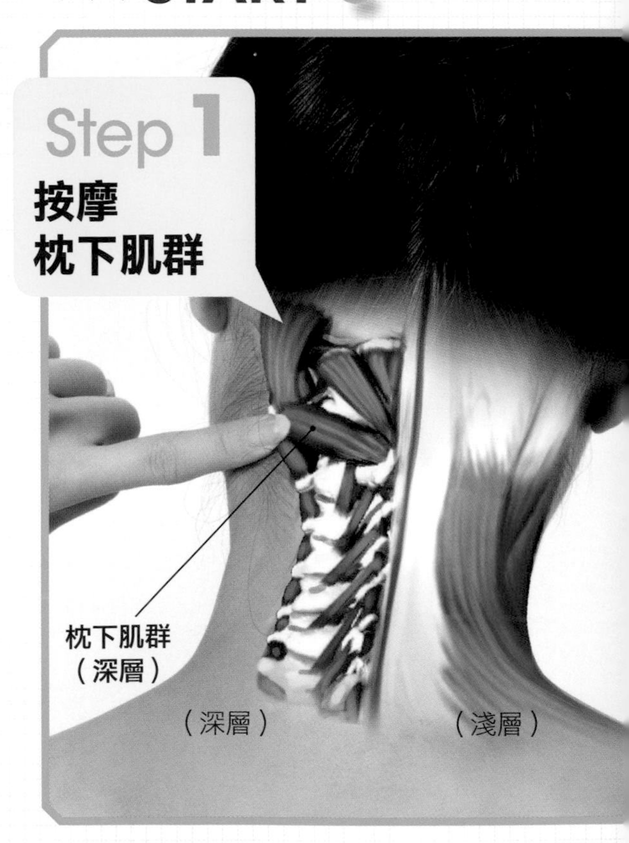

1-1

拿兩本厚的書上下疊成階梯式，在高度差的位置放1顆網球。

1-2

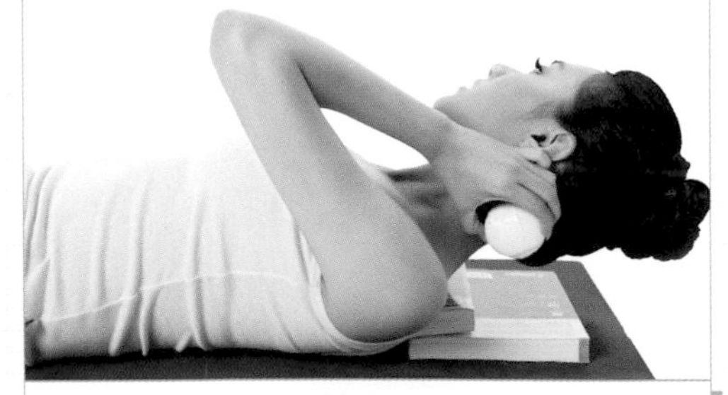

從書台高側，後腦髮際線下方凹窩處對準網球躺下；或網球先放在腦後再躺下。

造成原因

頭痛大部分是「頭顱周圍肌筋膜緊縮」造成，痛感來自後腦勺、太陽穴的肌肉緊繃。工作過勞、壓力、失眠，固定不動的姿勢、低頭滑手機都是常見原因。一位從事金融業的患者，就跟我抱怨頭痛困擾他多年，兩側太陽穴總是痠脹，雖然睡覺後有改善，但一使用電腦、手機就又痛起來！頭痛時不少人會吃藥緩解狀況，但也有人擔心抗藥性和副作用。我建議最重要還是要從「放鬆頭頸部的筋膜」來治根。

改善要領

放鬆後腦、頸部的肌筋膜，減少枕下肌群對於枕大神經的壓迫，並且緩解枕下肌群、顳肌筋膜緊繃所產生的疼痛。

注意事項

1. 用網球按壓時若感覺暈眩或麻刺，立刻停止動作並起身，不要過度按壓。
2. 類風性關節炎者請勿做此按摩。

1-3

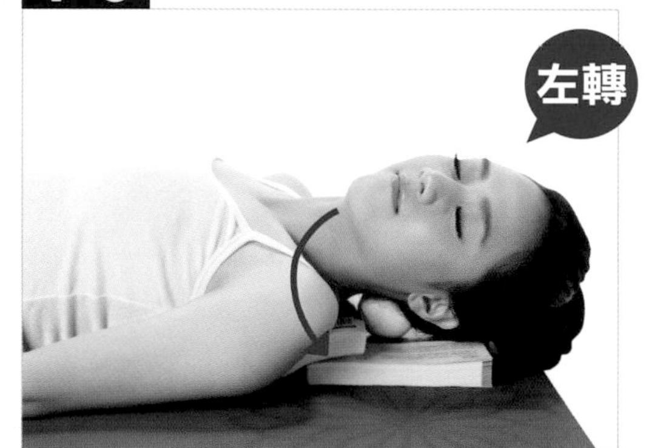

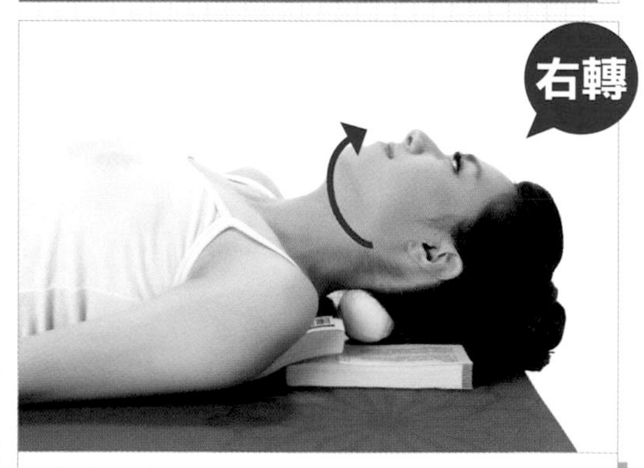

向左、向右轉頭，網球在枕下肌群上小幅度滾動，直到找出最緊繃、痠痛的位置。

1-4

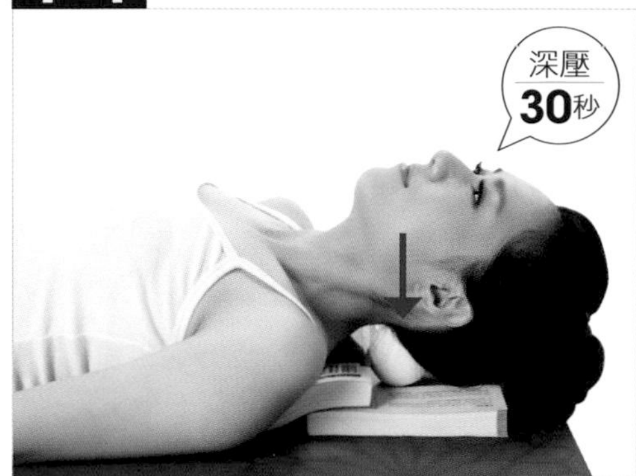

把網球放在最緊繃、痠痛位置，讓頭部重量深壓該處肌肉30秒～1分鐘。休息30秒，重覆3～5次舒緩效果更佳。如有多個痠痛點，就換下一個位置動作。

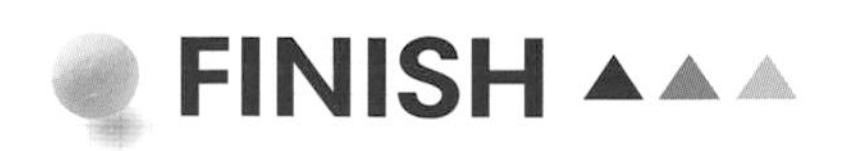

Step 2
按摩顳肌

顳肌
（太陽穴）

START 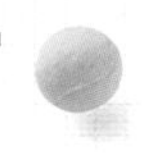

2-1

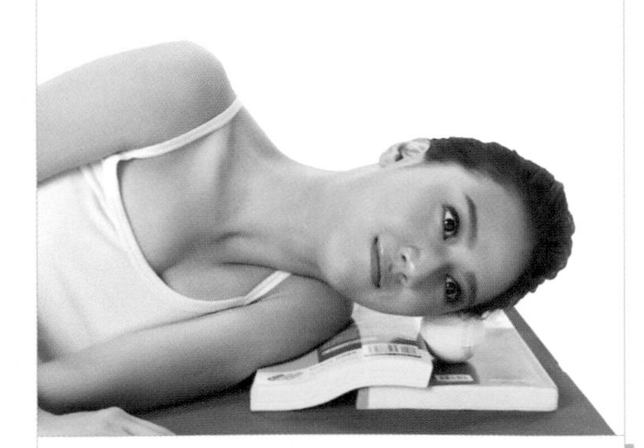

手指放在眼尾後2～3指幅處的「太陽穴」，輕咬牙根手指感覺脹縮的肌肉，此處即為「顳肌」位置。放1顆網球於此，從書台高側躺下，如圖Step 1-1。

2-2

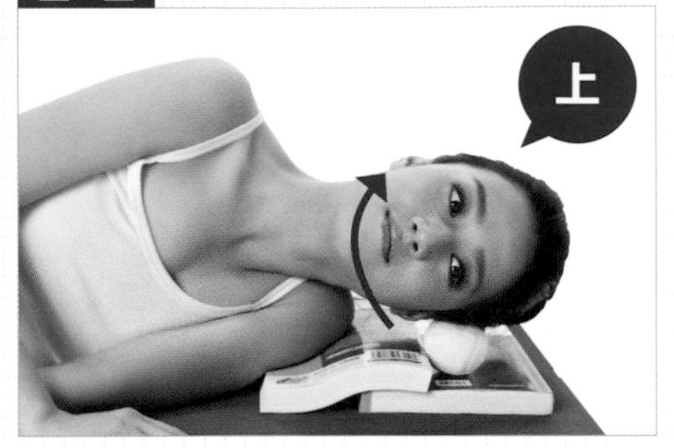

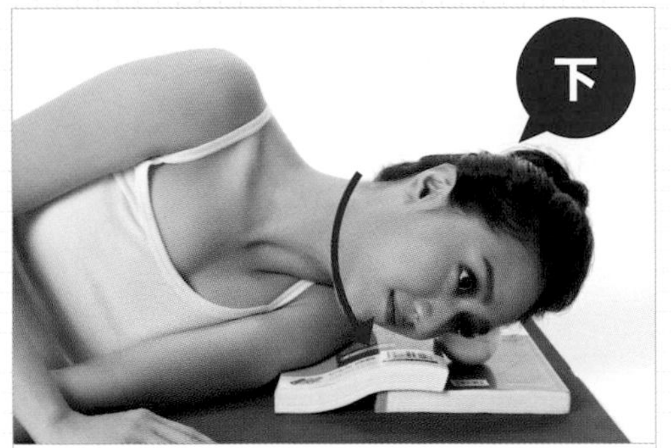

頭部緩緩向上、向下轉動，滾動網球，尋找最痠痛的位置。

2-3

按壓
30秒

在痠痛處按壓30秒～1分鐘，痠痛感即漸漸緩解。休息30秒，重覆3～5回。

FINISH

貼心提醒

頸部下方墊書的高度，以頸椎呈水平線、舒服為準！

使用網球按壓頭部、頸部，躺下時後腦下方要用書本或瑜伽磚墊高。最適合的高度，是以脊椎上段的頸椎到中段胸椎呈一水平線。太高、太低時，使用網球鬆筋不但無效，更有可能會造成受傷。

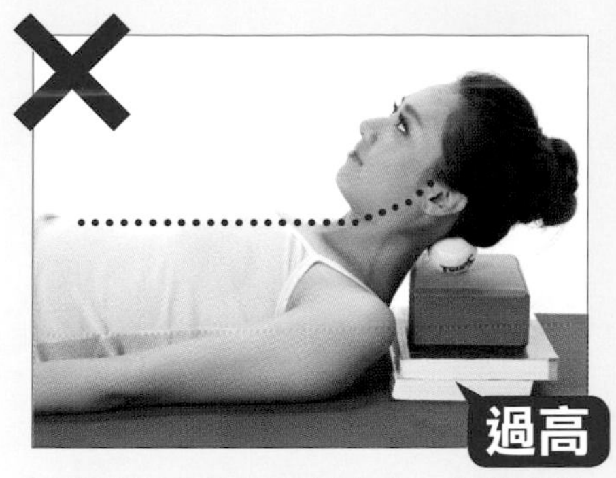

頸部下方物品墊得太高，脊椎中段的胸椎都離開地面，而且頸部肌肉緊繃，血液循環變差，使用網球按壓會無效。

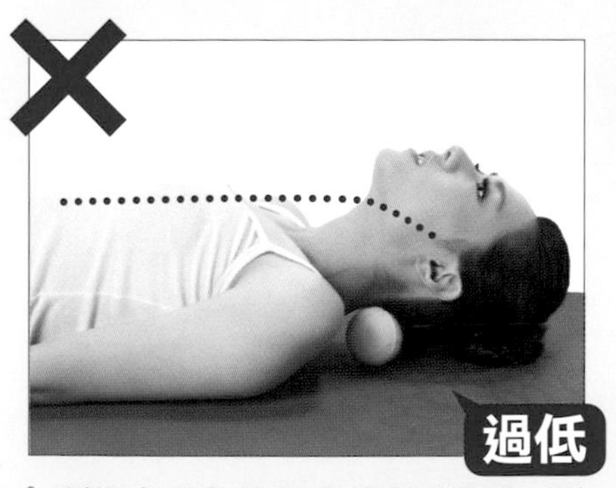

頭後方沒有墊高或高度不夠時，頭部過度向後仰、下巴上抬，這時用網球按壓，網球無法壓入肌肉。

加強訣竅

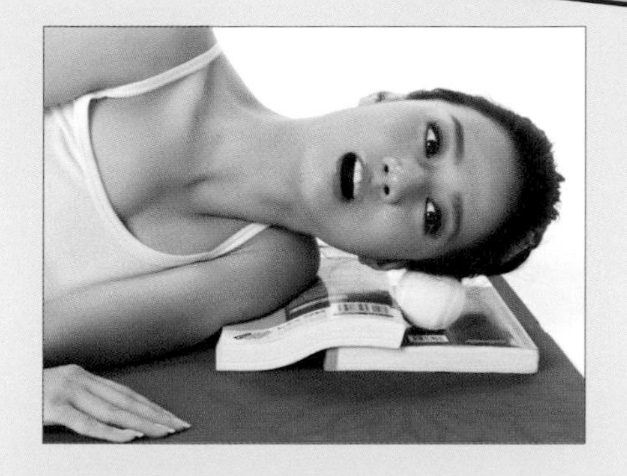

嘴巴作開合，加強作用

按壓「顳肌」時，可以加入開合嘴巴牙根的動作，加強肌肉放鬆效果。但如果覺得太過痠痛，就不須勉強。

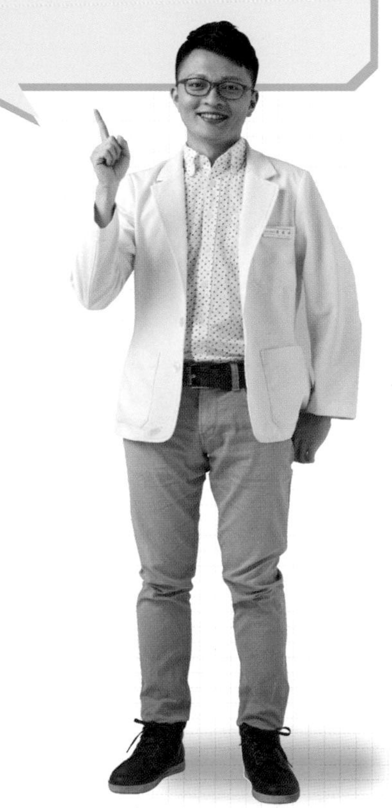

02

張嘴困難 咀嚼關節痛 下巴脫臼

症狀表現

大部分「下巴關節」的毛病，醫學上稱為「顳頜關節功能不良」。症狀有張口感覺困難、疼痛、偏斜，或是張閉口時出現喀喀聲，好像機器忘了上油或掉了螺絲；咀嚼東西會有疼痛感，最怕突然發生令人害怕的「下巴脫臼」。痠痛感會延伸影響到臉部肌肉、肩頸和耳內，甚至出現頭痛、發音障礙等問題。原因很多很難論斷，但症狀都得盡快處理。

造成原因

「顳頜關節」位在頭顱邊緣與下巴相連的地方，介於外耳道與顴骨之間。它是下巴運動時的支點，如果「顳頜關節」運用不正常、相互擠壓，張閉口時就會

START

1-1

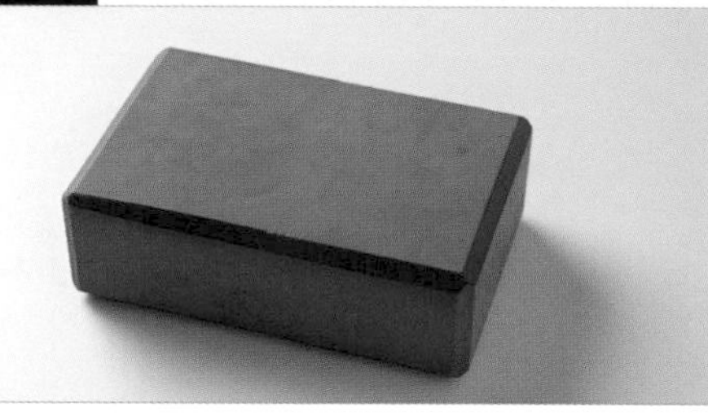

用1個瑜伽磚，或拿2本厚的書上下疊成階梯式（如P74），在高度差的位置放1顆網球。

1-2

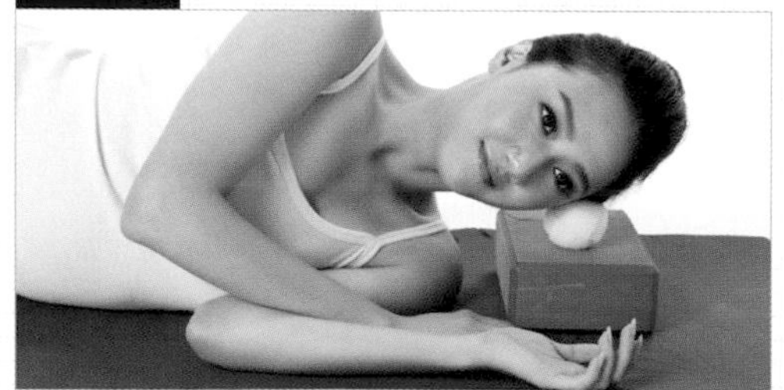

手指放在眼尾後2～3指幅處的「太陽穴」，即輕咬牙根時手指會感覺脹縮的「顳肌」位置。放1顆網球於此，對準躺下。

Step 1 按摩顳肌

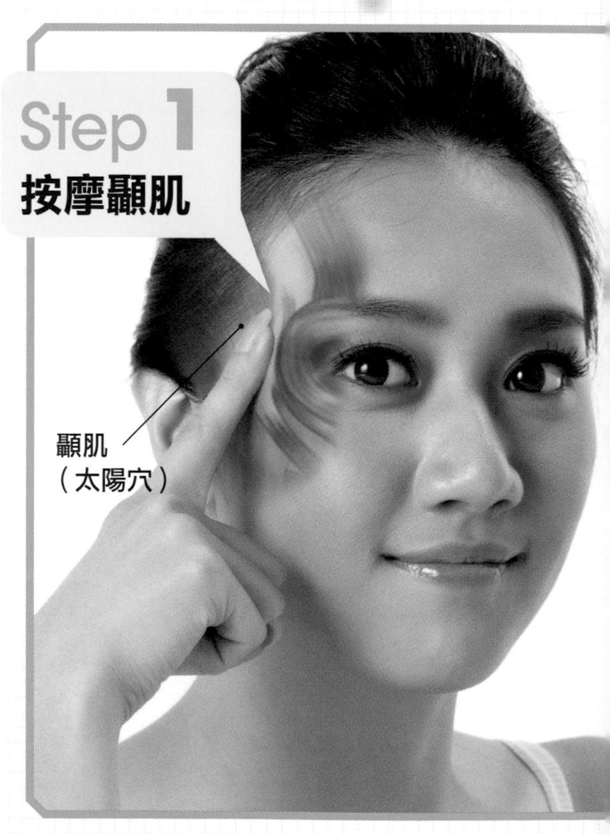

聽見喀啦聲，有時會伴隨輕微疼痛，並牽動到與下巴運動關連的肌肉，收縮過度而痠痛。

下巴問題通常不是單一原因造成的，咬合不正、長時間緊咬牙齒、磨牙，習慣使用某一側咀嚼、喜歡吃硬的食物、頭頸姿勢不良、此部位有外傷等，都是可能讓人「下巴掉下來」的因素。此外，容易焦慮、緊張、易怒，生活壓力大、睡眠品質差、飲食習慣和生活作息不良，也是易得此病的隱性因子。

改善要領

放鬆「顳肌」和「嚼肌」，緩解因為顳頷關節活動不順暢，而壓迫肌肉所造成的疼痛。

注意事項

1 用網球按壓時是側躺執行，若覺得脖子痠就起身休息，請勿勉強。

1-3

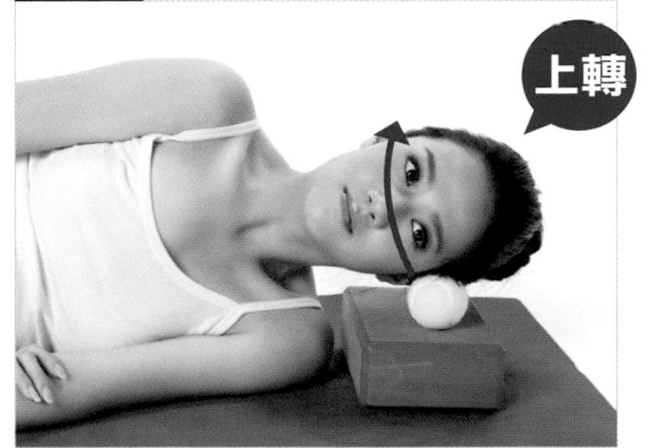

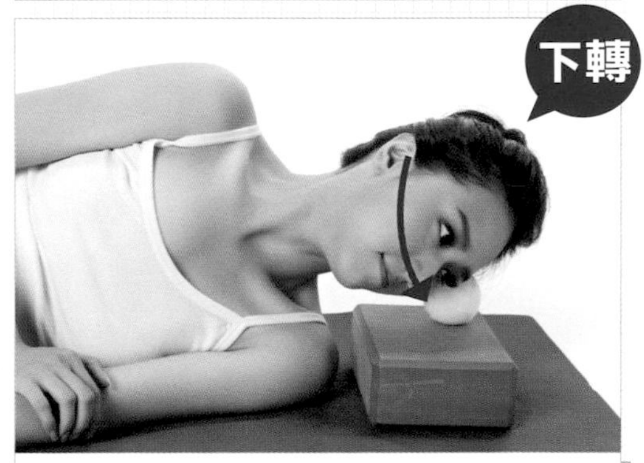

頭部緩緩向上、向下轉動，滾動網球，尋找最痠痛的位置。

1-4

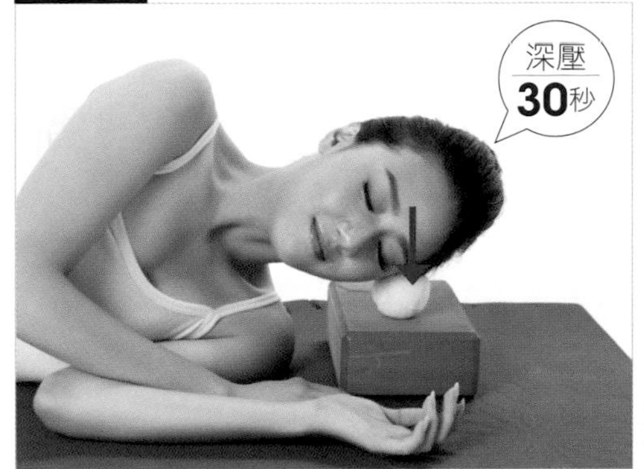

痠痛處深壓住網球30秒～1分鐘，休息30秒，重覆3～5次，痠痛感即漸漸緩解。

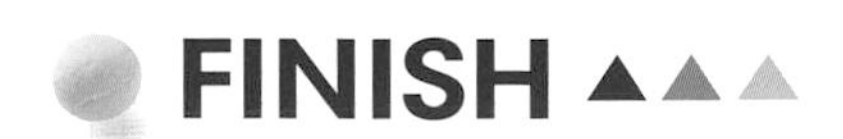

Step 2 按摩嚼肌

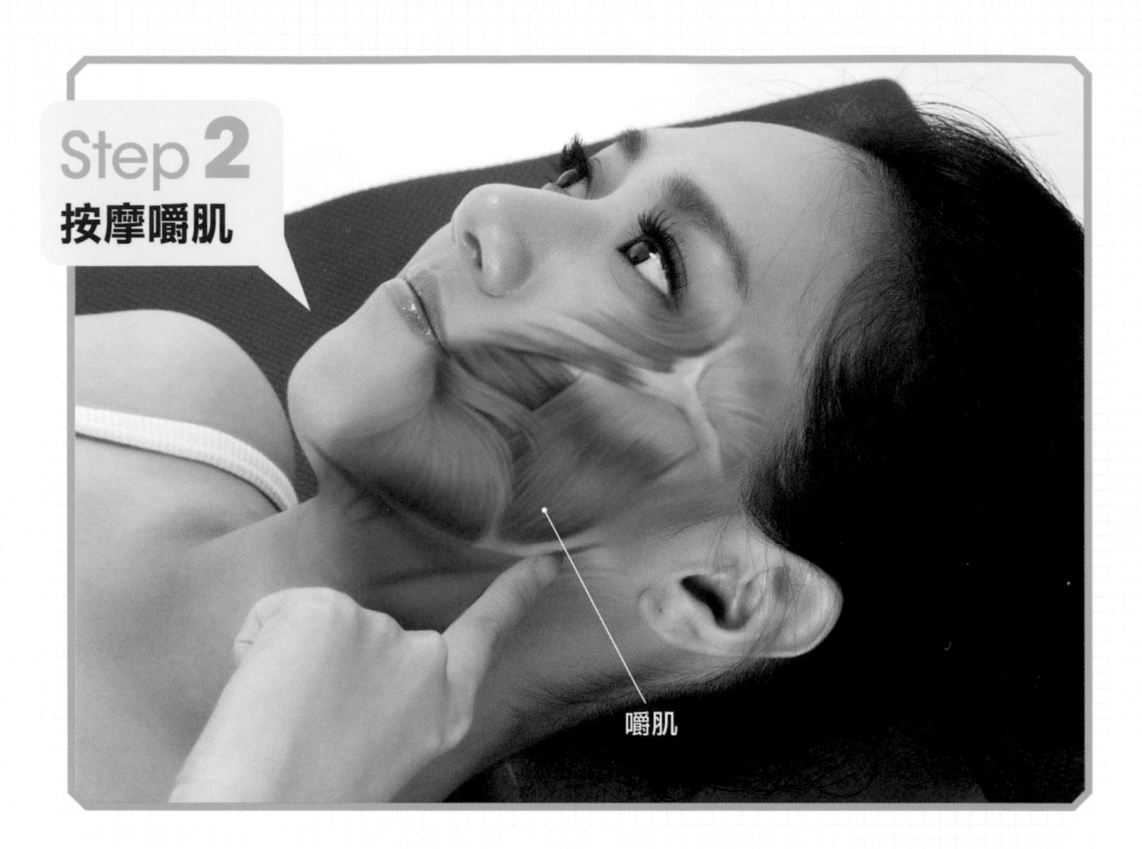

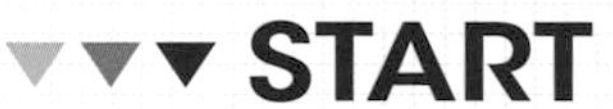

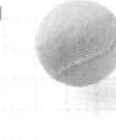

2-1

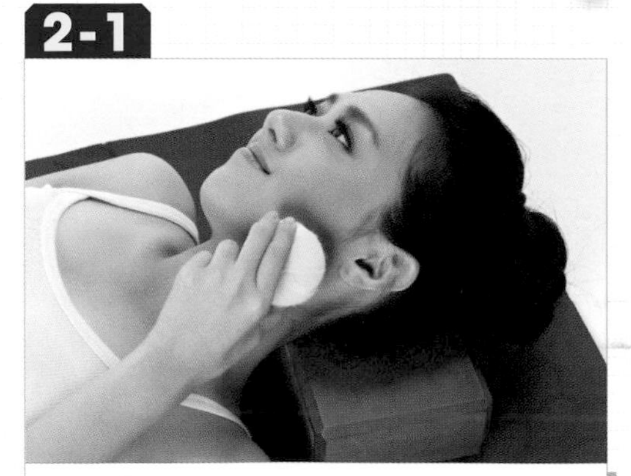

找到「嚼肌」位置；下巴邊緣、耳朵下方間，輕咬牙根時會感受到脹縮的肌肉。放1顆網球於此，側躺在瑜伽磚上。

2-2

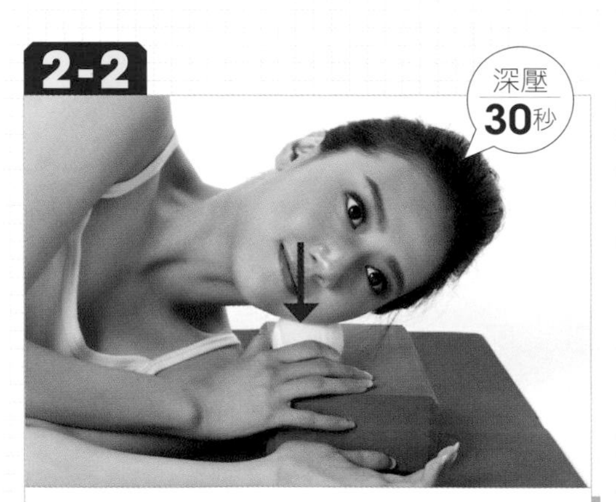

臉部側壓網球，一手扶穩網球，深壓「嚼肌」30秒～1分鐘，重複3～5回，一般痠疼即可緩解。

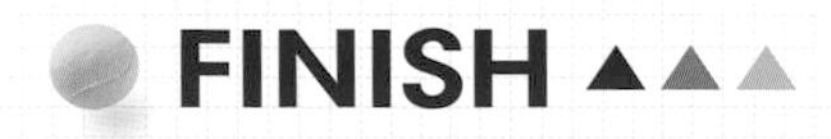

貼心提醒

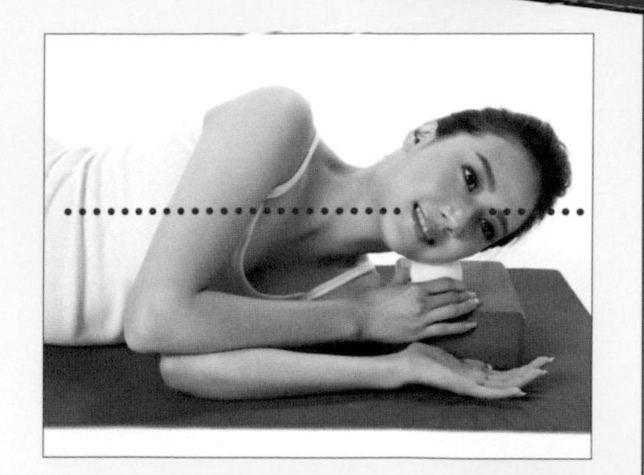

側躺時頭頸與地面呈平行，不可過高或過低！

凡是側躺的動作，頸椎與頭部要呈水平線，與地面平行，若過高、過低，用網球按壓肌肉的效果不佳，還可能造成頸椎痠痛。

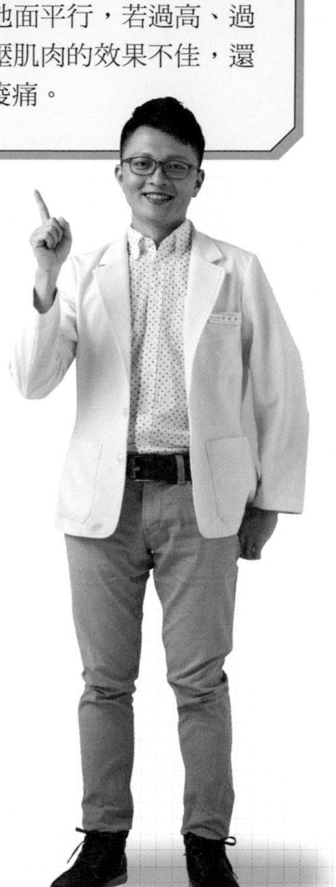

加強訣竅

嘴巴作開合，加強作用

顳肌疼痛嚴重者，用網球深壓肌肉後，可加做張嘴、閉嘴輕咬牙根的動作，持續動作30秒～1分鐘，中間休息30秒，重覆3～5次，疼痛感即可緩解。如果覺得太痛無法忍受，重覆做STEP 2-2深壓動作即可，不要勉強。

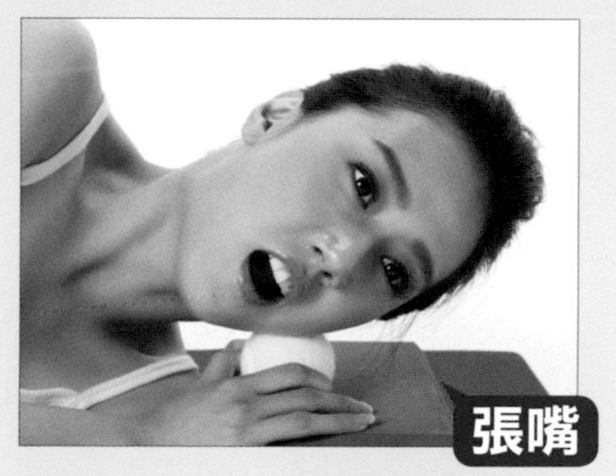
張嘴

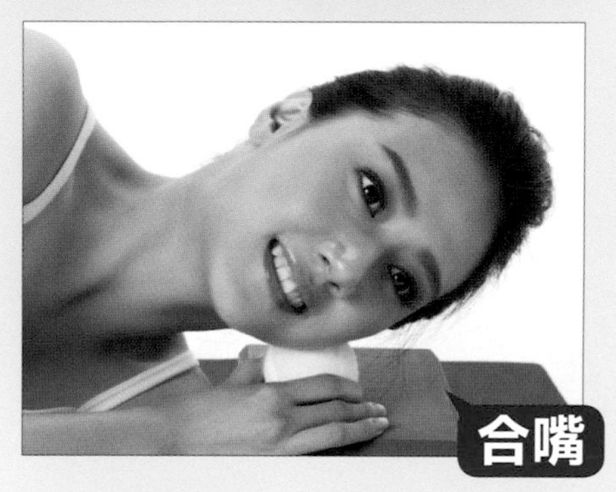
合嘴

烏龜脖

症狀表現

「烏龜脖」是上班族、低頭族很常見的文明病，是指脖子總是像烏龜一樣伸出、下垂，下巴向前凸出軀幹許多、頸部向後彎曲、駝背，不但姿勢不好看，更會影響到健康，出現頭痛、胸悶、易胖，嚴重會因為頸椎、肩關節的骨骼位置不對，而產生神經壓迫的問題。

所以，當肩頸有一點點感覺僵硬痠痛時，最好就趕緊用網球按壓來舒緩症狀。更重要的是，要經常意識提醒自己的姿勢正是「烏龜樣」，趕緊矯正，坐有坐相、站有站相，以免痠痛症狀惡化。

造成原因

「烏龜脖」學名是「上交叉症候群」，因為不良姿勢造成肌肉失衡模式，肩頸胸有的肌群緊繃，有的肌群無力，

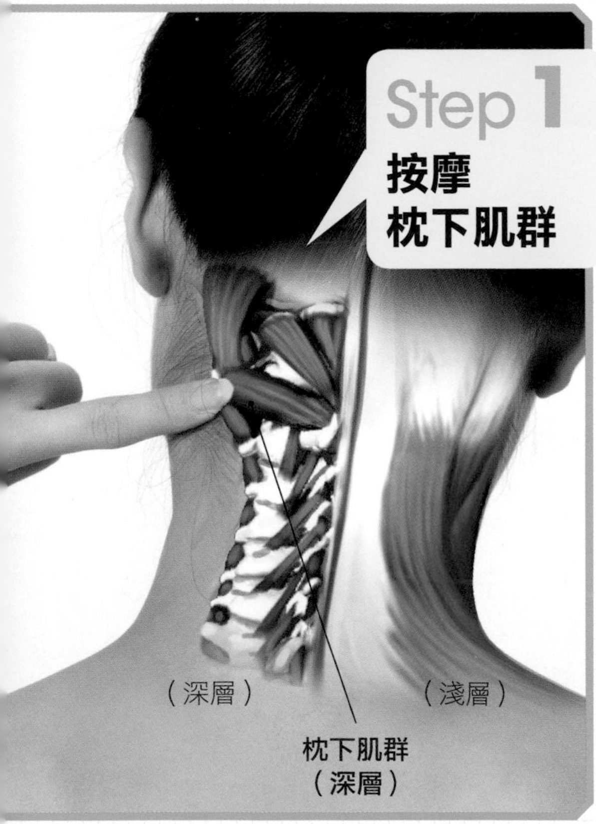

Step 1
按摩
枕下肌群

（深層）
（淺層）
枕下肌群
（深層）

Check！

你有烏龜脖嗎？

☐脖子往前伸　☐下巴前凸、下垂
☐頸椎後彎　☐胸緊、胸凹！
☐駝背、背脊隆起

「上交叉症候群」示意圖

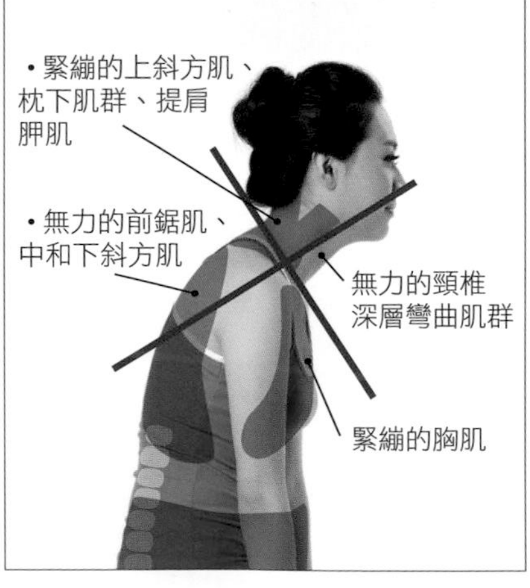

・緊繃的上斜方肌、枕下肌群、提肩胛肌
・無力的前鋸肌、中和下斜方肌
無力的頸椎深層彎曲肌群
緊繃的胸肌

而兩者相互連線即形成「交叉」。緊繃的肌肉如：胸肌、胸鎖乳突肌、枕骨下肌群、上斜方肌、提肩胛肌；而無力的肌肉包含：前鋸肌、頸椎深層的彎曲肌群、中間和下方斜方肌。

不想長出「烏龜脖」，要趕緊改掉一些壞習慣，像是：坐時彎腰駝背、低頭滑手機、翹二郎腿、單肩揹過重包包、長癱坐沙發、趴睡或側睡、愛穿高跟鞋等。

改善要領

將幾處緊繃的肌肉、肌筋膜放鬆，使它們恢復彈性，並且減少肩頸骨骼不平衡的拉力。當肌筋膜彈性變好、變平衡了，連帶身體姿勢也會變好！

注意事項

1. 按壓「胸肌」時，因為靠近動脈及神經，有動脈硬化、手術後裝有人工血管者不可用網球按摩。
2. 「烏龜脖」會造成身體左右兩側肌肉都會緊繃，用網球按摩時，必需兩側都做到，才能確實調整不協調的問題。

1-1 START

拿兩本厚的書疊成階梯式，在高度差處放1顆網球。從書台高側，後腦下方凹窩處對準網球躺下；或網球先放在腦後再躺下。

1-2

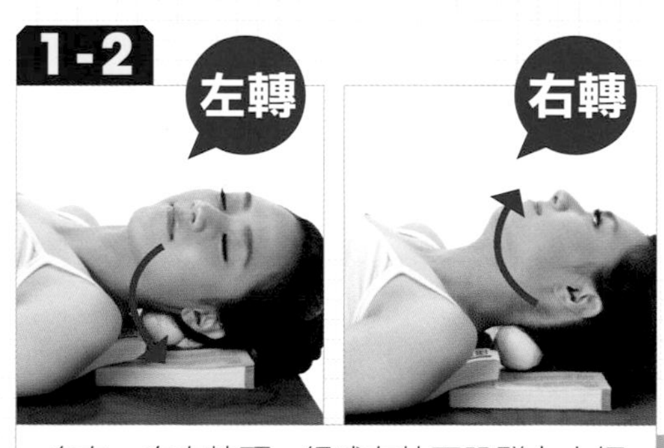

向左、向右轉頭，網球在枕下肌群上小幅度滾動，一邊找出最痠痛點。

1-3

深壓30秒

把網球放在最緊繃、痠痛位置，讓頭部重量深壓該處肌肉30秒～1分鐘。重覆3～5次舒緩效果更佳。如有多個痠痛點，就換下一個位置動作。

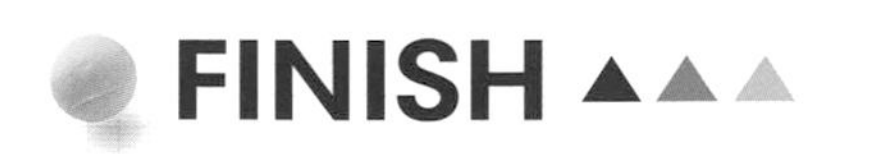

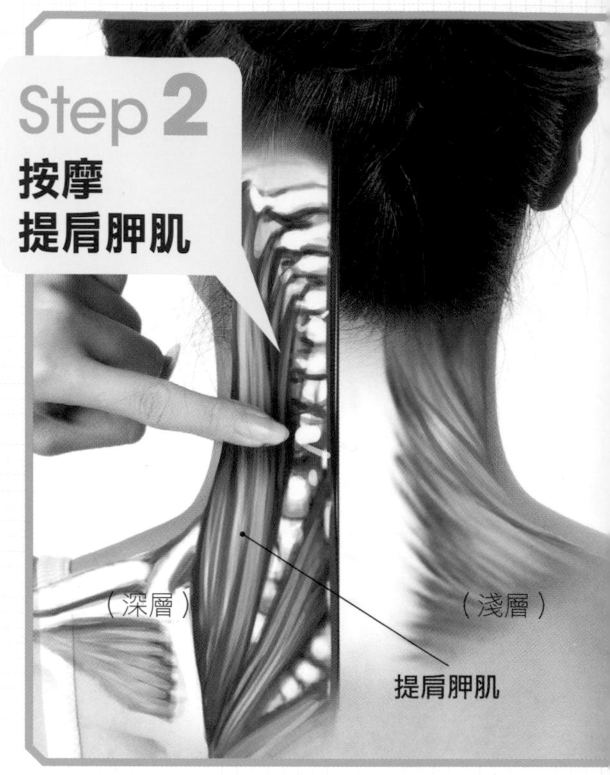

START 

2-1

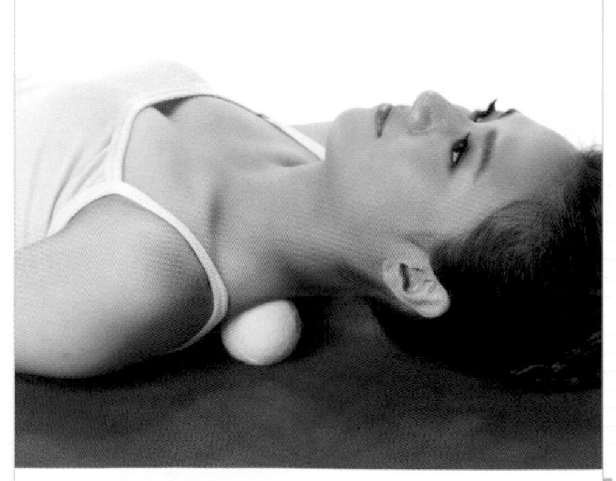

身體平躺，網球先壓在左側頸椎、肩膀交會處的「提肩胛肌」。

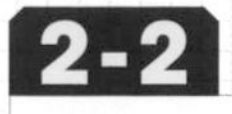

2-2

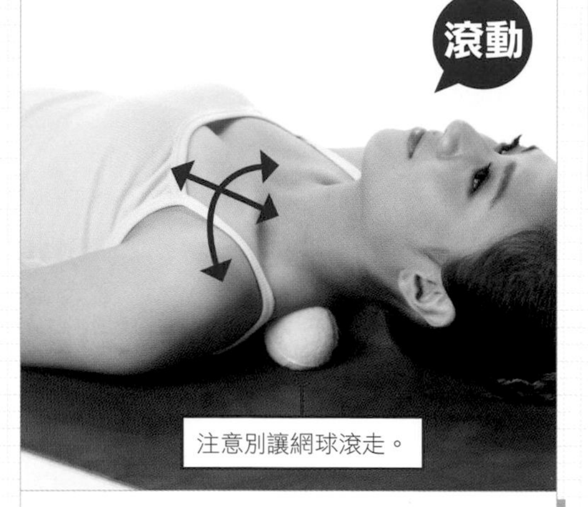

上身肩背小範圍做上下、左右平移，讓網球在肌肉上滾動，尋找最痠痛點。

2-3

深壓30秒

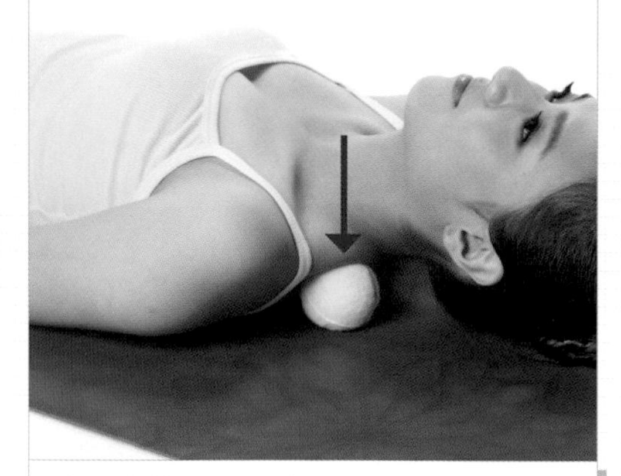

在痠痛點深壓30秒～1分鐘，接步驟2-4抬手，再重覆深壓3～5回，每回中間休息30秒。

站著靠牆做

按壓「提肩胛肌」：

❶ 無法躺著按壓肩背時，可靠牆做。雙膝略下蹲，先將網球放穩在左邊提肩胛肌，向後用力壓牆，網球深壓肌肉30秒～1分鐘。

❷ 左肘向上抬起、放下，加強按壓效果，重覆3～5回。再換按壓右肩。

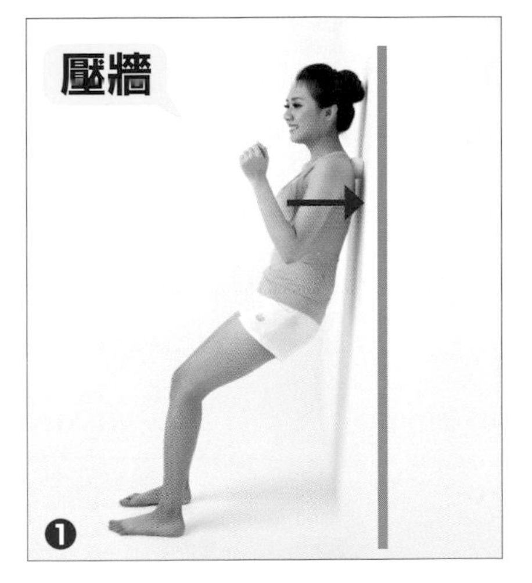

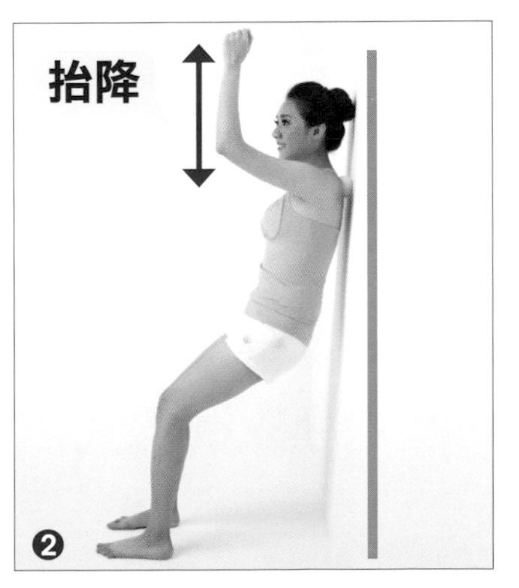

2-4

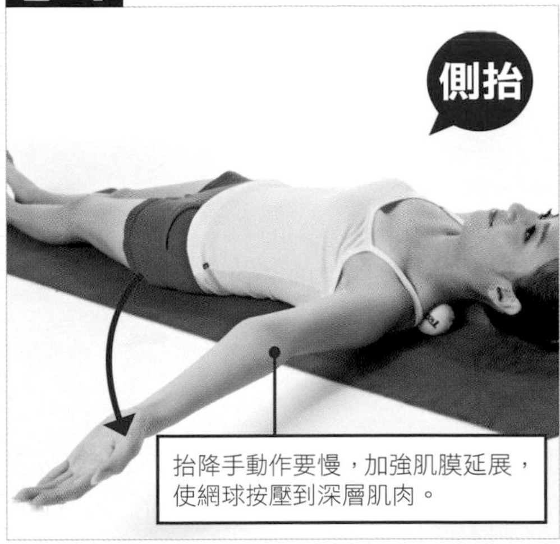

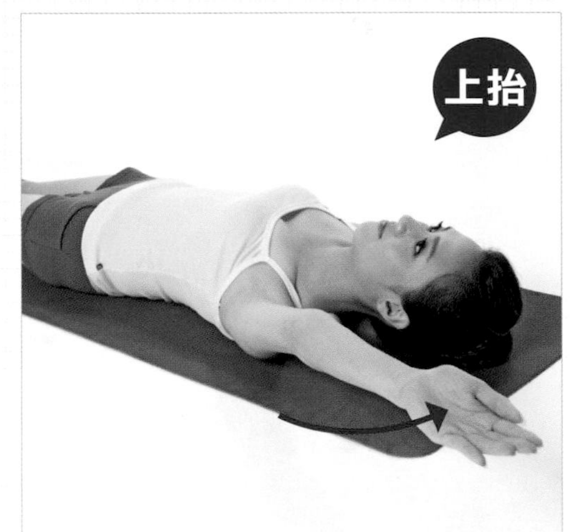

左手伸直側抬與肩同高，再抬到頭頂，再回到肩高位置，重覆10次。若太痛可減少次數，或不必每回都做。再換右肩做步驟2-1到2-4。

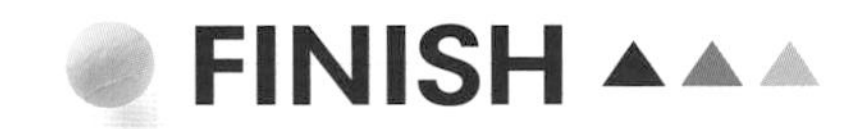

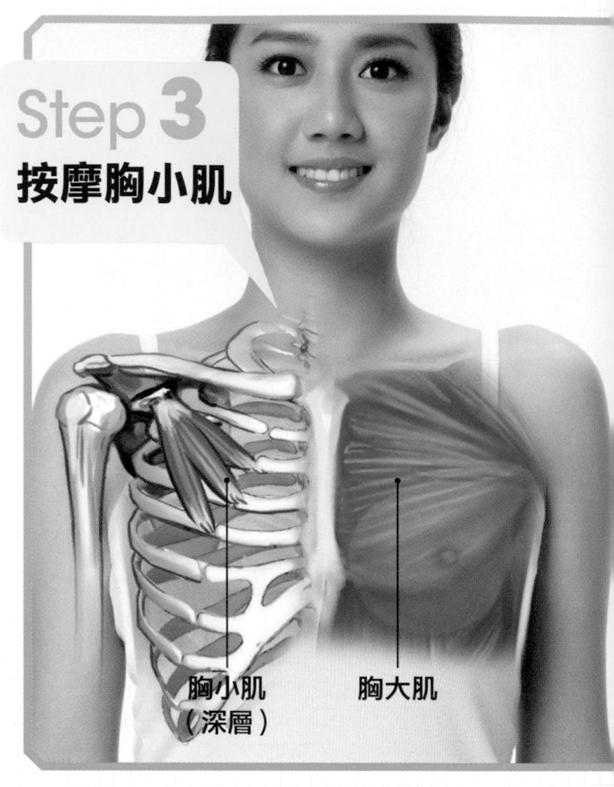

START

3-1

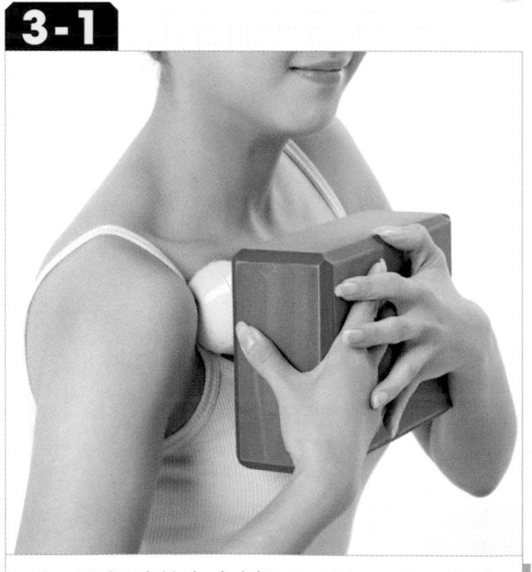

拿1顆網球放在右側胸口斜上、腋下旁的「胸小肌」，用瑜伽磚按住。

3-2

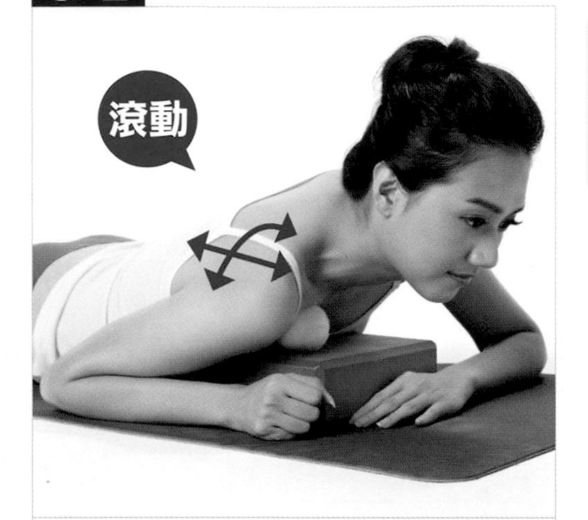

雙手穩住網球和瑜伽磚，俯趴壓住網球，略上下、左右移動上身，滾動網球尋找最痠痛點。

3-3

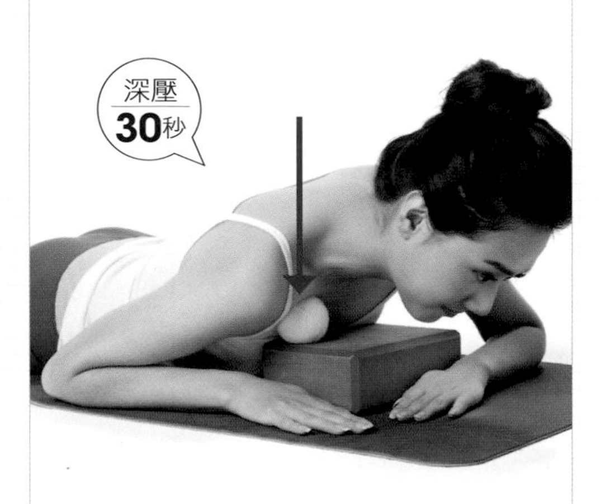

將網球停在痠痛點，身體深壓肌肉30秒～1分鐘。接做步驟3-4，再重覆深壓3～5回，每回中間休息30秒。

站著靠牆做

按壓「胸小肌」：

❶ 無法趴著按胸時，可將網球放在右邊胸小肌，用瑜伽磚抵住網球和靠牆，雙膝略下蹲。雙手推牆，用瑜伽磚和網球深壓肌肉30秒～1分鐘。

❷ 將右肘向上舉起、放下，加強按壓效果，重覆3～5回。再換按壓左胸。

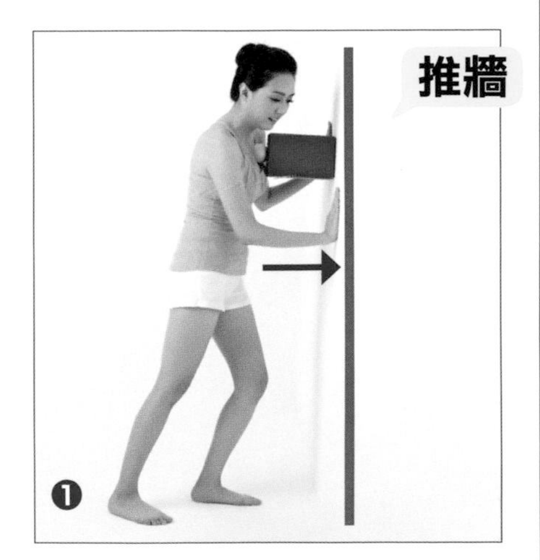

推牆
❶

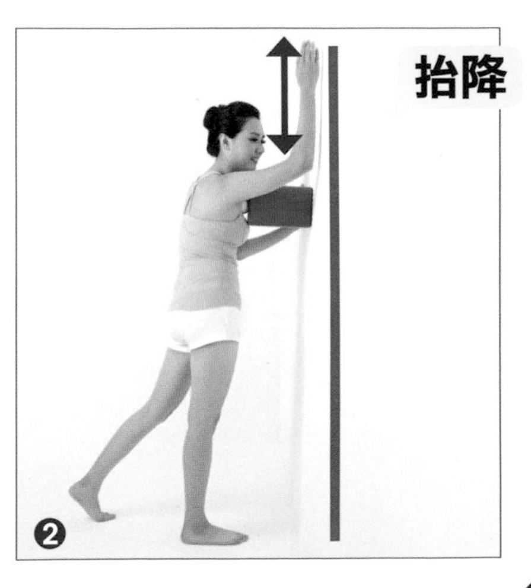

3-4

上伸
動作要放慢，舉起的手與身體平行，增加肌肉拉長效果。

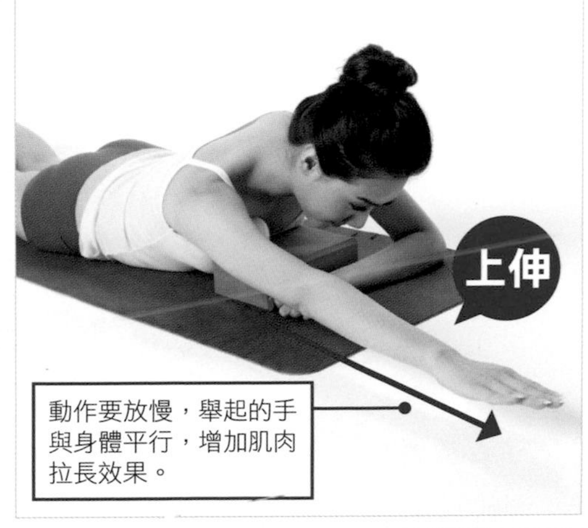

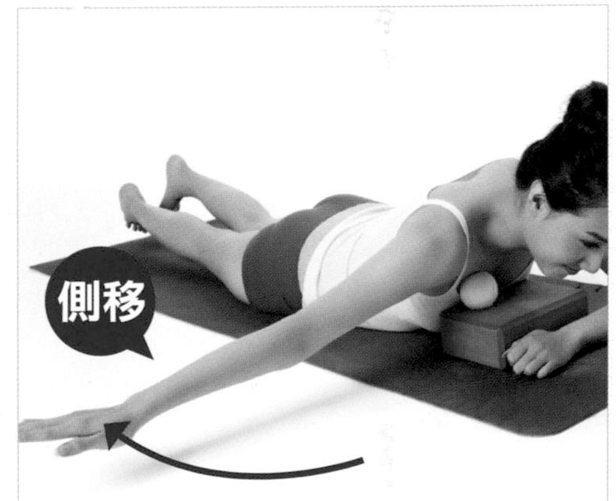

右手向上伸直，再向右側平移到與肩同高，再向前伸直，重覆10次。再換左胸做步驟3-1到3-4。

FINISH

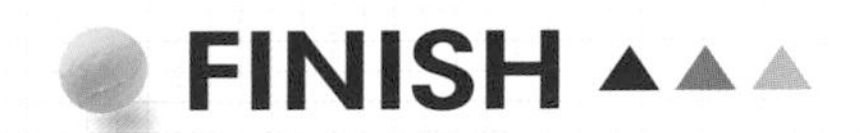

按摩工具再推薦

輔以擀麵棍按壓，功效更加倍。（見P182-184）

肩痛・落枕
退化性關節炎
創傷後頸痛

症狀表現

肩頸痠痛、硬頸、落枕常被大家輕忽，直到連後腦、頭頂、眼周和後背肩胛都痛起來才就診。若疼痛只在單側，或延伸至同側肩胛內緣、上背，且抬頭、轉脖子時感覺更痛，或坐臥某個姿勢就痛，可能是「脊椎的小面關節」出問題。若是「創傷後肩頸痠痛」（頸部揮鞭樣損傷），如緊急煞車或車禍，脖子像鞭子被甩出去，則出現肩頸、上肢、上背疼痛，或頭暈目眩、記憶衰退等後遺症狀。

造成原因

除了受傷，幾乎所有肩頸痠痛都是因站坐睡的姿勢不良、長時間固定姿勢造成，「落枕」也是，即頸部肌肉長期過伸

1-1

拿兩本厚的書上下疊成階梯式，在高度差的位置放1顆網球。

1-2

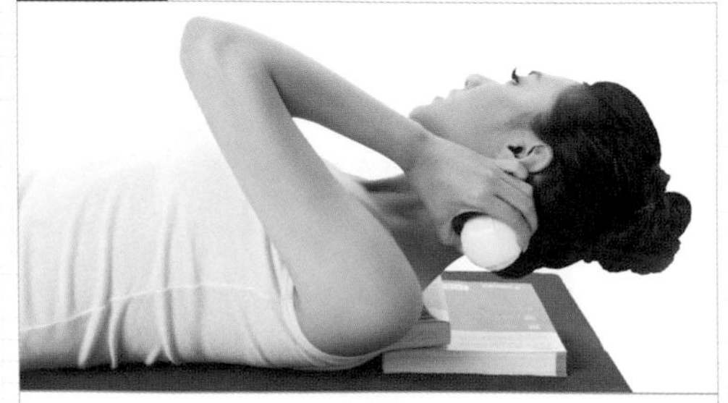

從書台高側，後腦髮際線下方凹窩處對準網球躺下；或網球先放在腦後再躺下。

START

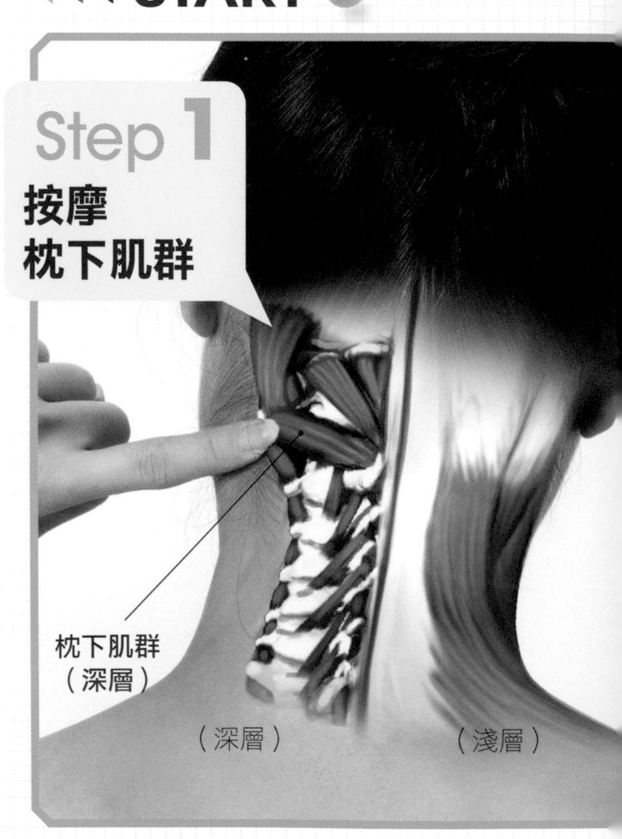

或過屈，造成睡醒後肌肉易出現急性痙攣、攣縮與發炎現象。而身體負責引導脊椎活動的「小面關節」，因不良姿勢使肌肉筋膜過度負荷、緊繃，加重關節負擔造成發炎，若惡化變成「退化性關節炎」，即讓你身陷骨刺、神經受壓迫等惡夢。

電腦族、低頭族、司機等都是好發族群，平常要注意姿勢——站時不可三七步；坐時應「外耳道、肩峰、髖關節呈一直線」，垂直地面分散脊椎壓力；每坐半小時要起身活動、轉轉脖子，做些伸展。

改善要領

緊繃的頸部肌肉會使頸椎關節活動不佳，「放鬆肌肉」減少關節對神經的壓迫刺激，就能有效舒緩疼痛。而僵硬、痠痛是長期累積的，肌肉纖維組織會變多、變硬，需要長時間按摩。

注意事項

1. 「揮鞭樣損傷」有可能會連骨骼也受傷，如果按壓時出現麻刺、暈眩，就要立即停止。休息後若仍不適，則需趕緊就醫。

1-3

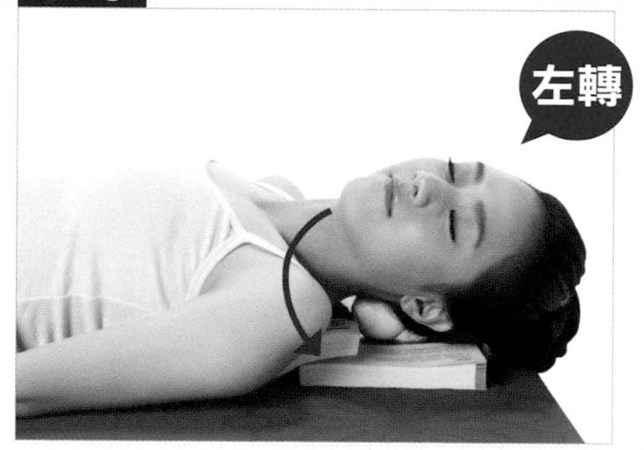

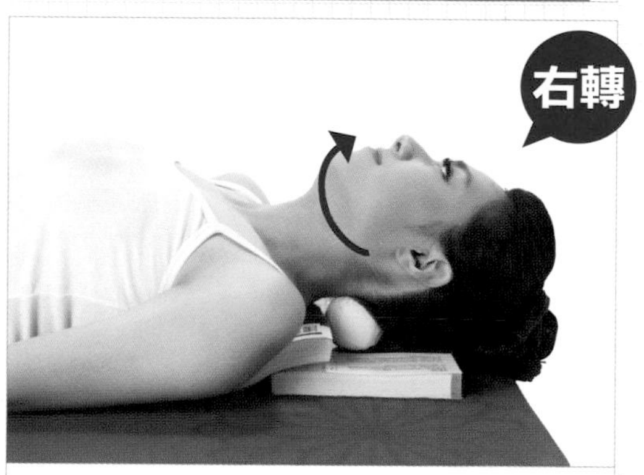

向左、向右轉頭，網球在枕下肌群上小幅度滾動，直到找出最緊繃、痠痛的位置。

1-4

深壓
30秒

把網球放在最緊繃、痠痛位置，讓頭部重量深壓該處肌肉30秒～1分鐘。休息30秒，重覆3～5次舒緩效果更佳。如有多個痠痛點，就換下一個位置動作。

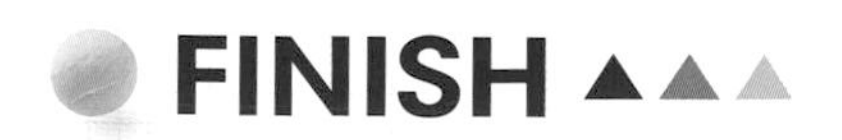

Step 2 按摩提肩胛肌

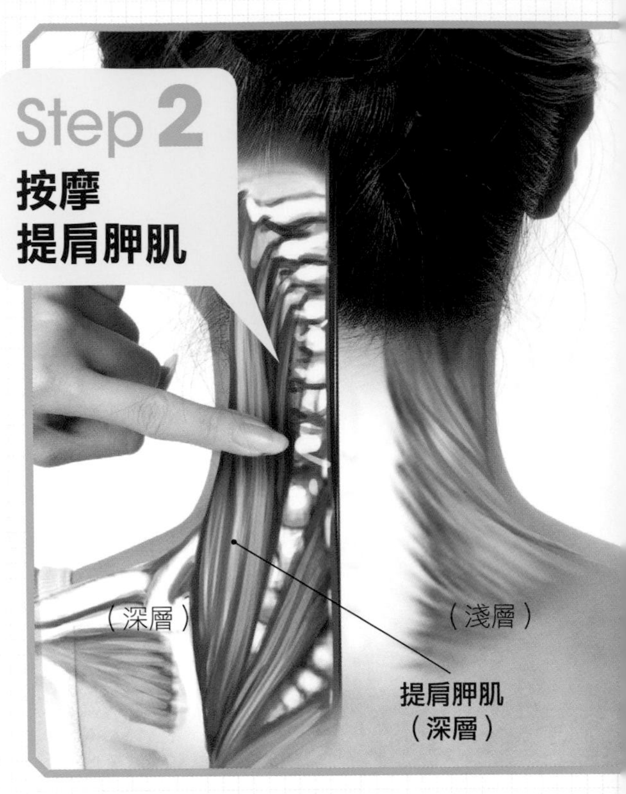

START

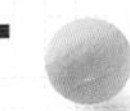

2-1

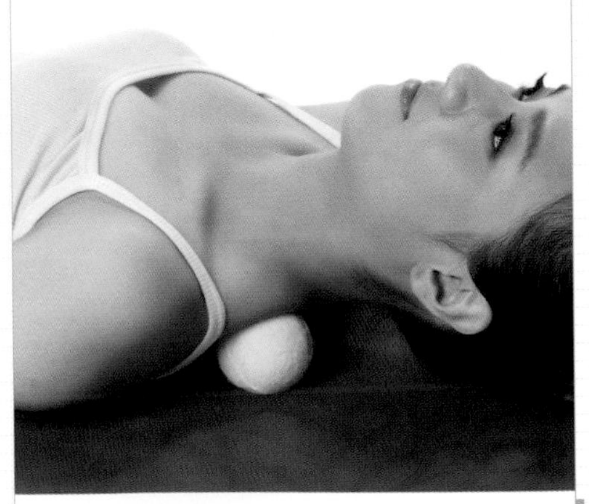

身體平躺，網球先壓在左側頸椎、肩膀交會處的「提肩胛肌」。

2-2

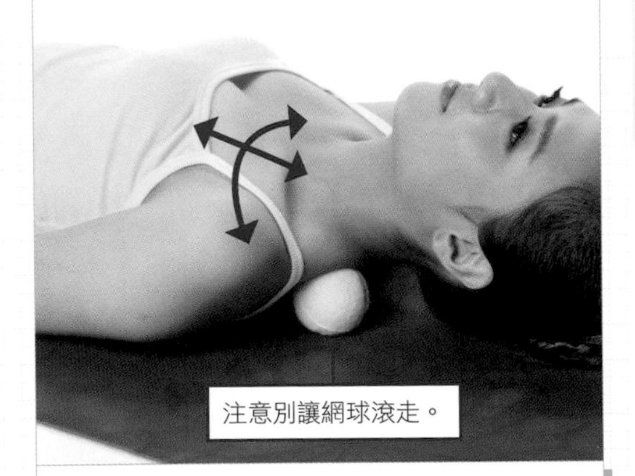

上身肩背小範圍做上下、左右平移，讓網球在肌肉上滾動，尋找最痠痛點。

2-3

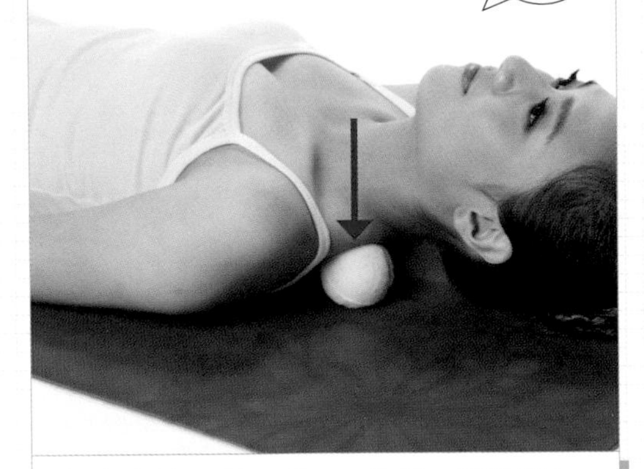

在痠痛點深壓30秒～1分鐘，接步驟2-4抬手，再重覆深壓3～5回，每回中間休息30秒。

加強訣竅

請人協助按摩「提肩胛肌」

❶ 被按壓者放鬆坐著，協助者將網球先放在左肩與脖子交界處的「提肩胛肌」，網球在肌肉上前後左右滾動，尋找最僵硬、痠痛的點。

❷ 協助者一手按住網球在痠痛點上，另一手放在被按壓者頭部左側耳上向右側輕按，兩手同時出力橫向牽動提肩胛肌，維持30秒～1分鐘，重覆3～5回，再換按另一邊肩頸。

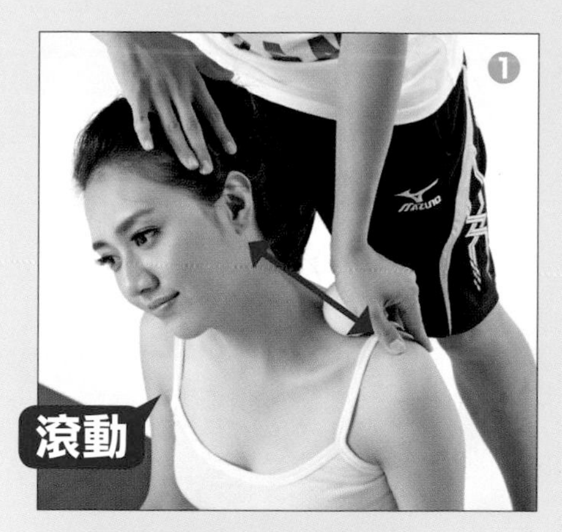

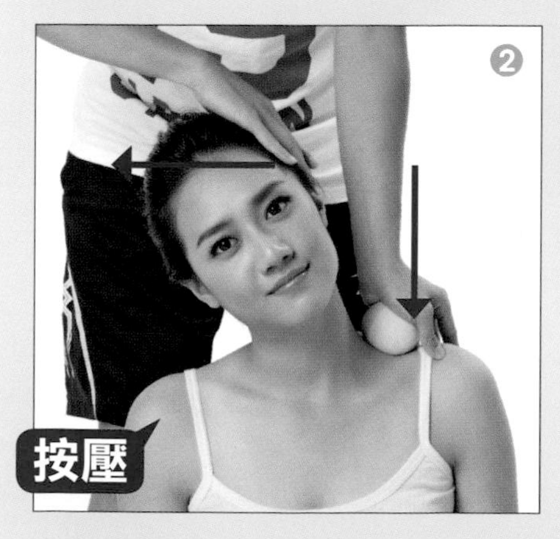

2-4

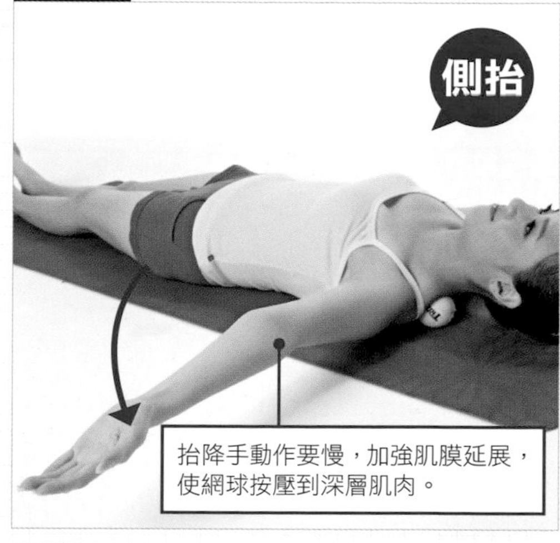

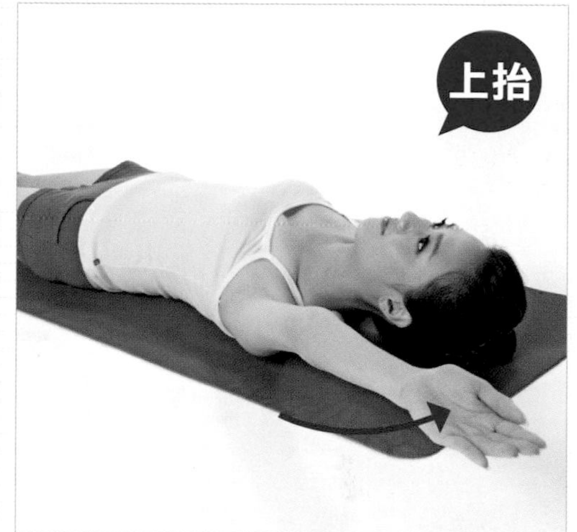

左手伸直側抬與肩同高，再抬到頭頂，再回到肩高位置，重覆10次。若太痛可減少次數，或不必每回都做。再換右肩做步驟2-1到2-4。

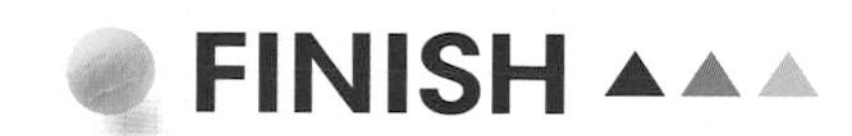

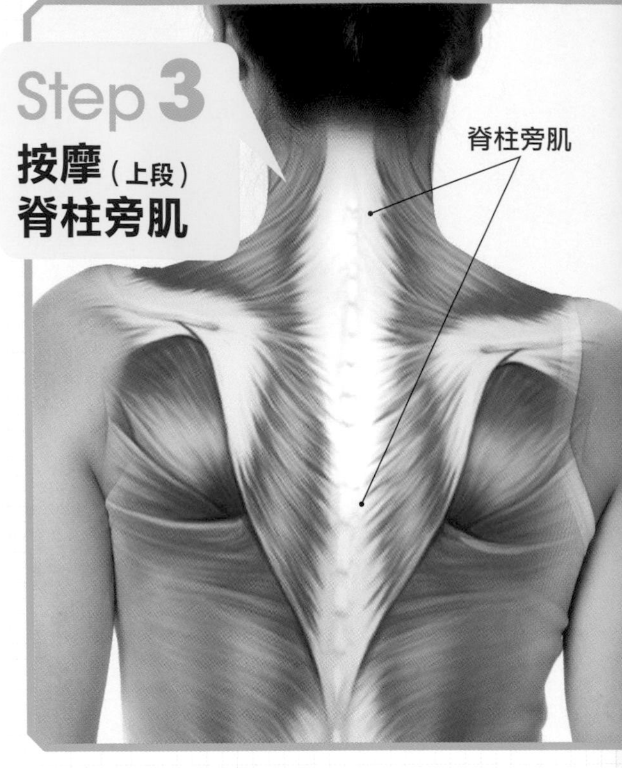

Step 3
按摩（上段）脊柱旁肌

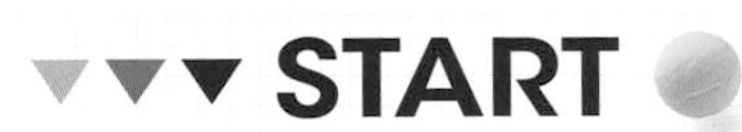

START

3-1

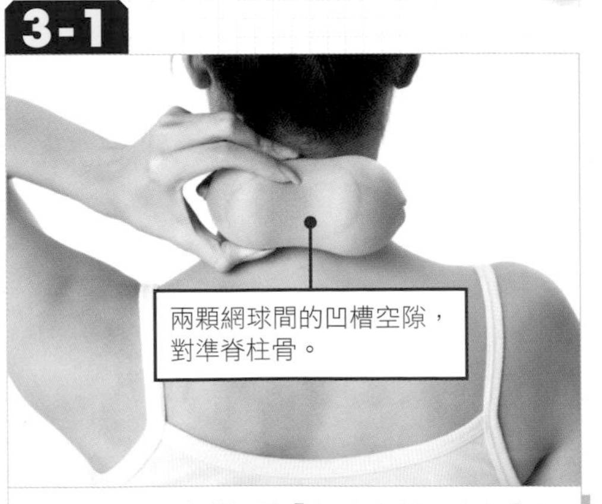

兩顆網球間的凹槽空隙，
對準脊柱骨。

拿用2顆網球黏好的「網球滾筒」放在「脊柱旁肌」上。用手輕壓脊椎上部的頸椎，骨頭左右兩旁的凸起肌肉就是脊柱旁肌。

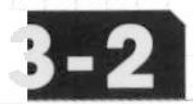

3-2

網球要靠書本頂住，不要滾動。

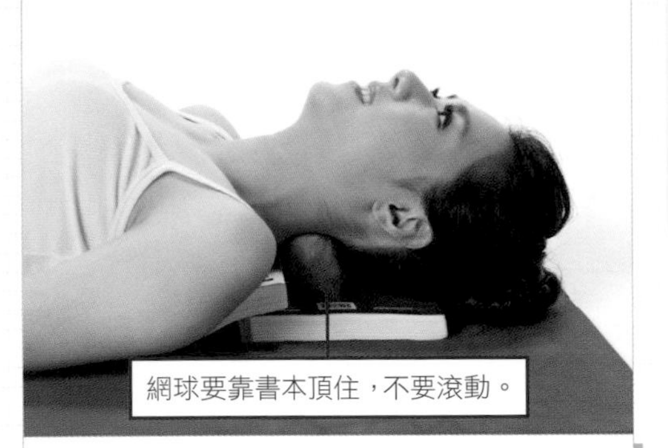

用兩本書疊高低差書台，從高側對準落差處放平躺下，網球要放穩。

3-3

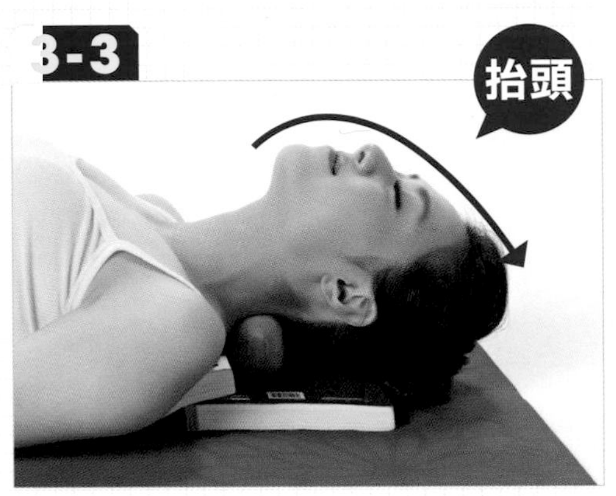

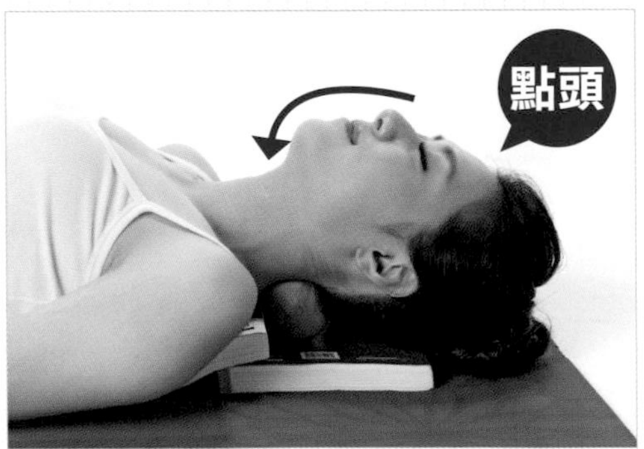

頭部向上、下移動，讓網球在此處肌肉微微滾壓，尋找感覺最緊繃痠痛點。

3-4

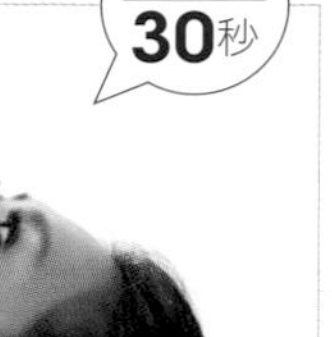

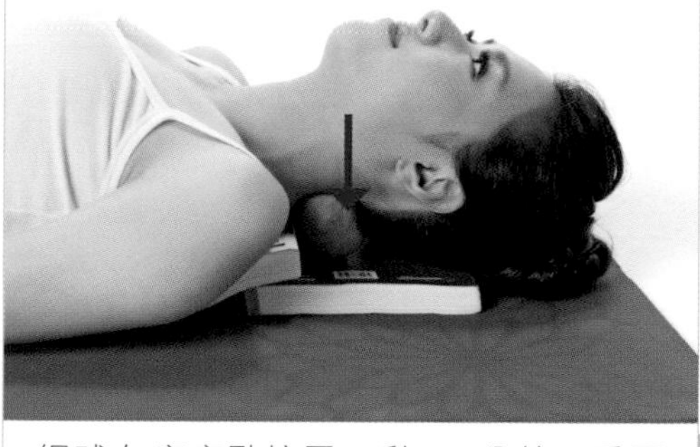

網球在痠痛點按壓30秒～1分鐘，重覆3～5回，每回間隔30秒。

FINISH ▲▲▲

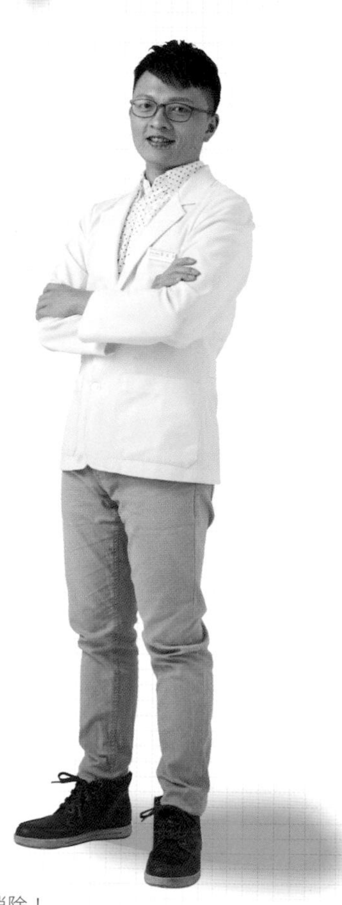

加強訣竅

❶ 網球按壓「脊柱旁肌」時，下巴微微向上抬、向下點，更深層按壓肌肉，並且加強脊柱旁肌的延展。

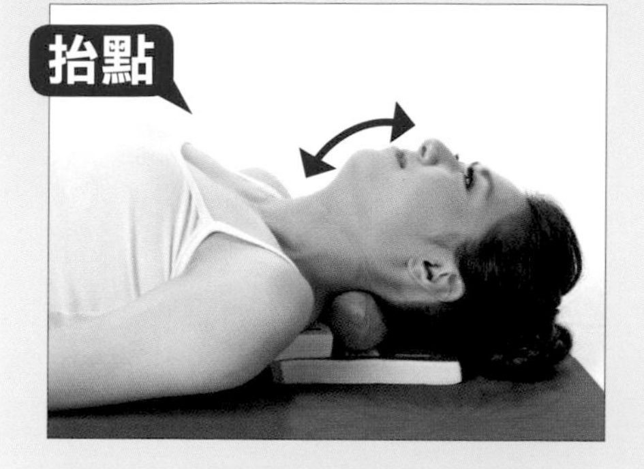

❷ 也可用1顆網球來做，重覆步驟3-1到3-4，頸椎的左右兩側各做1回。

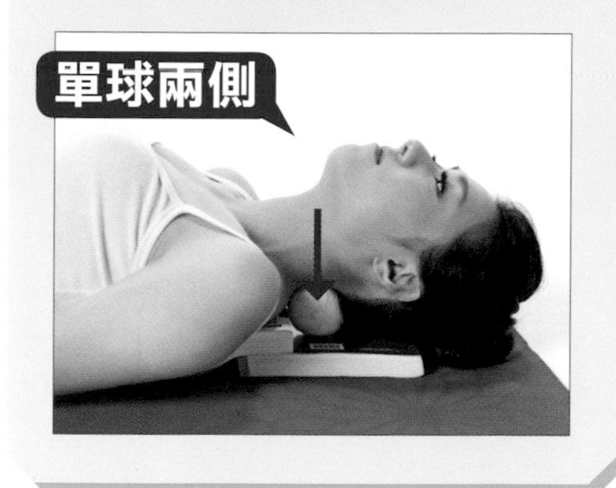

頭部・肩頸

05

五十肩 手舉不高 肩臂痠痛

症狀表現

肩膀痠痛、腫脹放著不管，很快肩膀活動範圍就受限，或活動到某個角度特別疼痛，甚至無法聳肩、轉動手臂。不要說無法搬東西，連提拿物品、梳頭、穿衣服、搔癢都無法做到，嚴重影響日常生活。

造成原因

肩關節是全身活動度最大的關節，在肱骨的圓頭頂住肩胛骨、肩峰的凹槽，及有會分泌潤滑液的關節囊包覆，另有4條旋轉肌腱帶動活動。如果習慣固定的重覆動作，或過度使用、突然過猛使用肩關節、長時間縮肩駝背等，骨骼不正確摩擦而受傷、關節囊膜發炎，無法潤滑關節而互相沾黏，緊縮了關節間活動的空間，就

1-1 START

先找右側胸肌，鎖骨下方、胸部上方區域，拿1顆網球放在這，用瑜伽磚按壓住。

Check！

健康的「肩關節」解剖圖

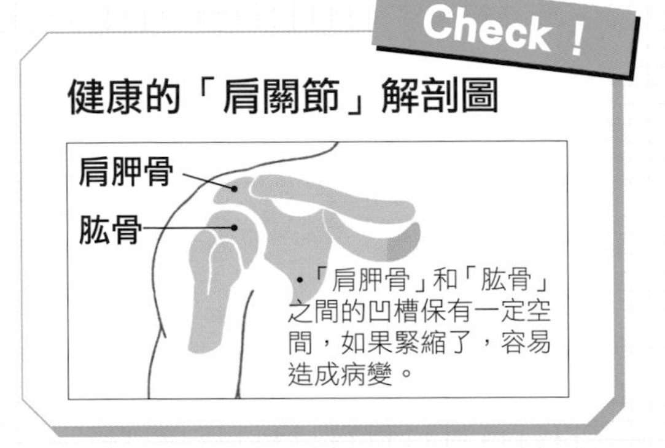

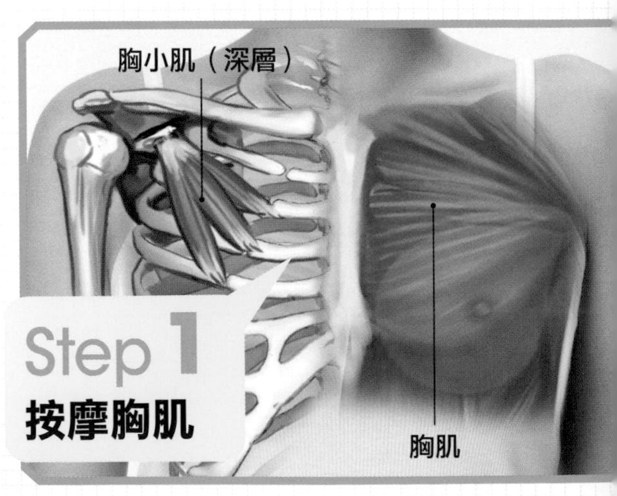

會造成「五十肩」(冰凍肩)、「肩旋轉肌肌腱炎」、「肩關節夾擊症候群」;甚至長骨刺、肌腱斷裂。以前「五十肩」好發在50歲左右、女性、糖尿病患,但現在來找我就醫的病患年齡下降到40、30歲,因為長期工作或運動不當等,都對肩膀造成嚴重傷害。

改善要領

將緊繃的「胸肌、提肩胛肌、旋轉肌」放鬆,能增加肩關節可活動的空間,且減少肌腱錯位壓迫,也是提供發炎組織修補的空間,加速復原。

注意事項

1. 當肩頸的肌群緊繃嚴重,如果怕按壓會痛,先找出最痛點,在「周圍」的肌肉上輕壓,讓組織先適應壓力後再開始按摩。
2. 接著做手臂平移,以最大可向外展開範圍內,盡可能伸展到肌肉和肌膜即可,不需過度勉強。
3. 練習後隔天覺得疼痛感增加,代表按摩過久或過度;若疼痛毫無減緩,可增加按摩力道或次數。

1-2

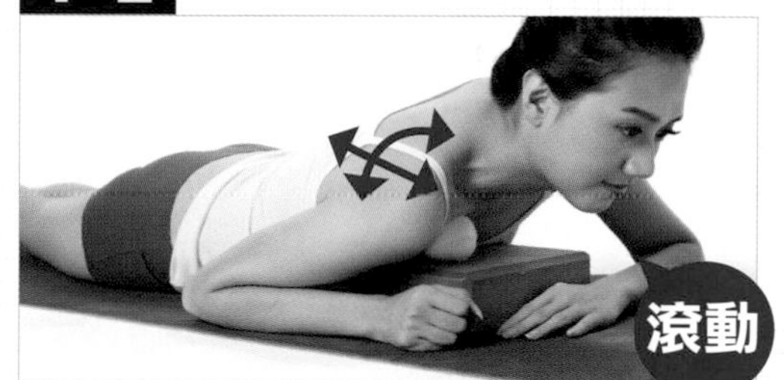

雙手穩住網球和瑜伽磚,俯趴壓住網球,略上下、左右移動上身,滾動網球尋找最痠痛點。

1-3

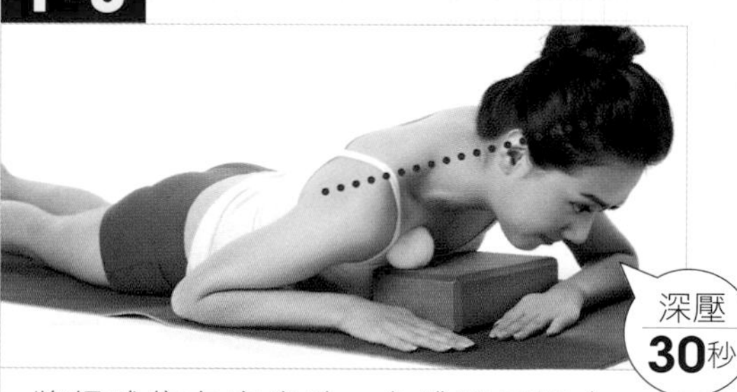

將網球停在痠痛點,身體深壓肌肉30秒~1分鐘。接做步驟1-4,再重覆深壓3~5回,每回中間休息30秒。

1-4

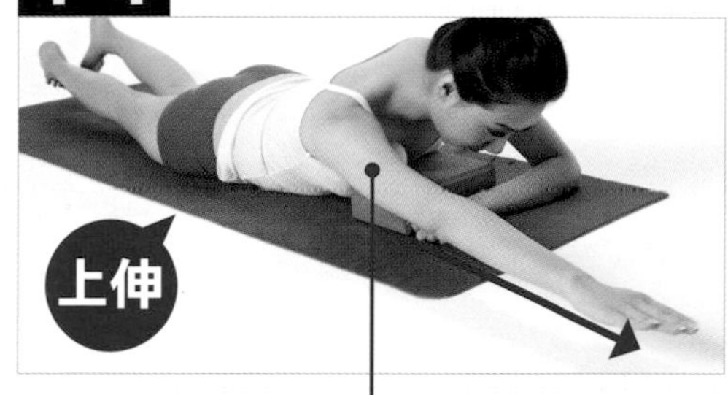

動作要放慢,舉起的手與身體平行,增加肌肉拉長效果。

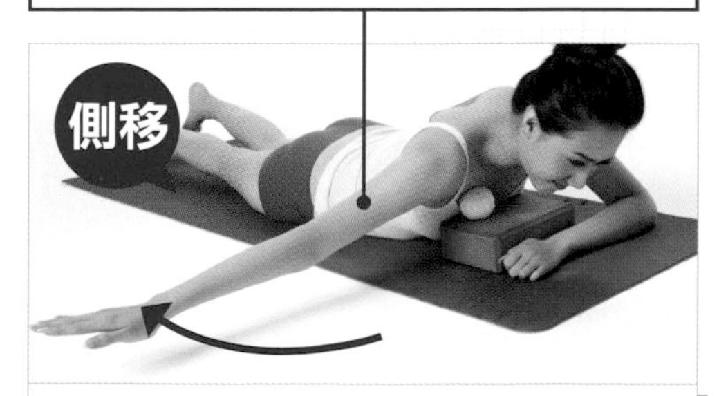

右手向上伸直,再向右側平移到與肩同高,再向前伸直,重覆10次。再換左胸做步驟1-1到1-4。

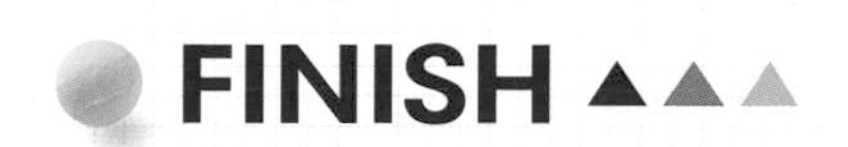

Step 2 按摩提肩胛肌

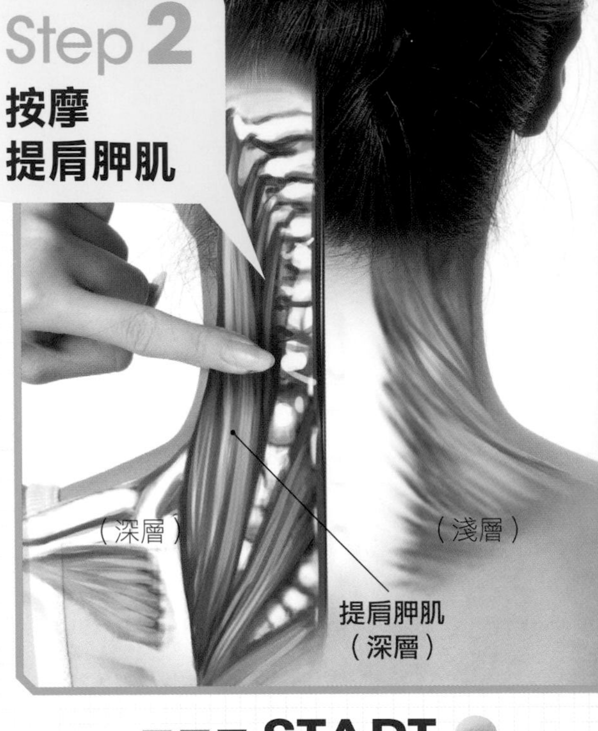

START

2-1

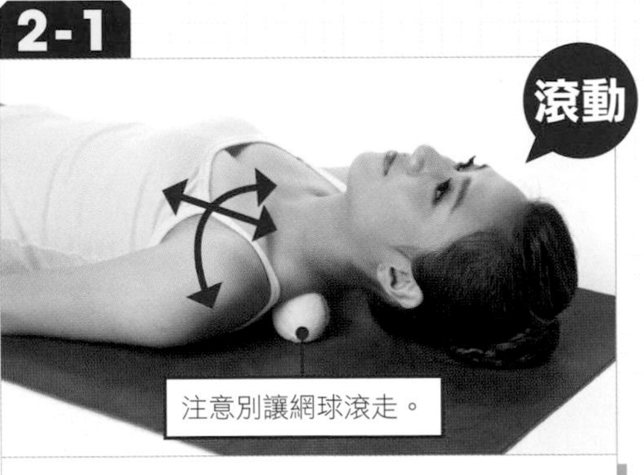

身體平躺，網球先壓在左側頸椎、肩膀交會處的「提肩胛肌」。上身肩背小範圍做上下、左右平移，讓網球在肌肉上滾動，尋找最痠痛點。

2-2

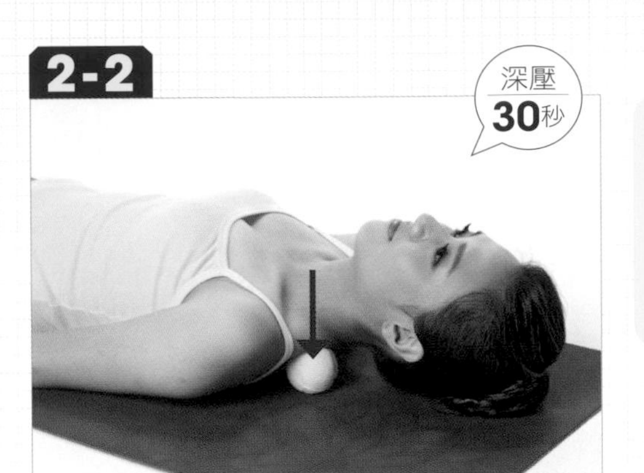

在痠痛點深壓30秒～1分鐘，接步驟2-3抬手，再重覆深壓3～5回，每回中間休息30秒。

2-3

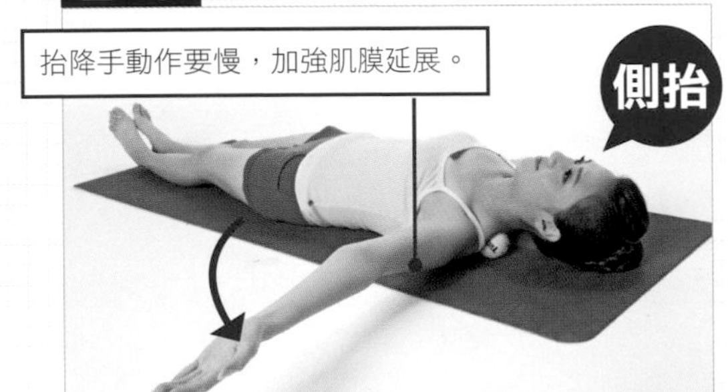

抬降手動作要慢，加強肌膜延展。
側抬

上抬

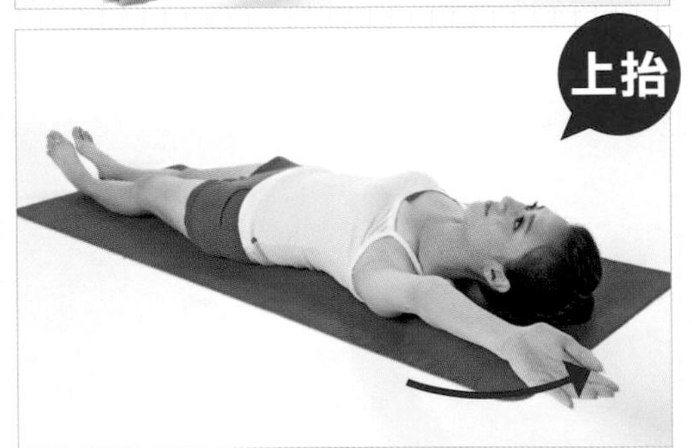

左手伸直側抬與肩同高，再抬到頭頂，再回到肩高位置，重覆10次。若太痛可減少次數，或不必每回都做。再換右肩做步驟2-1到2-3。

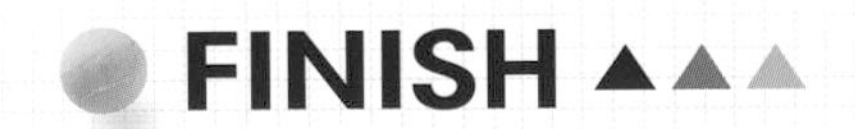

Step 3
按摩
肩關節旋轉肌群

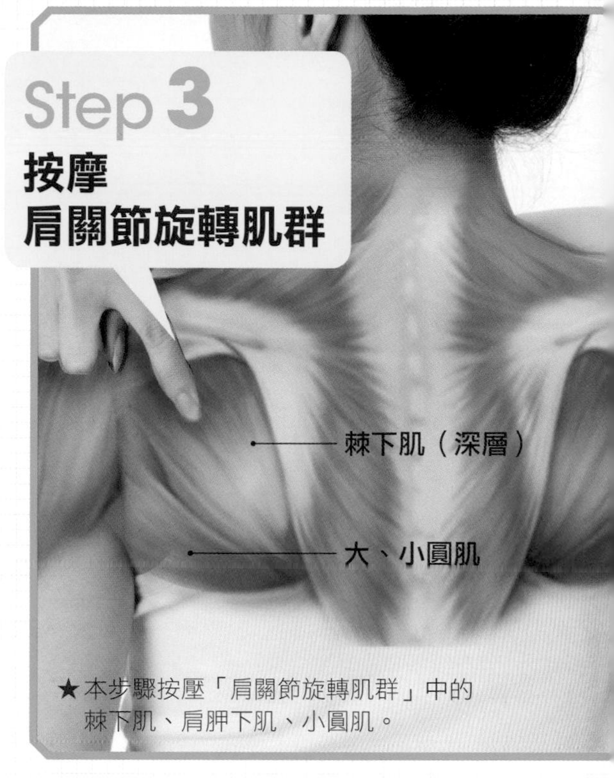

★本步驟按壓「肩關節旋轉肌群」中的棘下肌、肩胛下肌、小圓肌。

▼▼▼ START

3-1

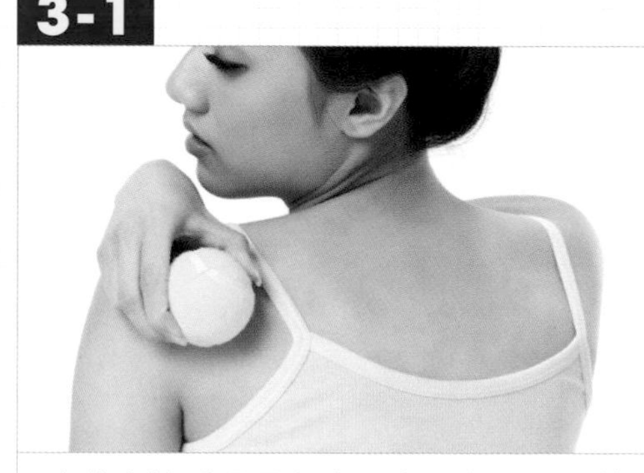

先找左邊肩胛骨與腋下往內之間，即棘下肌、肩胛下肌、小圓肌所在，放1顆網球，向左側躺在事先放地上的瑜伽磚上。

3-2

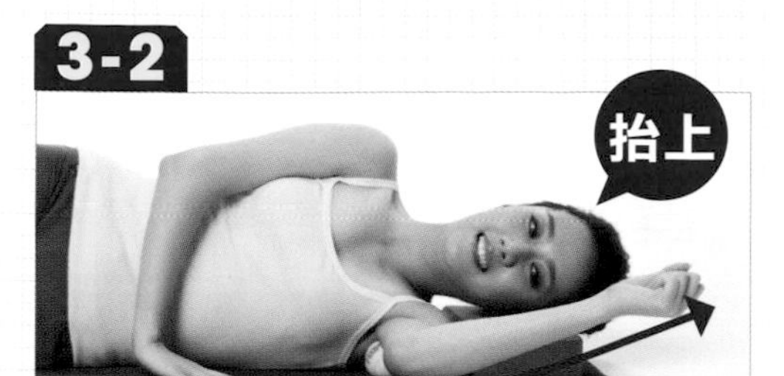

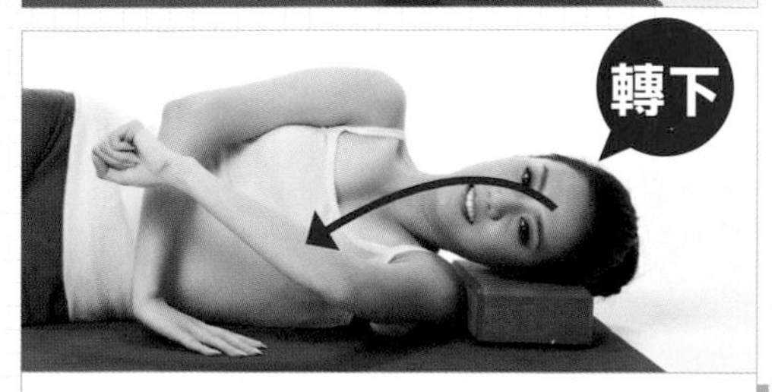

側躺穩，網球位置別跑掉。左肘彎曲向上抬、再向身體內轉。以體重深壓肌肉，並讓網球「縱向」滾動、延展肌肉。持續抬轉30秒～1分鐘，接步驟3-3。

3-3

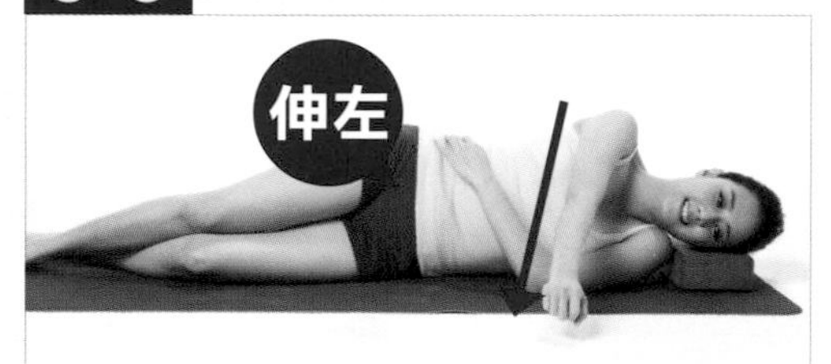

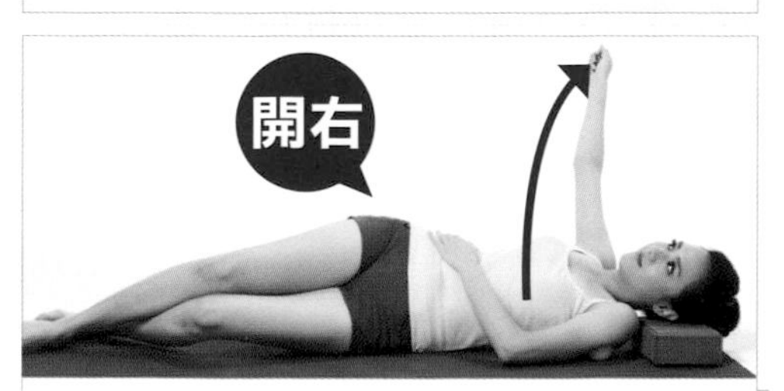

右手向左側伸直，再向右側外開，身體隨之略轉，讓網球「橫向」滾動、延展肌肉。持續伸開30秒～1分鐘。回步驟3-2，交替3～5回，每回中間休息30秒。再換按壓右肩。

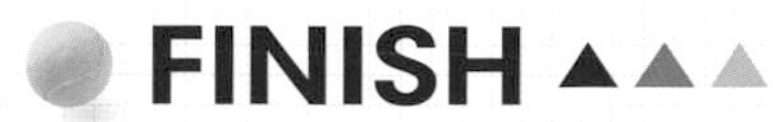

FINISH ▲▲▲

按摩工具再推薦 輔以擀麵棍按壓，功效更加倍。（見P183-185）

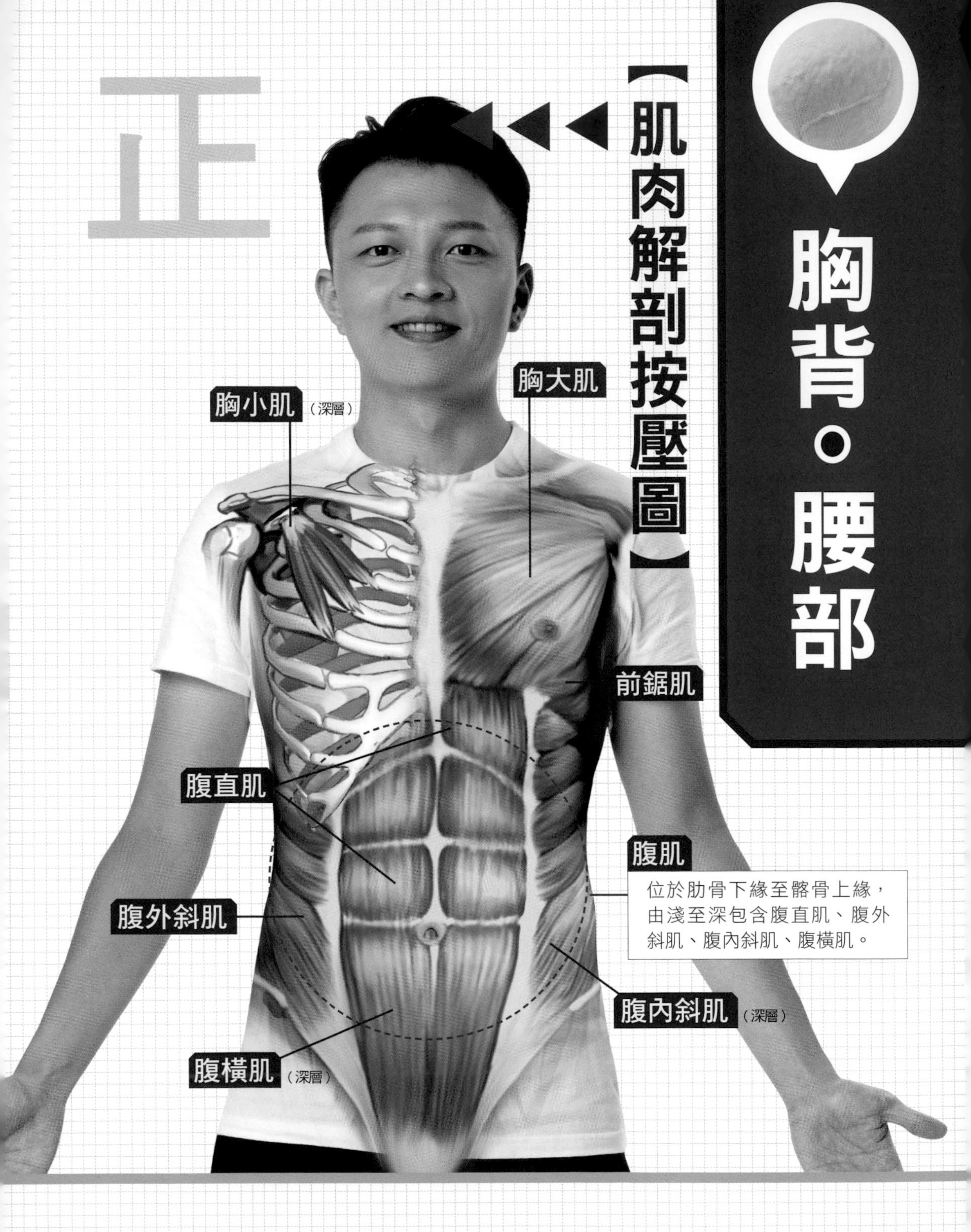
胸背・腰部
【肌肉解剖按壓圖】
正
胸大肌
胸小肌（深層）
前鋸肌
腹直肌
腹肌
位於肋骨下緣至髂骨上緣，由淺至深包含腹直肌、腹外斜肌、腹內斜肌、腹橫肌。
腹外斜肌
腹內斜肌（深層）
腹橫肌（深層）

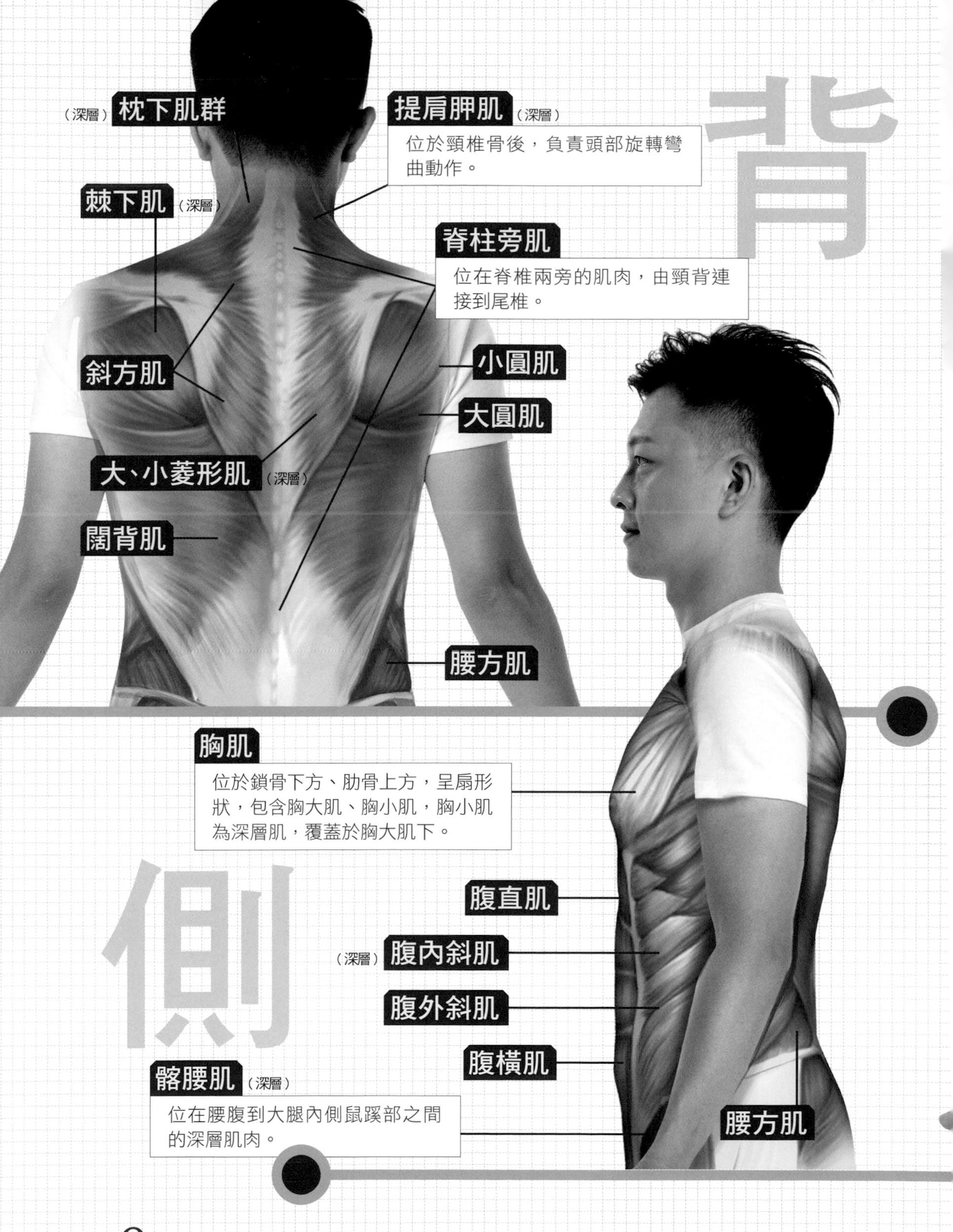
背
（深層）枕下肌群
提肩胛肌（深層）
位於頸椎骨後，負責頭部旋轉彎曲動作。
棘下肌（深層）
脊柱旁肌
位在脊椎兩旁的肌肉，由頸背連接到尾椎。
斜方肌
小圓肌
大圓肌
大、小菱形肌（深層）
闊背肌
腰方肌
胸肌
位於鎖骨下方、肋骨上方，呈扇形狀，包含胸大肌、胸小肌，胸小肌為深層肌，覆蓋於胸大肌下。
側
腹直肌
（深層）腹內斜肌
腹外斜肌
腹橫肌
髂腰肌（深層）
位在腰腹到大腿內側鼠蹊部之間的深層肌肉。
腰方肌

06

胸部疼痛 胸肌拉傷 挫胸痠麻

症狀表現

胸部的肌肉感覺疼痛、痠麻或腫脹；甚至不舒服的感覺影響到手臂、肩頸，手臂出現無感無力、痠麻痛、冰冷沉重，小心可能是惱人的「胸腔出口症候群」。

造成原因

「胸肌拉傷」最常出現在運動過度、姿勢不正確、胸肌突然用力被拉扯，例如比賽衝突、打球太猛、運動角度錯誤等。另一造成胸部疼痛的原因「胸腔出口症候群」，是供應人體上肢的神經叢和血管，都會經過胸腔一個位於鎖骨和第一根肋骨之間的空間，當這個空間受到壓迫就會產生痠麻、疼痛。

START

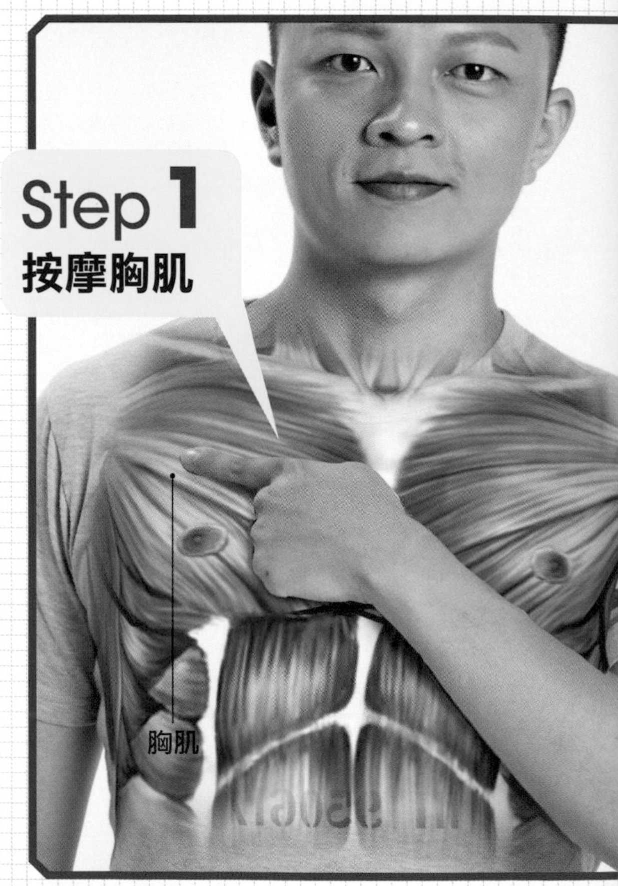

1-1

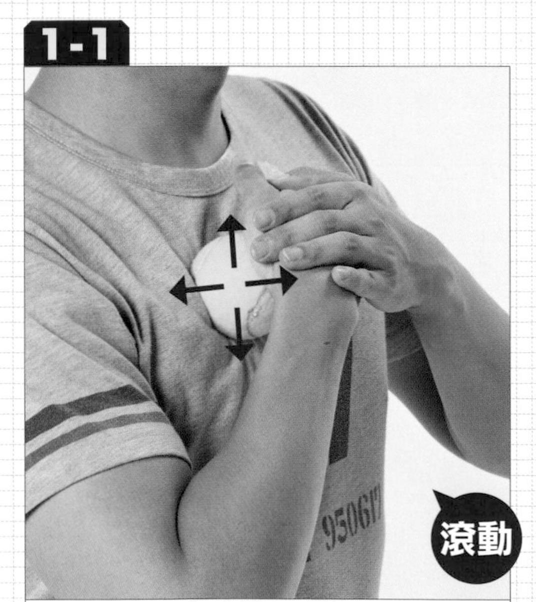

先找右側胸肌，鎖骨下方、胸部上方區域。放1顆網球在此，上下、左右平移滾動，尋找最痠痛點。

有人天生就有「胸腔出口症候群」，但比例很少，大多來自後天造成，例如姿勢不良而駝背、經常舉手工作者，像老師、勞工朋友、畫畫和設計者等，或是做大量用上臂抬舉的運動，像棒球、網球、游泳等，重覆性動作造成胸肌緊繃，和損傷後生成的結痂組織，都會牽制住經過的神經叢，這也容易出現在緊急煞車和車禍後遺症的情況。我的門診也越來越多久坐上班族、電腦族，都是胸痛的好發族群！所以，鎖骨附近的「胸肌」、肩頸肌群「提肩胛肌」等都要常抬伸，以免肌肉僵硬了。

改善要領

胸部附近緊繃的肌肉就像繩子般，箝住經過的神經叢和血管。只要能將胸肌、筋膜鬆開，胸部就會舒坦許多。

注意事項

1. 胸部的肌肉接近神經、血管，因此在按壓時如果感到麻木、觸電感，請立即停止動作，或換按壓肩頸等其他部位。

1-2

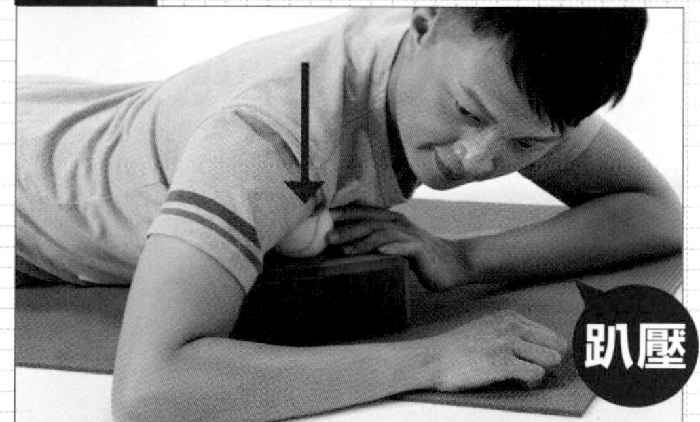

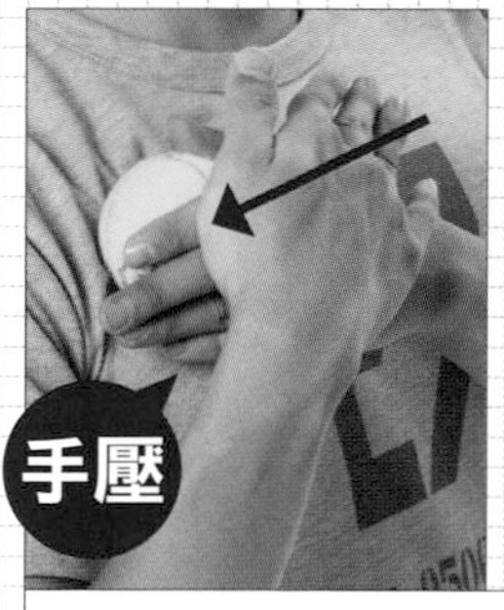

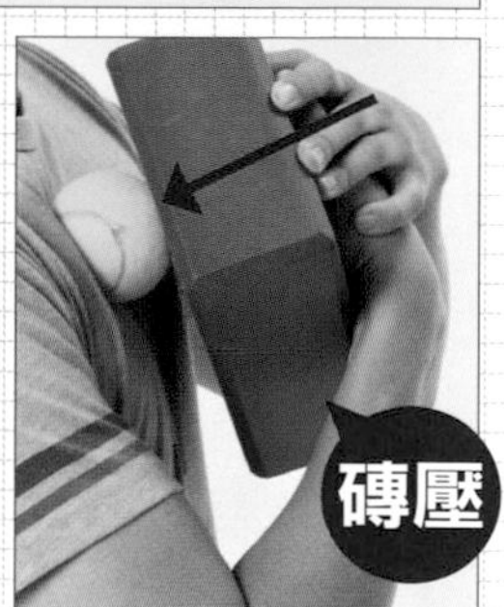

在痠痛點上，拿1塊瑜伽磚壓住網球，身體趴地，用體重深壓肌肉30秒～1分鐘，重覆3～5回，每回中間休息30秒。也可直接用手用力壓瑜伽磚，或徒手按壓。

1-3

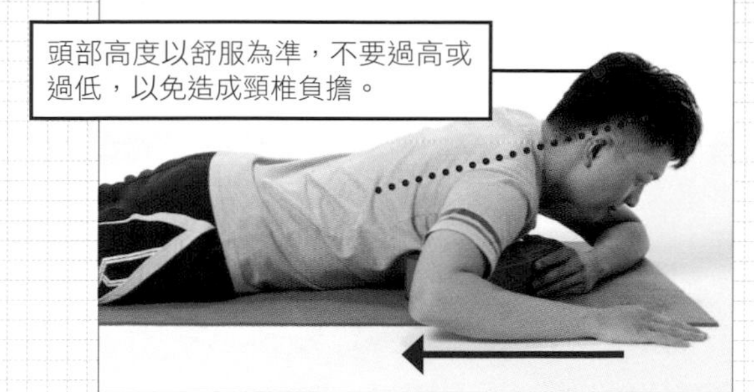

頭部高度以舒服為準，不要過高或過低，以免造成頸椎負擔。

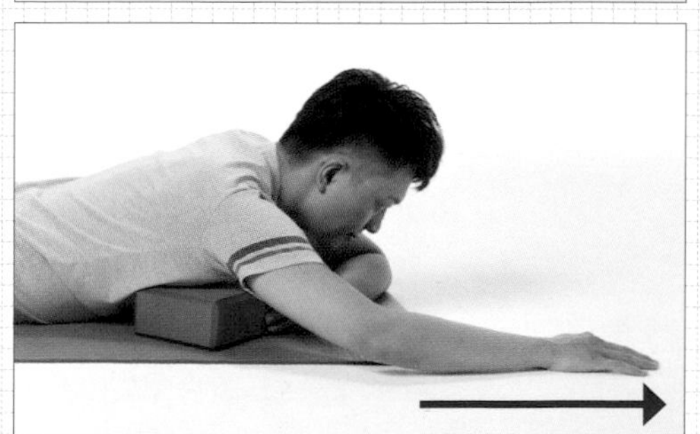

右手向後彎曲，再向前伸直，重覆10次，加強肌膜延展。或做向前舉直，再向右平移。接著，換左邊，重覆動作1-1到1-3。

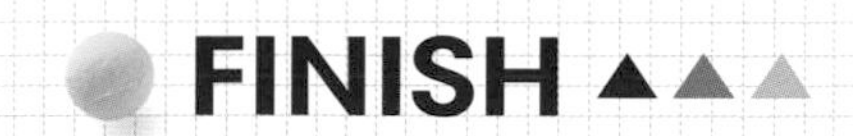

Step 2 按摩 提肩胛肌

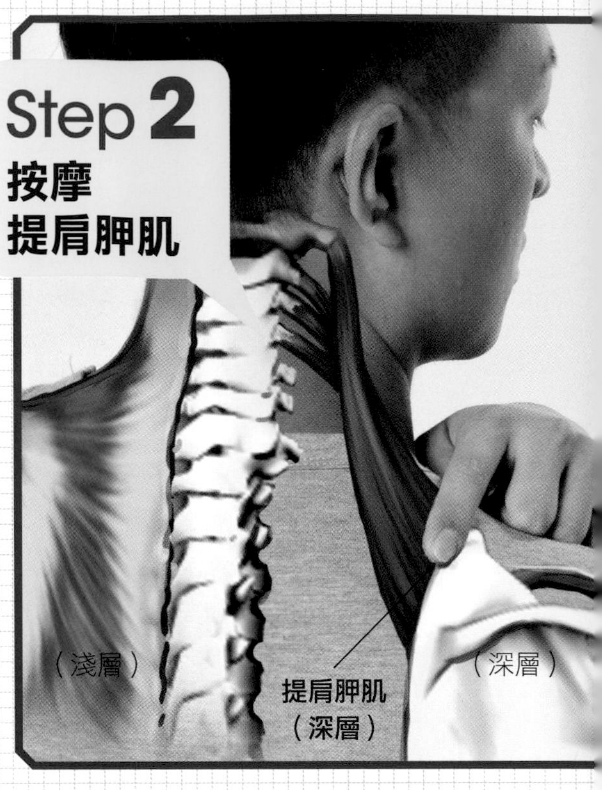

START

2-1

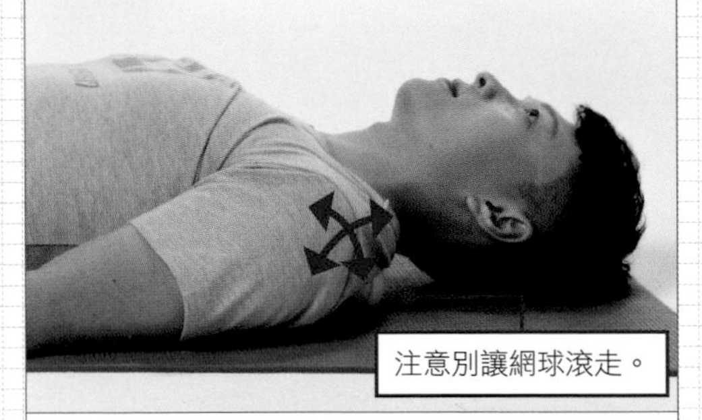

身體平躺，網球先壓在左側頸椎、肩膀交會處的「提肩胛肌」。上身肩背小範圍做上下、左右平移，讓網球在肌肉上滾動，尋找最痠痛點。

2-2

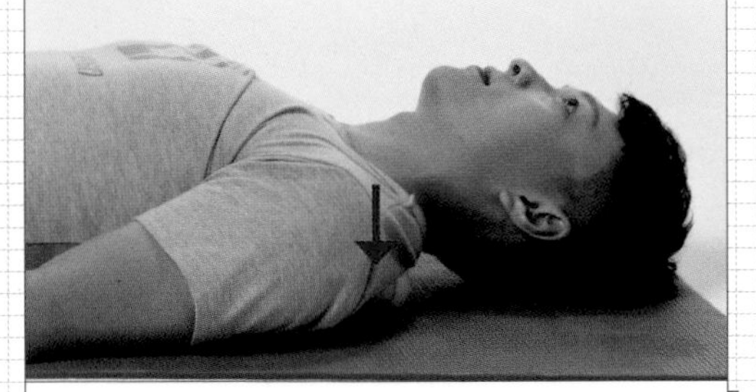

在痠痛點深壓30秒～1分鐘，接步驟2-3抬手，再重覆深壓3～5回，每回中間休息30秒。

2-3

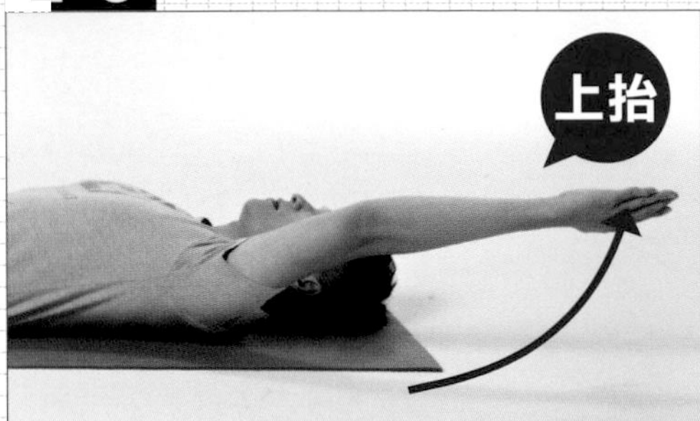

上抬

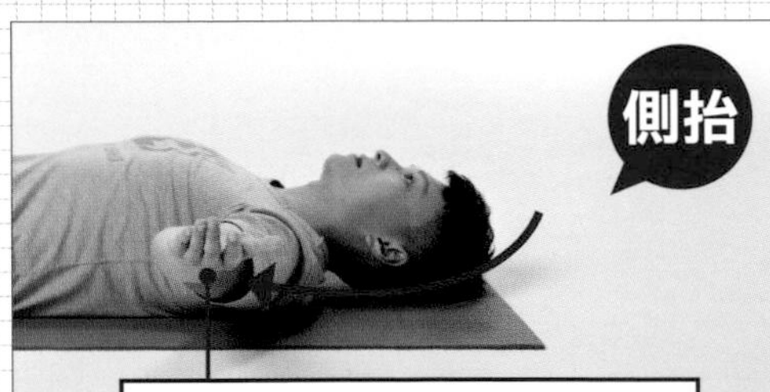

側抬
動作要放慢，更能按壓到深層肌肉，
肌肉組織也才確實有被延展到。

左手伸直側抬與肩同高，再抬到頭頂，再回到肩高位置，重覆10次。若太痛可減少次數，或不必每回都做。再換右肩做步驟2-1到2-3。

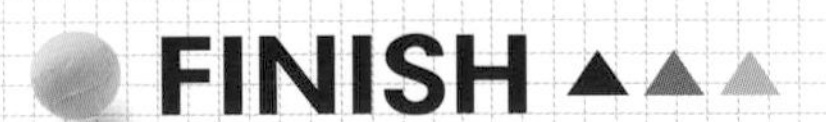

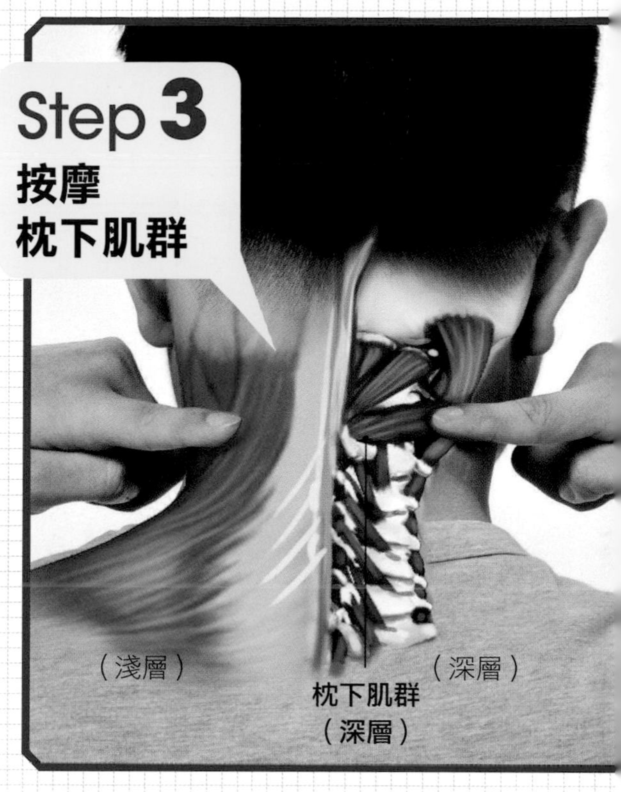

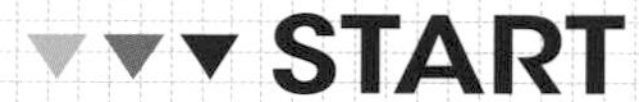

3-1

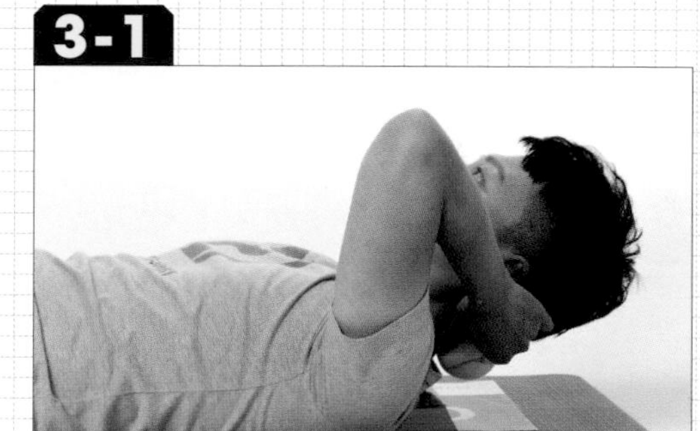

拿兩本厚的書上下疊成階梯式（見P.74），在高度差的位置放1顆網球。後腦髮際線下方凹窩處對準網球躺下；或網球先放在腦後再躺下。

3-2

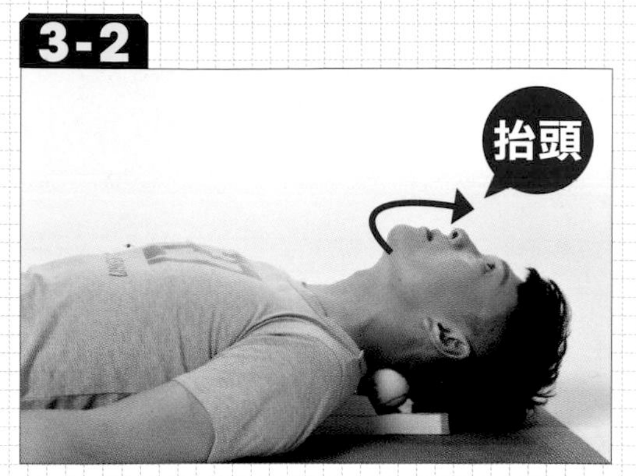

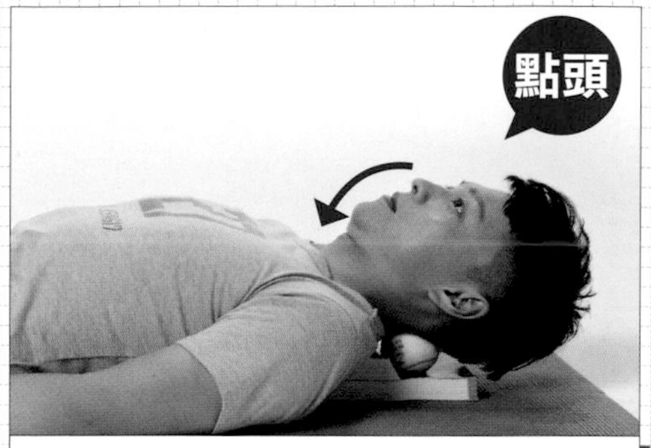

向上抬頭、向下點下巴，讓網球在枕下肌群小幅度滾動，找到最痠痛點。

3-3

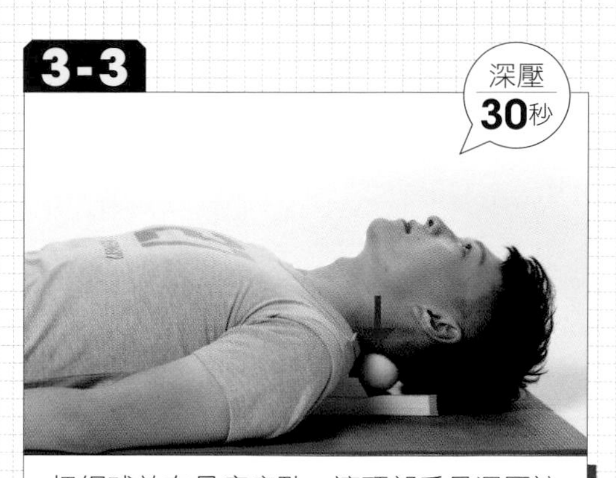

把網球放在最痠痛點，讓頭部重量深壓該處肌肉30秒～1分鐘。重覆3～5次，每回中間休息30秒。如有多個痠痛點，就換下一個位置動作。

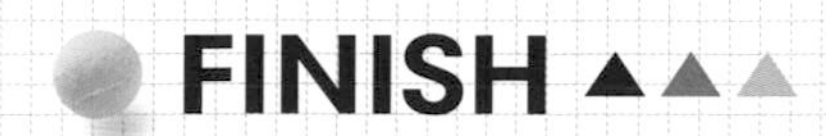

腹部拉傷 大腿內側痛 彈響腿

症狀表現

腹部正面、側邊肌肉疼痛；或大腿內側、靠近鼠蹊部的肌肉感覺緊繃、痠痛，走路、爬樓梯不順暢，盤腿、跑步、騎車、上樓梯時髖部疼痛……，這些不適感來自腰腿的深層肌肉，難以按壓或放鬆，大多是「髂腰肌」出現問題。若感覺髖關節、腹股溝疼痛明顯，小心是「髂腰肌肌腱炎」。

造成原因

「腹肌拉傷」的原因比較單純，腹直肌、腹斜肌出現疼痛，常出現在突然搬重物、過度健身、運動傷害所造成。

久坐、孕婦、肚胖者，因腰臀少

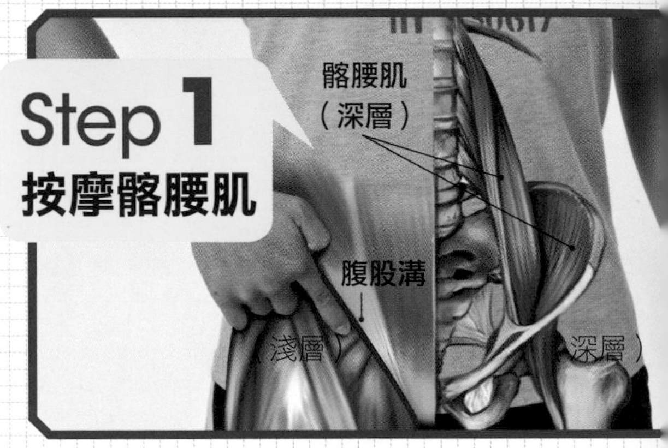

START

1-1

找到右側的「髂腰肌」，即鼠蹊部與腰腹連接處，拿1顆網球置此，趴地。

1-2

前移

後移

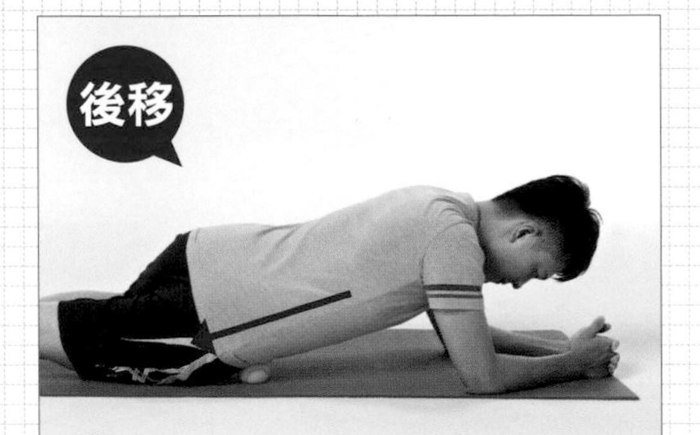

腹側壓住網球，手肘撐地抬起上身。身體向前、向後平移，讓網球在髂腰肌上縱向滾動，尋找最痠痛點。

動、維持相同姿勢，則易造成「髂腰肌」緊繃、痠痛，嚴重會骨盆前傾，影響脊椎前凸，當心出現椎間盤突出、骨刺等。而「髂腰肌肌腱炎」是過度使用「髂腰肌」，像常踢、跑、跳躍的運動員，或重覆做蹲下、抬膝動作者，肌肉突然收縮，故造成髂腰肌、髖關節受壓損傷。

如果是感覺髖關節活動不順、出現奇怪摩擦聲，就是出現「內在型彈響腿」症狀，因為髂腰肌和髖關節連結的「滑液囊」發炎，產生組織增生變厚，導致關節活動不順，讓日常生活相當困擾。

改善要領

將緊縮或發炎的「髂腰肌」舒緩開，除了能緩解大腿內側疼痛，更重要是減少髂腰肌對腰椎的牽拉力道，降低腰痛，改善體態，並且預防腰椎產生病變。

注意事項

1. 髂腰肌靠近動脈及神經，按壓時若感覺麻刺觸電感，代表按錯位置，要馬上停止。

1-3

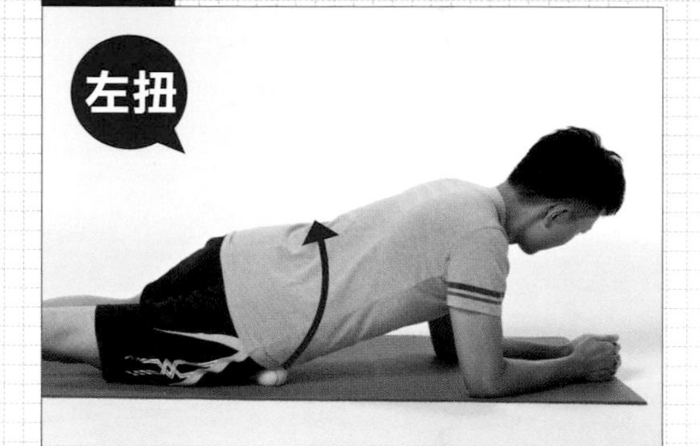

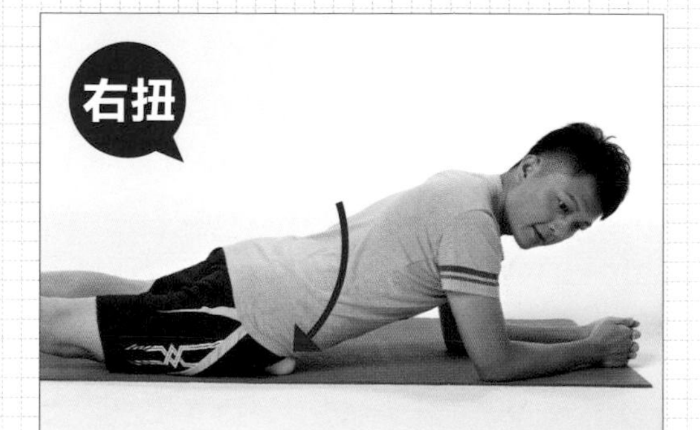

身體向左、向右側稍微翻轉，讓網球在髂腰肌上做橫向滾動，尋找痠痛點，也延展肌纖維。

1-4

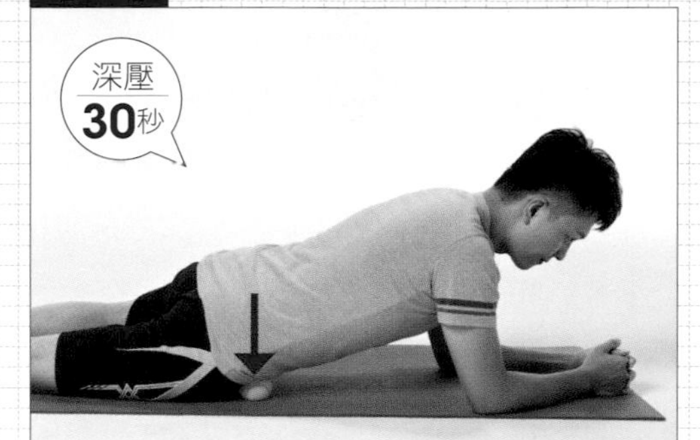

在痠痛點深壓30秒～1分鐘，重覆3～5回，每回中間休息30秒，再換按壓另一側髂腰肌。此區範圍較大，若痠痛點不只1個，每個點都要做按壓。

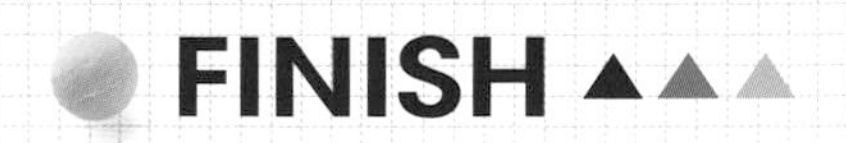

Step 2 按摩腹肌

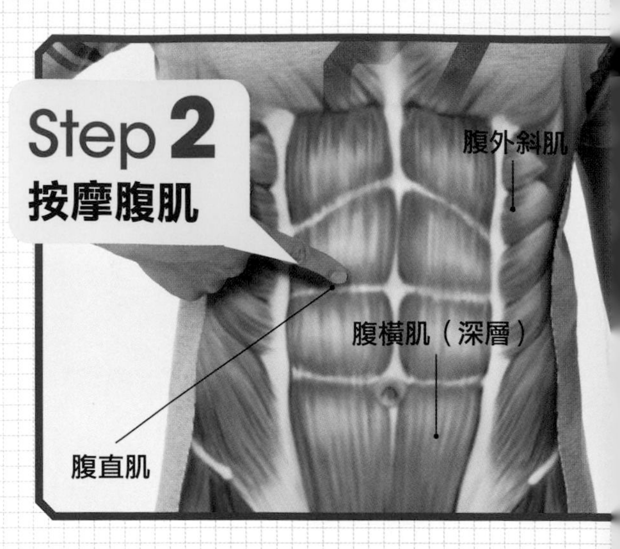

▼▼▼ START

2-1

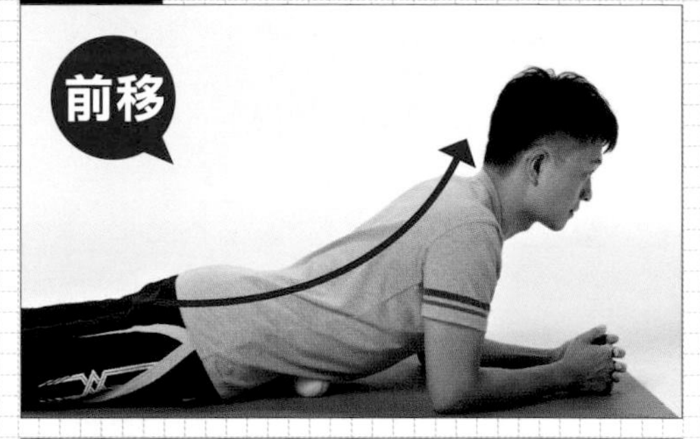

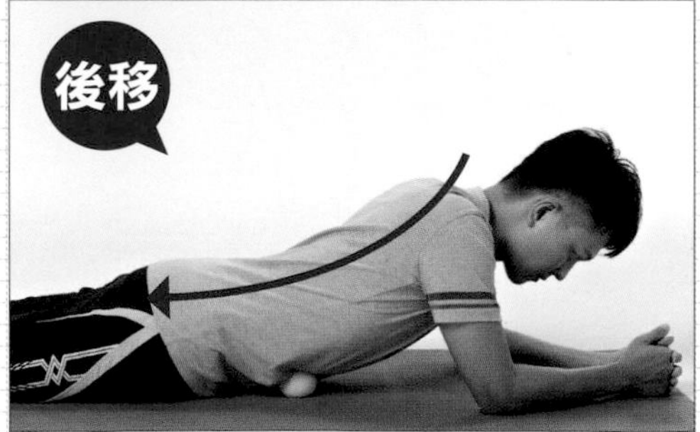

趴地，拿1顆網球放在右邊的腹肌。雙肘撐地抬起上身，腰腹向前、向後平移，讓網球在腹肌上做縱向滾動，尋找痠痛點。如果不好移動，向前移同時拉起上身，向後移則收回高度。

2-2

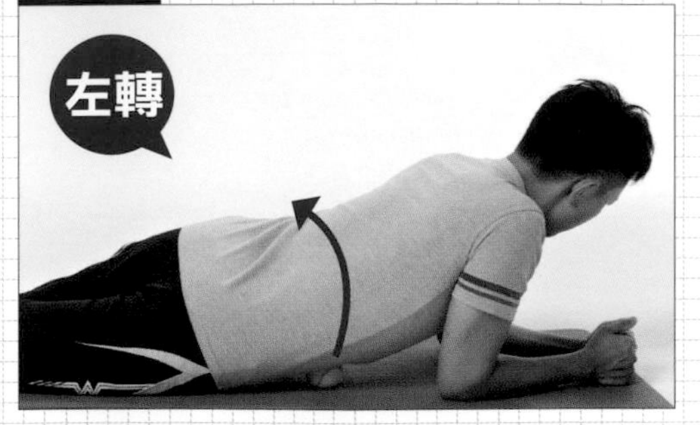

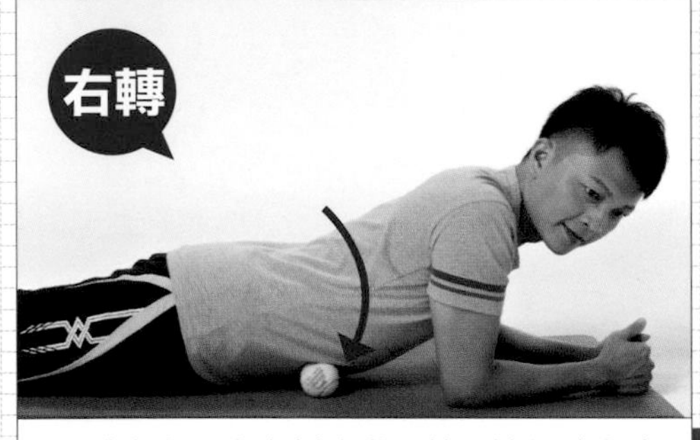

身體向左、向右側略微翻轉，讓網球在腹肌上做橫向滾動，尋找痠痛點。

2-3

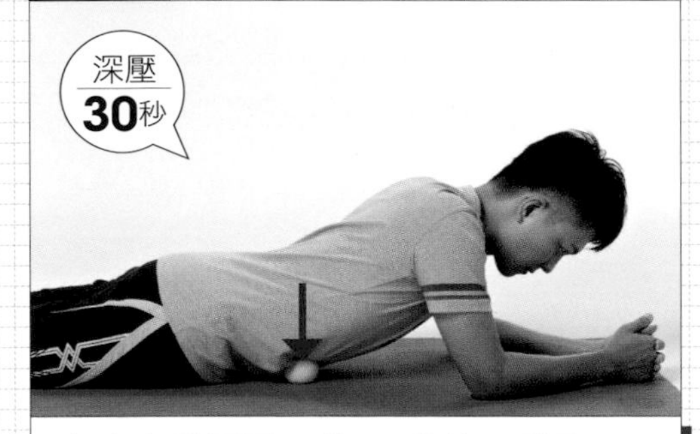

在痠痛點深壓30秒～1分鐘，重覆3～5回，每回中間休息30秒，再換按壓左側腹肌。

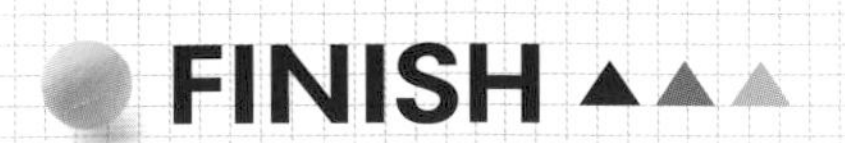

肌肉小教室

「髂腰肌」影響骨盆、脊椎、大腿好壞！

「髂腰肌」是一條在腰椎到骨盆的肥厚肌肉，主要工作是協助髖關節、大腿抬動，走路、爬樓梯、蹲站都需要它，它也扮演讓骨盆前後傾的工作，會影響脊椎的前後凸。所以「髂腰肌」肌肉緊繃，會造成大腿伸展困難，並且連帶骨盆前傾、脊椎前凸，輕則感骨盆歪斜、姿勢不正、腰痛，嚴重則會椎間盤突出、脊椎滑脫症、長骨刺等，復健和手術都相當繁複。

除了利用網球按摩，舒緩「髂腰肌」問題，建議平常多做以下伸展動作來預防；並避免突然動作收縮肌肉，事先做暖身伸拉，以增加肌肉延展性、柔軟度。

伸展「髂腰肌」動作

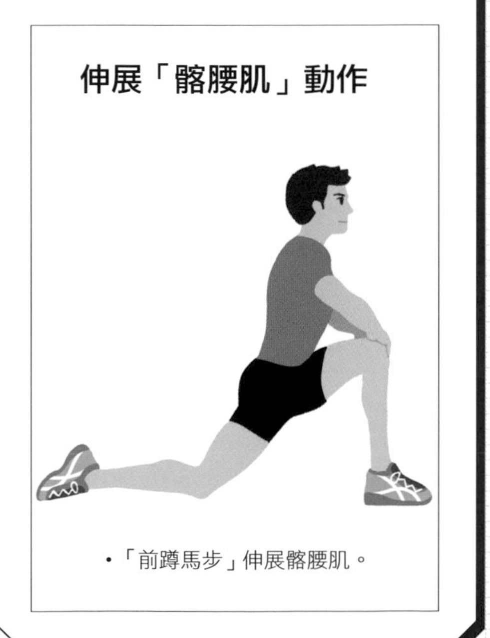

•「前蹲馬步」伸展髂腰肌。

貼心提醒

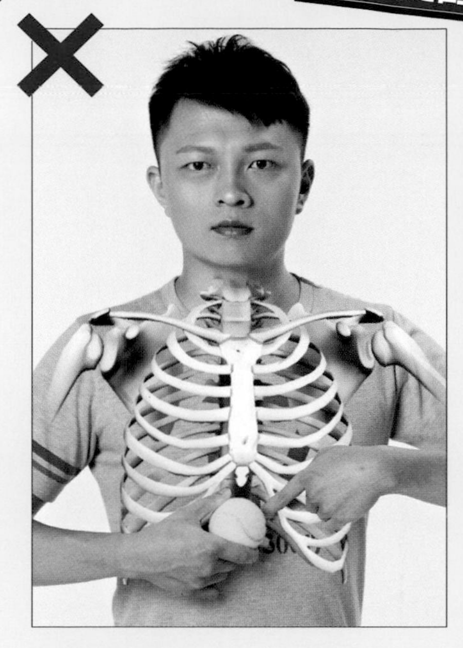

按壓腹肌時，要避開「胸骨」、「肋骨」！

腹肌的上面就是肋骨下緣，按壓腹肌時要特別注意，不可以壓到胸骨或肋骨，除了會劇烈疼痛，嚴重時不小心會造成肋骨骨折、肋軟骨發炎等傷害。

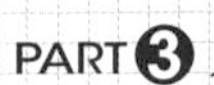

上背痠痛 肩胛肌發炎

症狀表現

很多人上背僵硬、肩胛痠痛，摸來摸去卻找不到痛點。上背痛大多是肩胛骨內緣的「膏肓痛」，疼痛多在單側，少數會雙側都痛；背痛感深入肌肉內層，會延伸到肩頸，有時連帶胸悶、呼吸不順，嚴重時手肘、手腕、手指會麻木。另一種情況，肩頸和上背肌肉腫脹緊繃、呈硬塊團狀，區塊或整片按壓時產生刺痛感，甚至感覺頭痛、昏眩、嘔吐、噁心，小心是「筋膜疼痛症候群」。

造成原因

上背問題多是因長時間姿勢不良和肌耐力不足，造成肌肉緊縮、無法放鬆、組織受壓迫；肌肉使用異常而疲勞，產生乳酸堆積，久之即形成慢性痠痛。肩胛骨旁「膏肓」是肩、背、上臂力

START

1-1

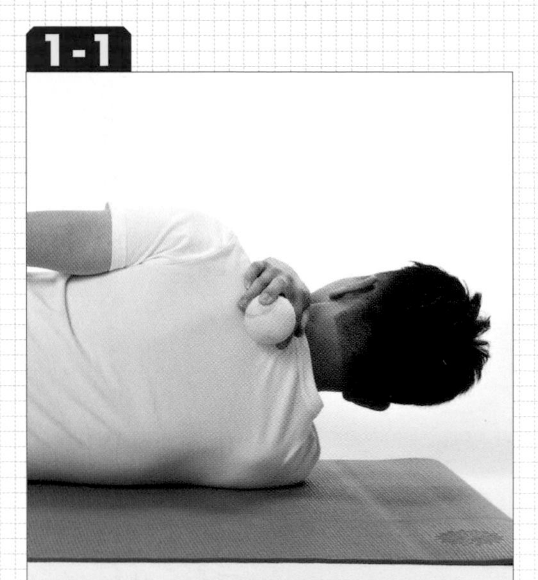

先找左上背肌、肩胛骨內側，放1顆網球在這個部位，躺下。

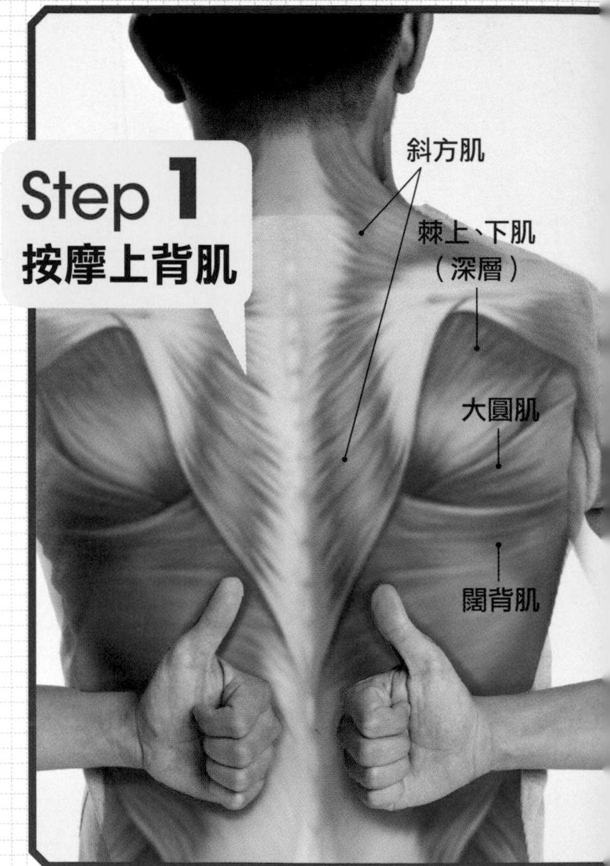

好書出版・精銳盡出

台灣廣廈國際書版集團 Taiwan Mansion Cultural & Creative

BOOK GUIDE

生活情報・春季號 01

知・識・力・量・大

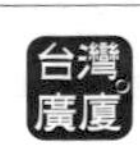

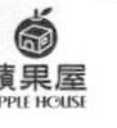

紙印良品　美藝學苑

＊書籍定價以書本封底條碼為準

地址：中和區中山路2段359巷7號2樓
電話：02-2225-5777*310；105
傳真：02-2225-8052
Web：http://www.booknews.com.tw
E-mail：TaiwanMansion@booknews.com.tw
總代理：知遠文化事業有限公司
郵政劃撥：18788328
戶名：台灣廣廈有聲圖書有限公司

迷芳療・愛旅遊・綠手指・微藝術 創造屬於自己的美好生活

自癒力・享健康・不老化・遠疾病 天天打造驚人的自癒奇蹟

輕家事・食安心・快收納・樂育兒 日常生活中的幸福時光

追時尚・學穿搭・漸健美・愛瘦身 打造理想中的魅力自我

瘋美食・玩廚房・品滋味・樂生活 尋找專屬自己的味覺所在

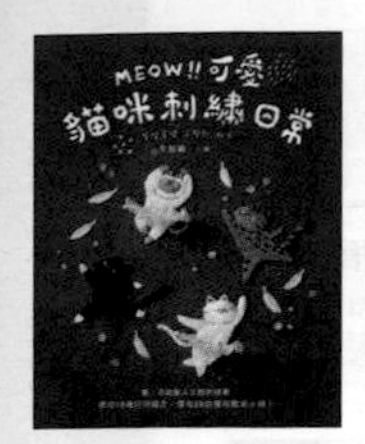

MEOW！可愛貓咪刺繡日常

第一本喵星人主題刺繡書
教你18種好用繡法，還有29款實用質感小物！

作者／全智善　定價／399元　出版社／蘋果屋

不是貓奴也立即被征服！日韓手作界掀起風潮的超萌「貓咪刺繡」，首度登台！本書針對初學者設計，僅用最簡單的繡法和線條，就做出質感滿分的精緻作品。並讓刺繡結合生活，做成口金包、束口袋等實用小物！

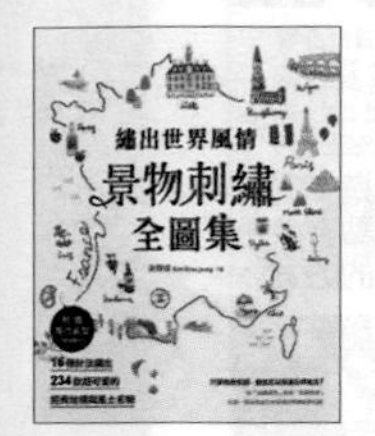

繡出世界風情！景物刺繡全圖集

16種針法繡出234款超可愛的
經典地標與風土名物（附贈原寸紙型）

作者／金賢貞　定價／399元　出版社／蘋果屋

第一本以世界地圖為主題的刺繡圖案集！韓國人氣刺繡老師Sunota，首度以最擅長的「插畫風格」結合「世界景物」主題，用15個國家的代表性地標、特產，獨創出234款精緻細膩的繡圖。

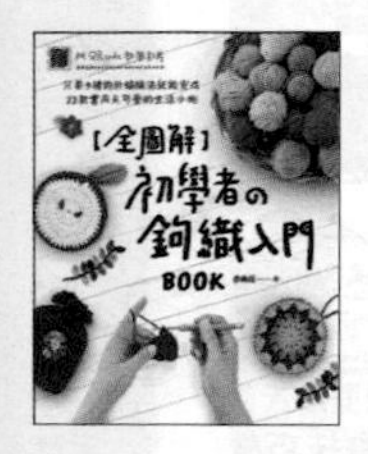

【全圖解】初學者の鉤織入門BOOK

只要9種鉤針編織法就能完成
23款實用又可愛的生活小物（附QR code教學影片）

作者／金倫廷　定價／450元　出版社／蘋果屋

韓國各大企業、百貨、手作刊物競相邀約開課與合作，被稱為「鉤織老師們的老師」、人氣NO.1的露西老師，集結多年豐富教學經驗，以初學者角度設計的鉤織基礎書，讓你一邊學習編織技巧，一邊就做出可愛又實用的風格小物！

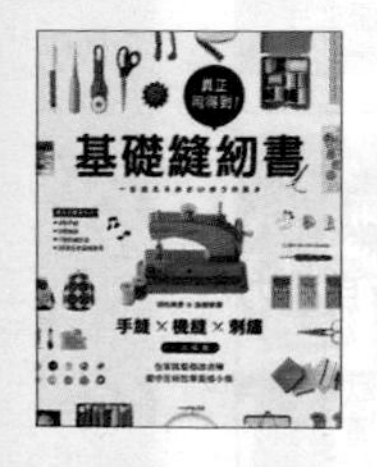

真正用得到！基礎縫紉書

手縫×機縫×刺繡一次學會
在家就能修改衣褲、製作托特包等風格小物

作者／羽田美香、加藤優香　定價／380元　出版社／蘋果屋

專為初學者設計，帶你從零開始熟習材料、打好基礎到精通活用！自己完成各式生活衣物縫補、手作出獨特布料小物。

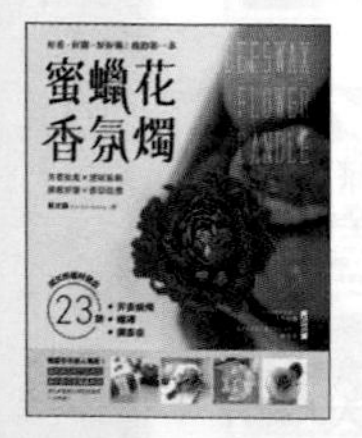

我的第一本蜜蠟花香氛燭

好看、好聞、好好做！
用天然蠟材做出23款芳香蠟燭、蠟磚、擴香座

作者／崔允鏡　定價／450元　出版社／蘋果屋

席捲全球的蠟燭新風潮！以初學者角度出發，一步步帶你用天然無毒的蜂蠟，做出朵朵真花般的薄透蜜蠟花。從香氛芳療、居家裝飾，到療癒紓壓、節日送禮都適用，23款質感滿分的芳香蠟製品，一次學會！

量傳導的終點，因此疼痛感深重，不易痊癒。此外，頻繁使用雙手、兩手張力過大，導致肱骨、肩胛骨、鎖骨的相對位置錯位，也會影響上背的「大、小菱形肌」過度收縮而肌膜發炎。

低頭族、上班族、勞力工作、主婦們都是好發族群，駝背、烏龜脖、用耳肩夾電話等，也是要避免的姿勢。臨床上也出現過因長期咳嗽或過度用力者出現「膏肓痛」，幸好不到無法治癒的程度。

改善要領

針對「膏肓」按摩，舒緩深層疼痛。放鬆上背部肌肉，可使胸椎、頸椎的活動度、協調動作變好，減少肩頸受力，降低肌筋膜僵硬及脊椎退化風險。但最好預防痠痛的方法，還是要矯正姿勢和加強肌群力量，多做伸展運動。

注意事項

1. 小心不可按壓到脊椎、肩胛骨凸。

1-2

左移

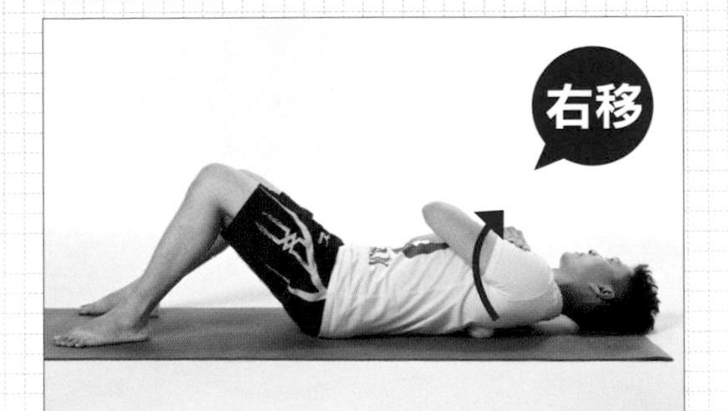

雙手交叉抱胸、雙腳曲膝踩地，雙肩帶動上身向左、向右移動，讓網球在肌肉上稍微滾動，尋找痠痛點，大多是兩邊「膏肓」問題。

1-3

深壓 30秒

網球移到最痠痛點，用身體重量深壓網球30秒～1分鐘。重覆3～5回，每回中間休息30秒，或換點按摩。

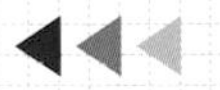

1-4

雙手拉伸時，手臂、背部都不動。
上伸

肩膀下拉時，手肘會略彎。
下拉

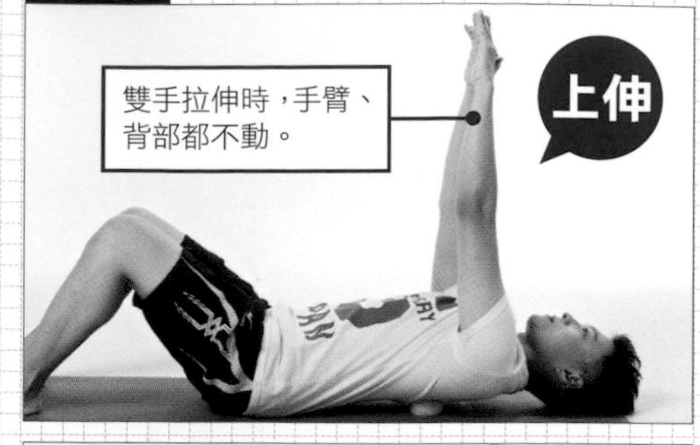

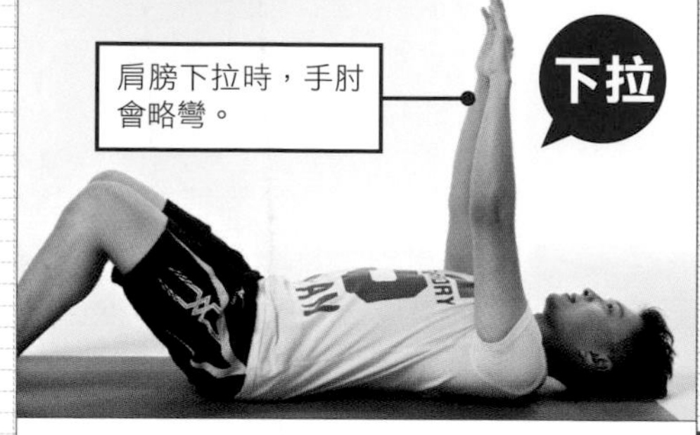

雙手伸直上舉齊肩、與地面垂直，肩膀帶動肩胛骨向上、向下拉伸，反覆做30秒，加強肌筋膜延展。

1-5

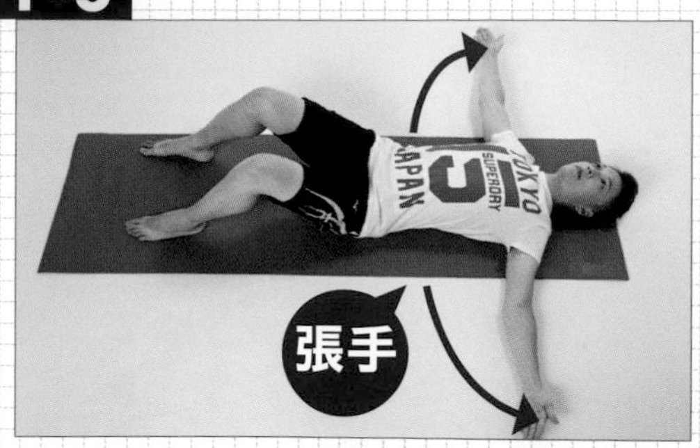

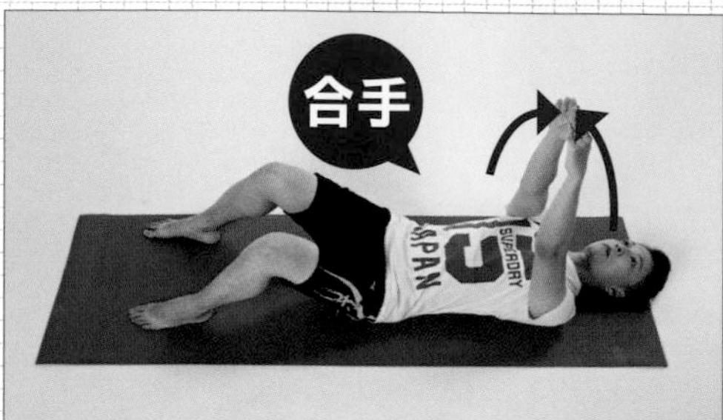

雙手伸直向外張開180度，再向內收起高舉於面前，反覆做30秒。做完休息30秒，回步驟1-3，重覆3～5回。再換按摩另一側肩背。

FINISH ▲▲▲

站著靠牆做

壓牆

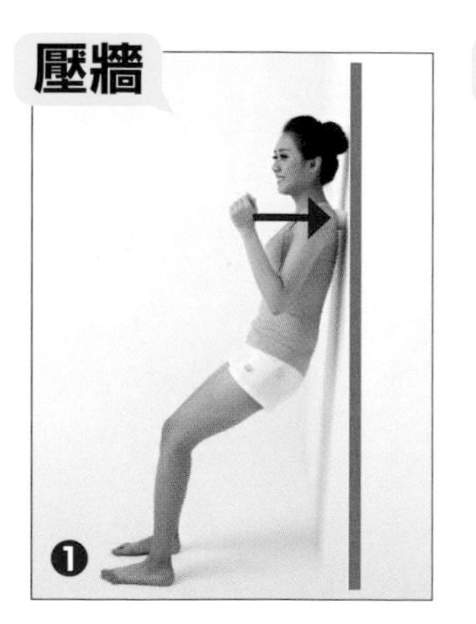

抬降

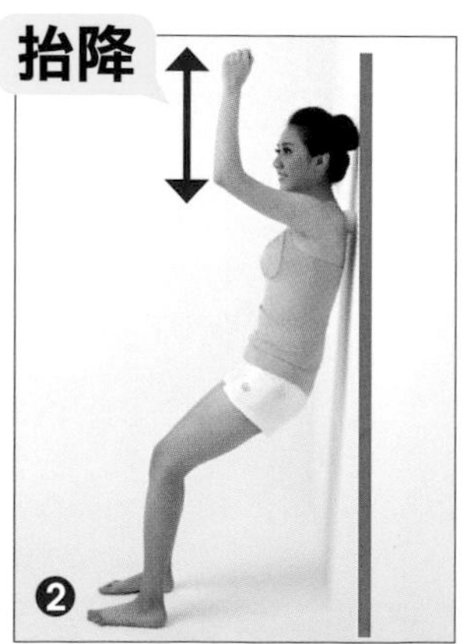

按壓「提肩胛肌」：

❶ 無法躺著按壓肩背時，可靠牆做。雙膝略下蹲，先將網球放穩在左邊提肩胛肌，向後用力壓牆，網球深壓肌肉30秒～1分鐘。

❷ 左肘向上抬起、放下，加強按壓效果，重覆3～5回。再換按壓右肩。

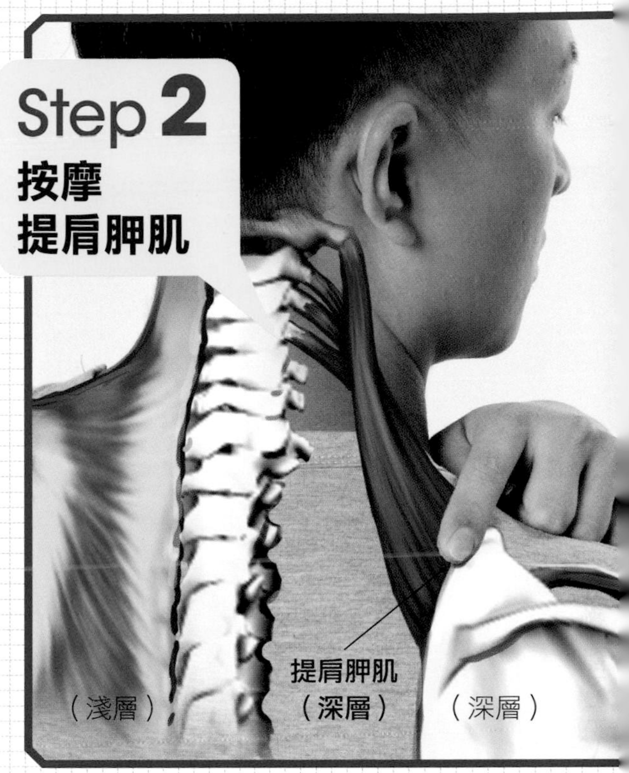

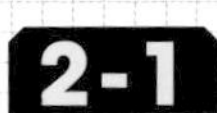

START

2-1

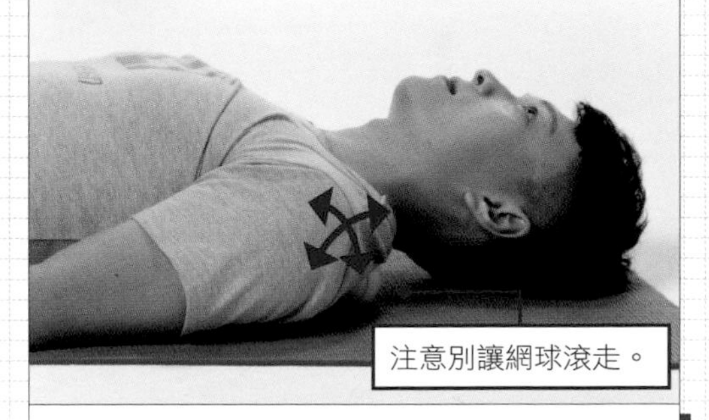

身體平躺，網球先壓在左側頸椎、肩膀交會處的「提肩胛肌」。上身肩背小範圍做上下、左右平移，讓網球在肌肉上滾動，尋找最痠痛點。

2-2

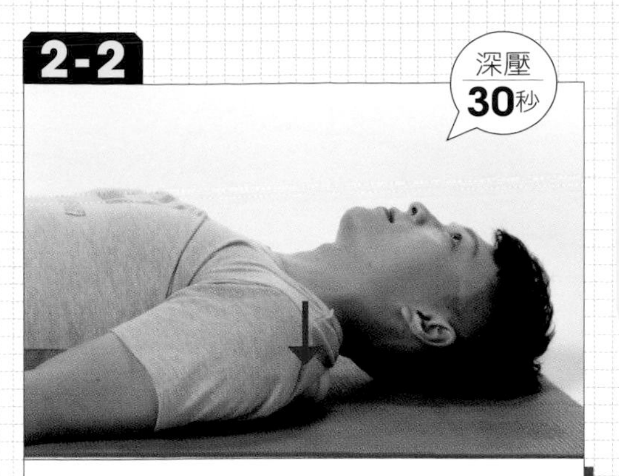

在痠痛點深壓30秒～1分鐘，接步驟2-3抬手，再重覆深壓3～5回，每回中間休息30秒。

2-3

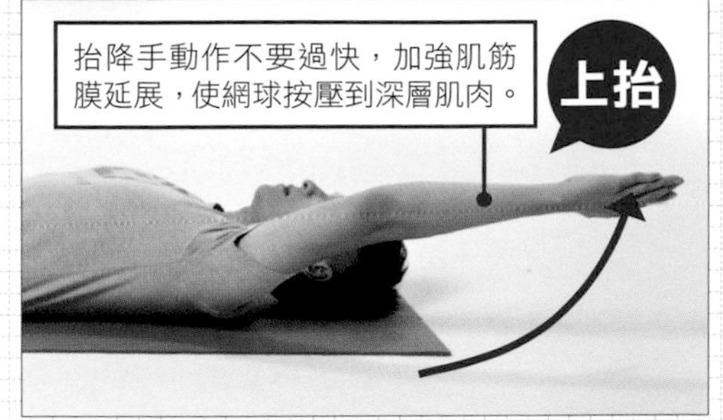

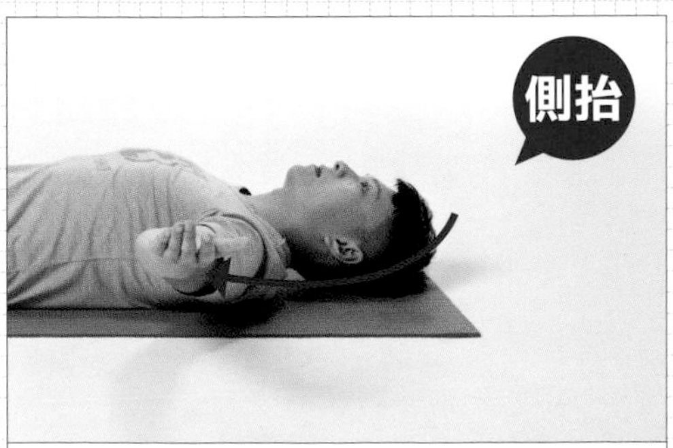

左手伸直側抬與肩同高，再抬到頭頂，再回到肩高位置，重覆10次。若太痛可減少次數，或不必每回都做。再換右肩做步驟2-1到2-3。

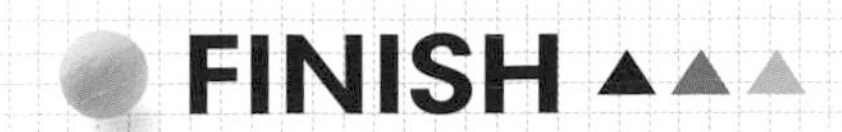

腰痛
下背痠痛
椎間盤突出

症狀表現

當腰椎和下背肌肉感覺緊繃、痠痛，什麼姿勢都讓你無法放鬆，有時躺下好一些，但也有人坐挺才舒服。如果疼痛只在特定某一側，痛感延續到臀腿，或坐臥特定姿勢才會引發，如扭身或挺腰，那就是「小面關節疼痛」。而「椎間盤突出」疼痛也在單側，但疼痛會更延伸到小腿。「閃到腰」則會感覺腰背突然被拉扯，疼痛有大、有小，過幾小時或一天後會變嚴重，身體會因為太痛而歪一邊難以回正，但疼痛不會延伸，只固定於某點上，壓、敲會更明顯。

造成原因

「下背痛」是因為肌肉長期緊繃或過度

Step 1 按摩髂腰肌

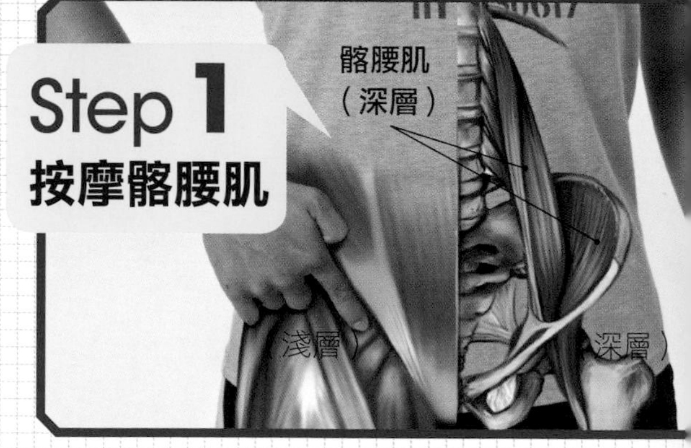

▼▼▼ START

1-1

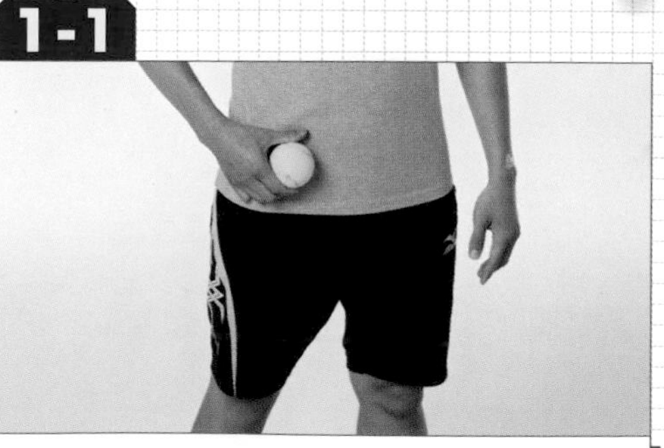

找到一側的「髂腰肌」，即鼠蹊部與腰腹連接處，拿1顆網球置此，趴地。

1-2

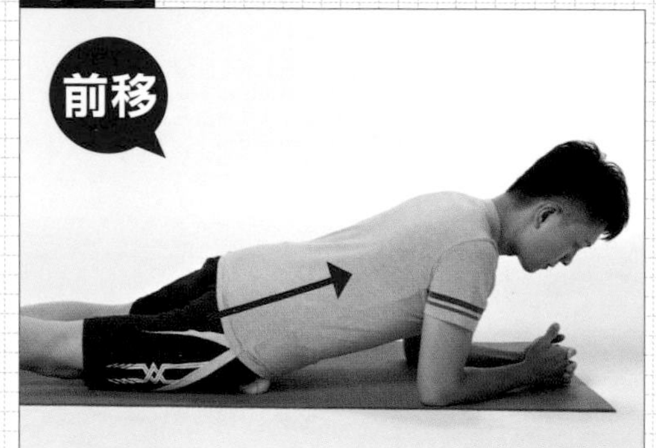

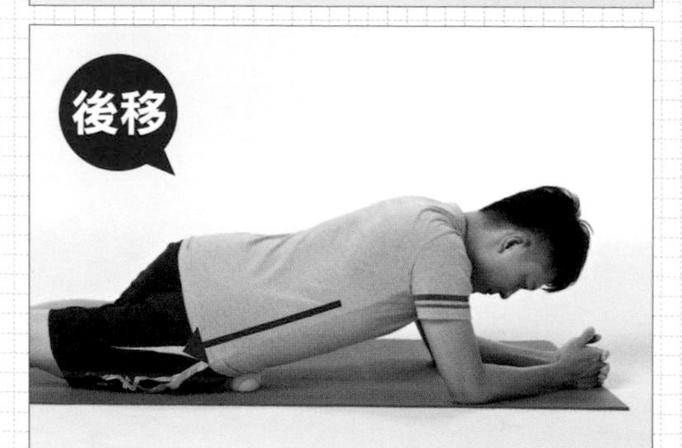

腹側壓住網球，手肘撐地抬起上身。身體向前、向後平移，讓網球在髂腰肌縱向滾動，尋找最痠痛點。

使用。「閃到腰」是肌腱或韌帶急性或慢性的扭傷拉傷，也因為肌耐力、延展性不足；直接下腰抬重物、天冷、心情緊張都容易發生。經常閃到腰則容易椎間盤突出、長骨刺，壓迫神經變成「坐骨神經痛」，或大範圍肌筋膜發炎，痛苦又治療耗時！

「小面關節疼痛」是脊椎被過度負重，負荷所造成關節退化病變，而產生疼痛，久站者、搬運工要特別小心。「脊椎壓迫性骨折」、「脊椎滑脫症」的患者也容易合併出現「小面關節疼痛」。

改善要領

下背痛時直接按壓疼痛處，可舒緩僵硬肌肉。但最重要是「預防」，保持正確坐站、運動姿勢，避免大動作伸彎腰、不讓腰椎受過多重力壓迫。

注意事項

1. 閃到腰、脊椎滑脫症、椎間盤突出者，疼痛已傷及神經，剛受傷時應先就醫，等到可活動時再用網球按摩來放鬆肌肉。
2. 老人、骨質疏鬆者按摩力道要輕。

1-3

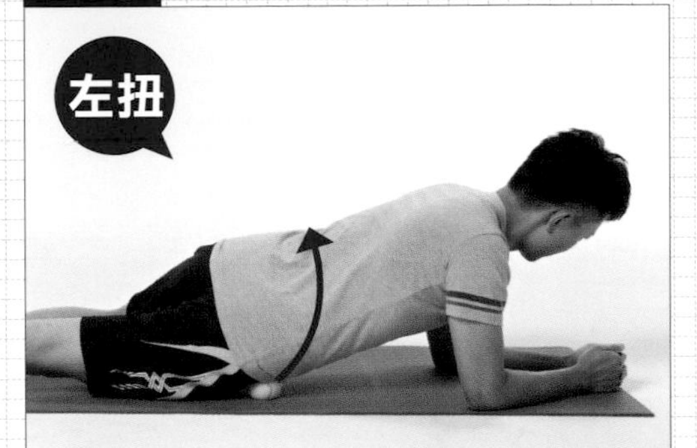

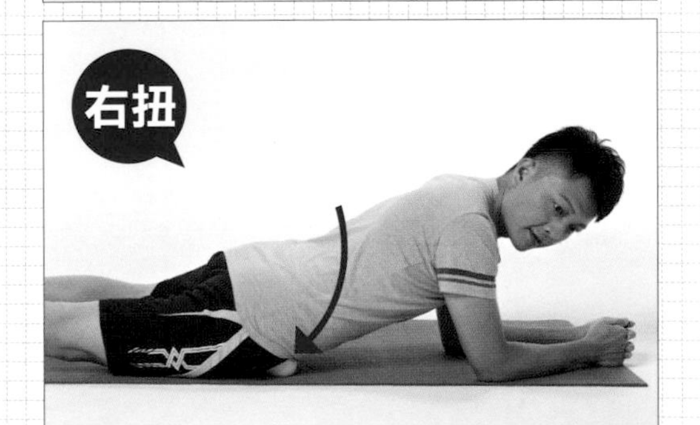

身體向左、向右側稍微翻轉，讓網球在髂腰肌上做橫向滾動，尋找痠痛點，也延展肌纖維。

1-4

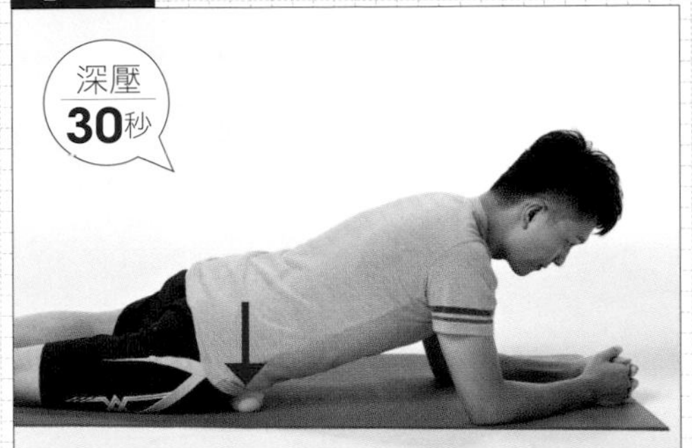

在痠痛點深壓30秒～1分鐘，重覆3～5回，每回中間休息30秒，再換按壓另一側髂腰肌。此區範圍較大，若痠痛點不只1個，每個點都要做按壓。

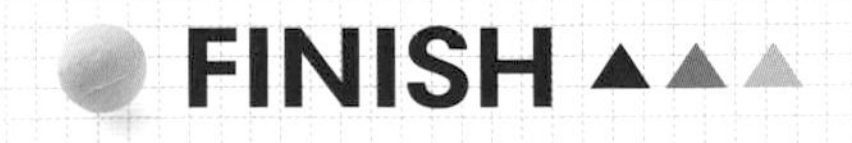

FINISH ▲▲▲

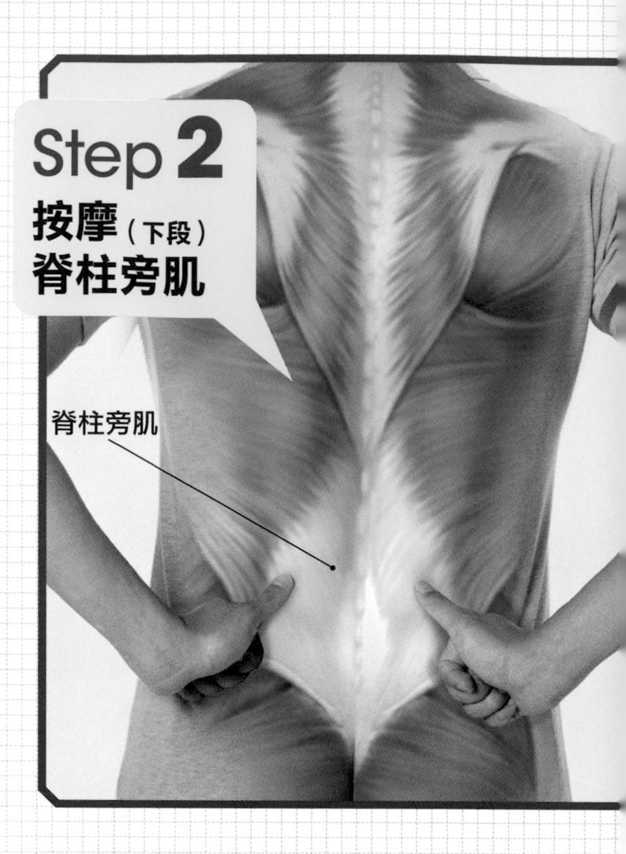

▼▼▼ START

2-1

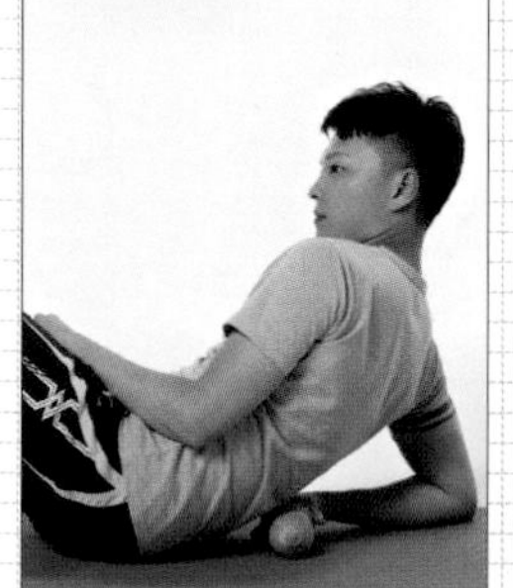

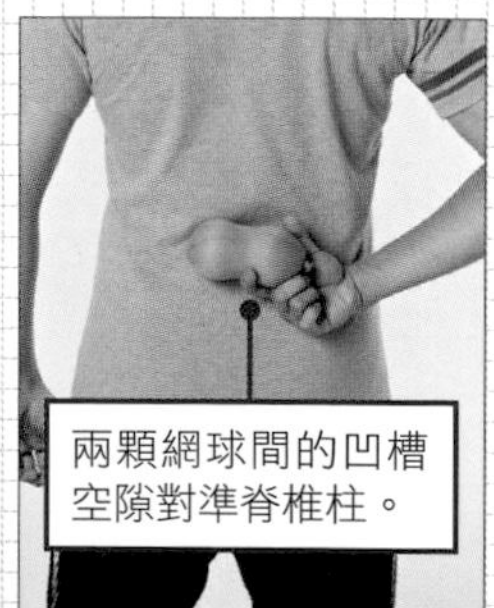

找到脊椎兩側厚大的肌肉「脊柱旁肌」，拿用2顆網球黏製的按摩器放在腰椎後躺下。若只用1顆網球按摩，則一側按完，再換另側。

2-2

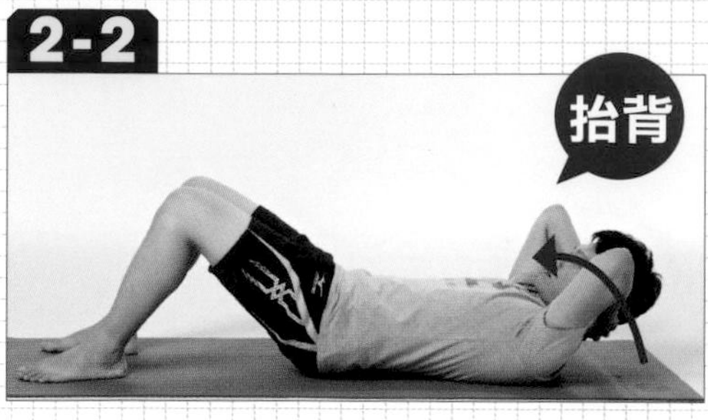

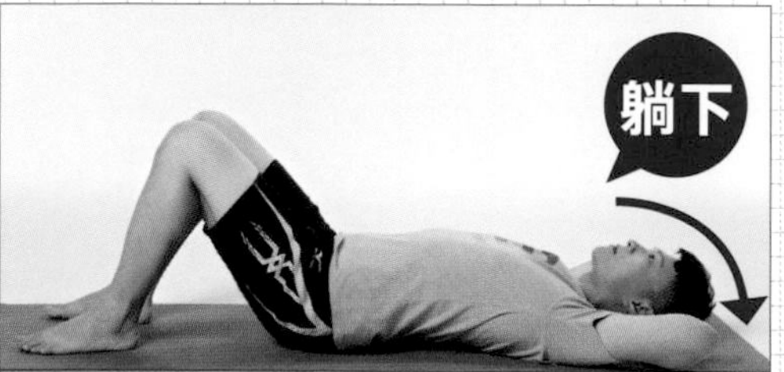

雙腳曲膝踩地，雙手抱頭，做上背仰臥起坐30秒，讓網球在背脊平移，尋找痠痛點。若用1顆網球，可上下、左右平移腰部來滾動網球。

2-3

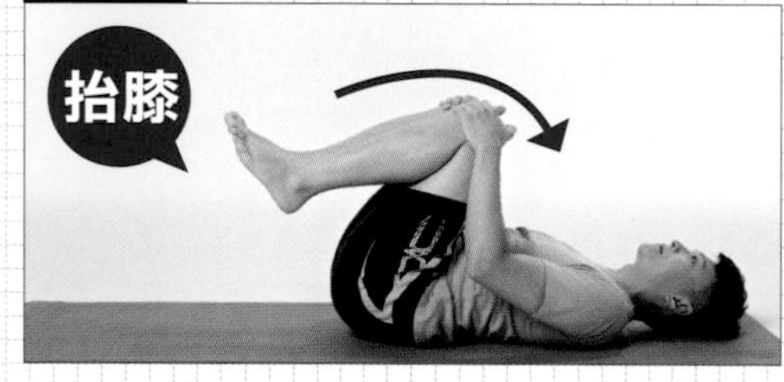

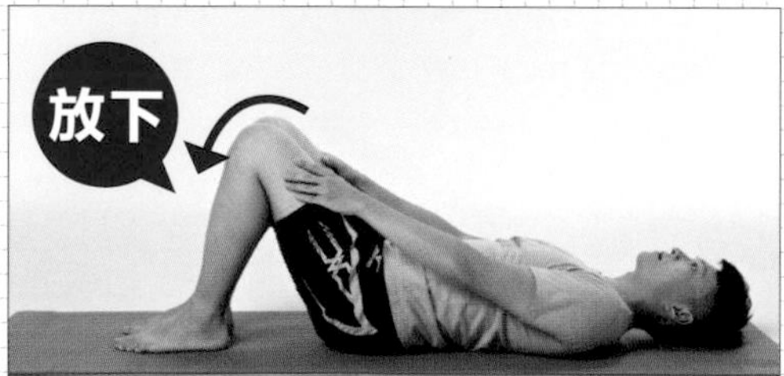

雙手拉雙膝抬起、放下做30秒，讓網球在背脊平移，尋找痠痛點。若用1顆網球，則抬放放網球一邊的膝蓋。

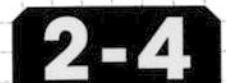

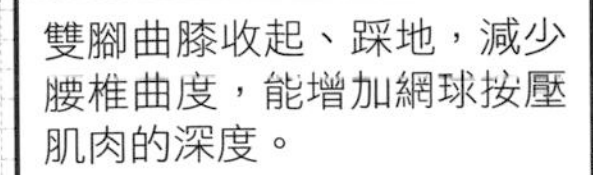

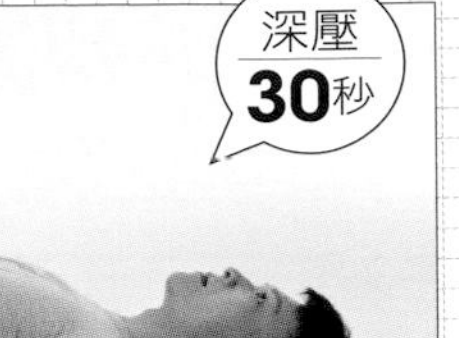

移網球到痠痛點，深壓肌肉30秒～1分鐘，重覆3～5回，每回中間休息30秒。若用1顆網球壓會較痛。

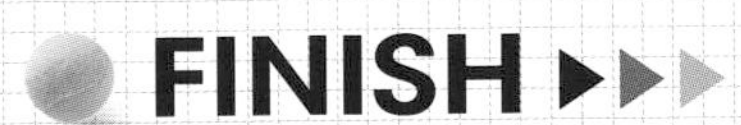

站著靠牆做

按摩「脊柱旁肌」：

❶ 可用1顆網球或2顆網球按摩器動作。雙腳略下蹲，將網球放在脊柱旁肌壓著靠牆。

❷ 身體靠牆做下蹲、起身，讓網球在背脊滾動30秒，尋找痠痛點，

❸ 找到痠痛點身體用力向後靠牆，讓網球深壓肌肉30秒～1分鐘，重覆3～5回，每回中間休息30秒。

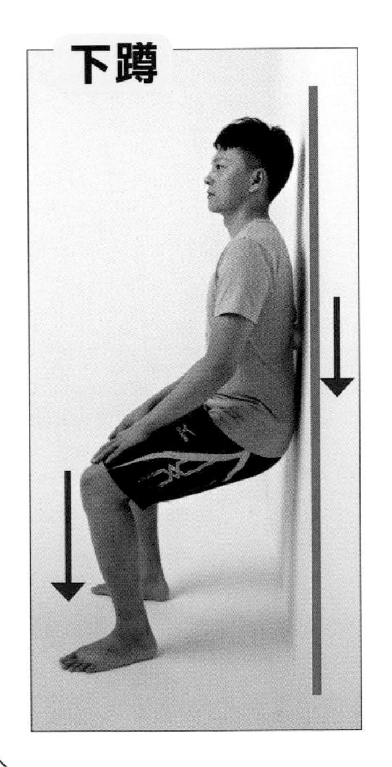

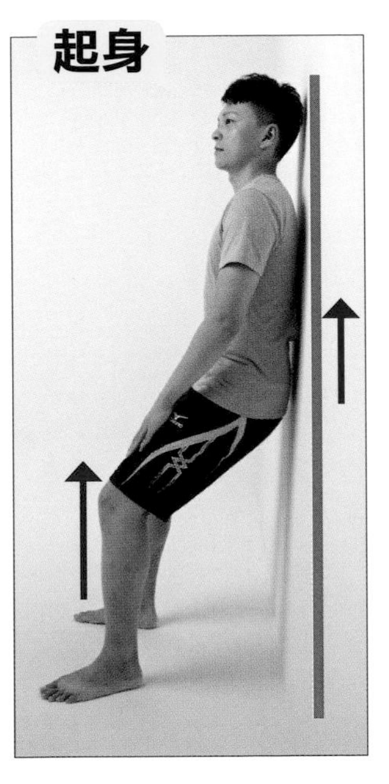

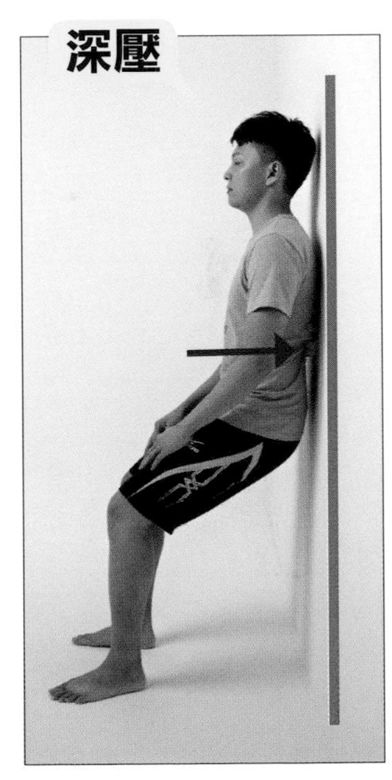

脊柱側彎

症狀表現

正常脊椎是呈一直線，脊柱彎曲或歪斜傾向身體某一邊，就是脊柱側彎。好發生於發育中的青少年，女生比例又比男生高。大部分患者都屬於彎曲角度只有5～20度的輕微狀況，沒有顯著徵兆，但也因此會發現得較晚。

輕微歪斜不會影響生活，但長期造成脊柱兩旁肌肉被拉扯力量不平衡，會出現肌肉僵硬、疲勞現象，常會腰痠背痛；嚴重者在外觀上發現兩邊肩膀不等高、頭歪一邊、兩腳不等長、肩胛骨隆起程度不等，甚至走路都難以平衡。若缺乏適當的治療與休息，即容易加速惡化。

造成原因

身體突然受外力撞擊，或長期姿勢不正確，如駝背、聳肩、前伸脖子、翹腳，

1-1 START

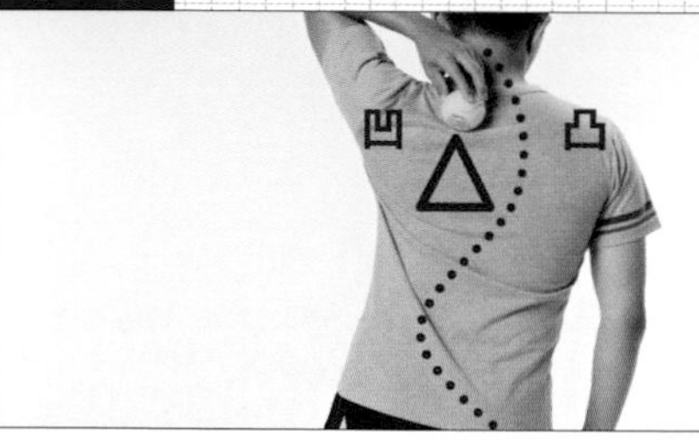

先找彎曲脊柱上段凹側的肌肉，拿1顆網球放此，平躺下。

1-2

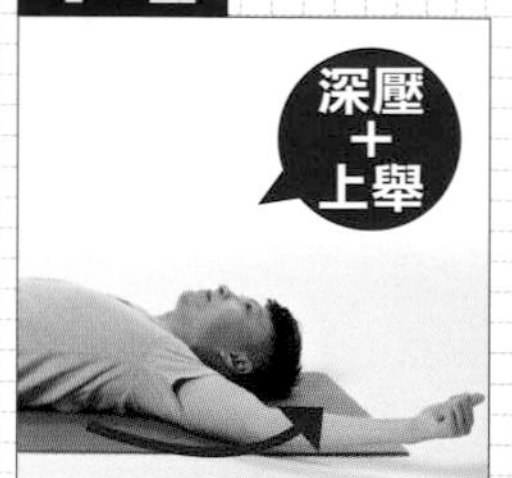

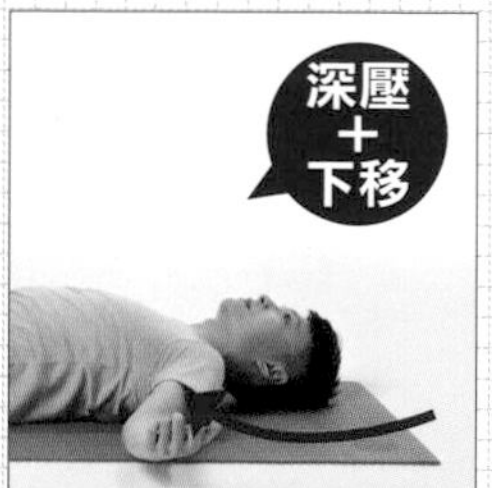

平躺，背部向下加壓網球，同時該側手臂貼地、伸直舉到頭上，再下移到側身肩高，重覆30秒～1分鐘。休息30秒，重覆3～5回。

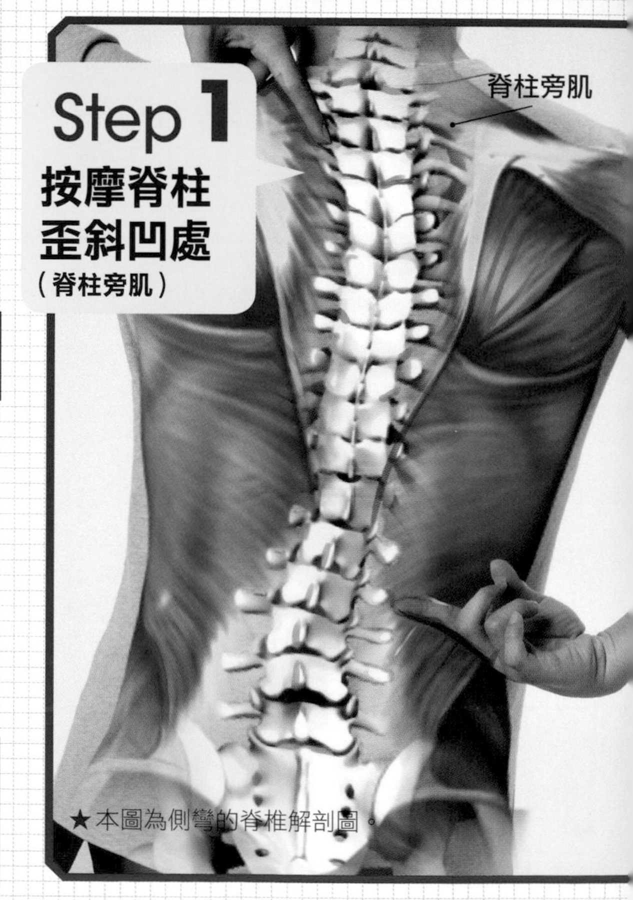

★本圖為側彎的脊椎解剖圖。

或搬重物時出力點錯誤等，都可能造成脊柱移位。脊柱側彎的形成原因分2類：

①功能性脊柱側彎：主因姿勢不良和肌肉不平衡造成，可藉由姿勢的矯正和舒張筋膜來改善。

②結構性脊柱側彎：先天基因問題而產生脊柱的異常，若不積極治療會導致多種併發症。

改善要領

脊椎骨凸側的肌肉被牽拉住，會使肌肉呈現較弱的狀態；反之凹側的肌肉會過於縮短、緊繃。應按壓「凹側」旁的肌肉，舒緩肌肉壓力減低拉力，彎曲的脊柱也會依照骨骼及關節的形狀往原位恢復。

注意事項

1. 按摩時要找到正確的位置，若按成脊柱彎曲凸側肌肉，會使效果不彰。
2. 一般按摩脊柱肌群時，可用2顆網球製的滾筒，但「脊柱側彎」用1顆網球針對凹處按壓，不可用滾筒。

1-3

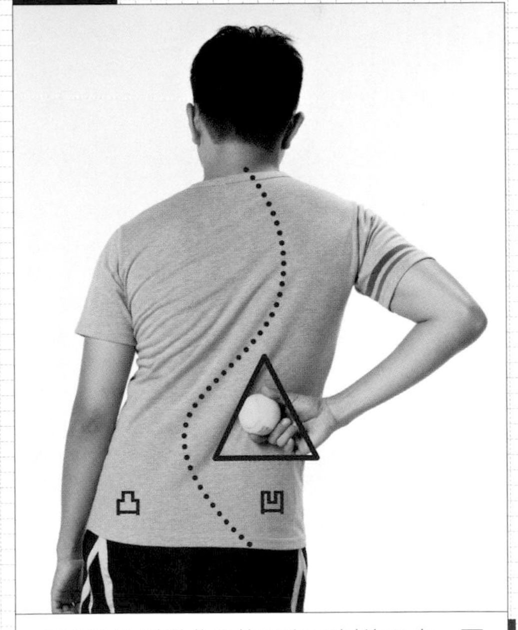

網球換放到彎曲脊柱下段凹側的肌肉，再躺下動作。

1-4

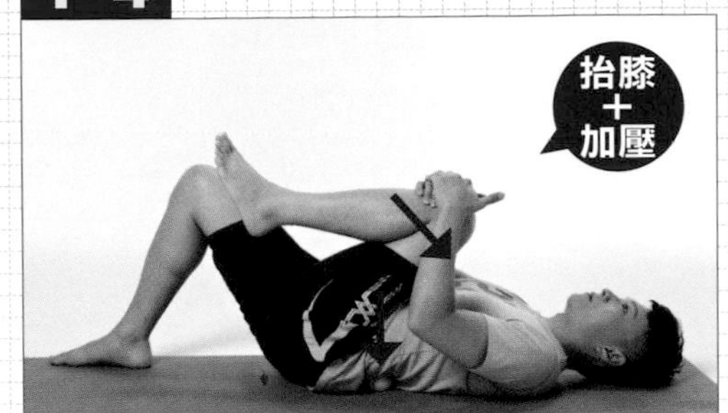

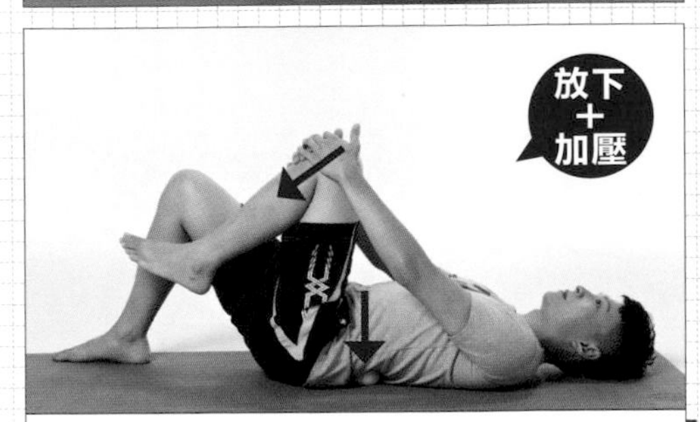

後腰壓住網球，雙腳曲膝，雙手拉該側膝靠胸、放下，重覆30秒～1分鐘。休息30秒，重覆3～5回，再換點按壓。

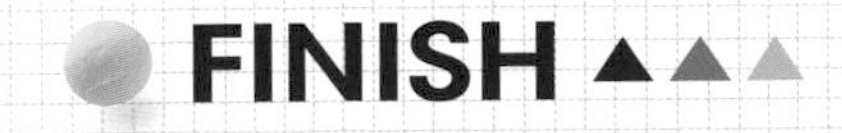

FINISH ▲▲▲

預防駝背

症狀表現

很多長者、久坐者都有駝背問題，身高明顯看出有變矮的現象，背部呈弧狀、脖子前伸。駝背容易肩頸腰背痠痛等，引發脊椎疾病，如：脊椎側彎、脊椎滑脫症、僵直性脊椎炎等。也可能導致胸骨下陷，間接使呼吸不順暢，甚至缺氧。

造成原因

脊椎是身體的中軸，它上連肩頸、頭部，向下垂直在骨盆上；周圍有許多肌肉、韌帶包圍。駝背是長期脊椎被壓迫或肌力撐不住脊椎而致，背部肌肉變得鬆弛、無力，故長者和久坐者因為背部肌肉難以支持脊椎而向後拱起。也要注意發育快的青少年身體快速抽高，若不注意姿勢，特別容易駝背。

1-1 START

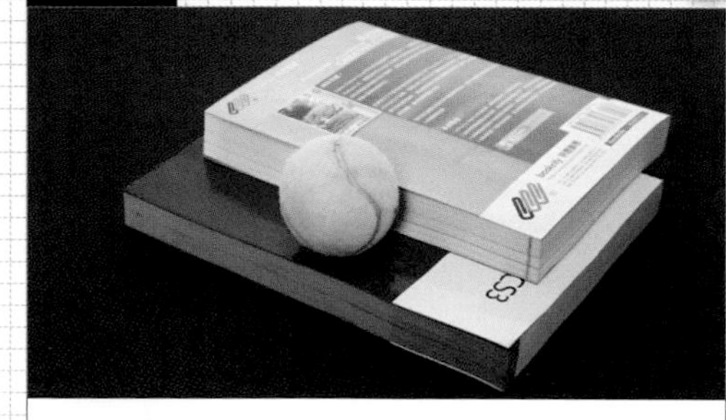

拿兩本厚的書上下疊成階梯式，在高度差的位置放1顆網球。

1-2

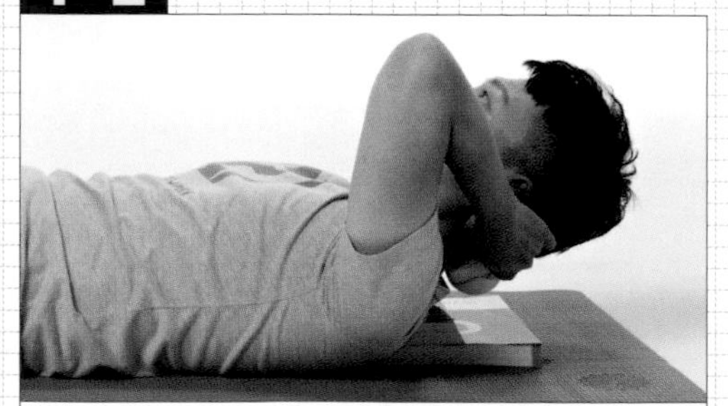

從書台高側，後腦髮際線下方凹窩處對準網球躺下；或網球先放在腦後再躺下。

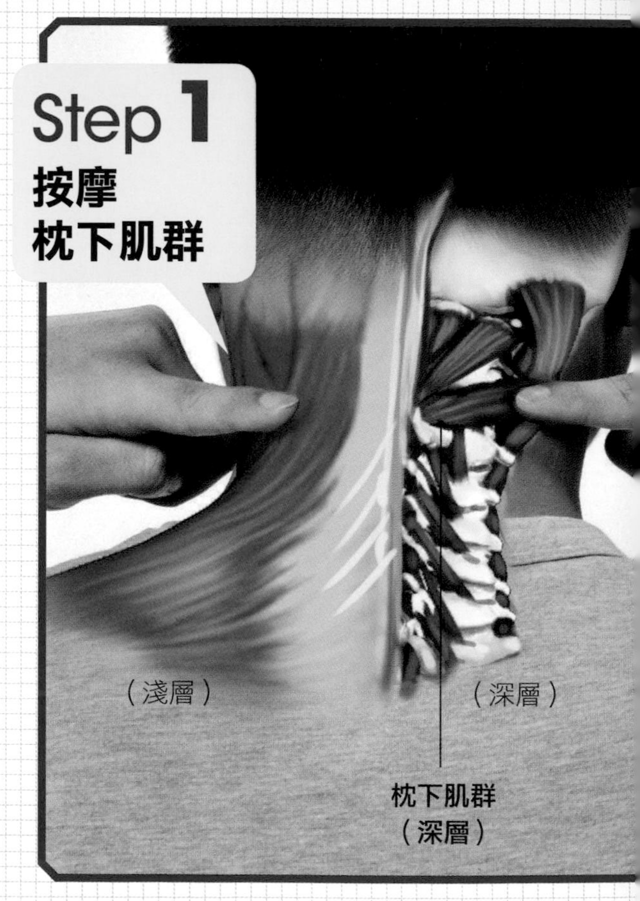

駝背主因分2種：

①姿勢性駝背：長期姿勢不良，不正確的坐姿、站姿，趴著桌子睡、低頭做事、三七站、翹腳等。或缺乏運動和伸展，筋肉緊繃、胸背肌力強度不足支撐脊椎。或「後腿肌肉」太緊繃，使骨盆被拉向後方，牽連腰椎。這類駝背最常見，也較容易矯正。

②結構性駝背：就是骨骼系統問題，較難矯正；通常是脊椎病變造成，會引起駝背、發炎、骨折。

改善要領

保持正確的姿勢，腰背挺直，避免背部長時間過度拱起，是最有效方法。另藉由網球按摩，緩解腰背緊繃的肌肉、筋膜，避免肌肉與肌腱無法放鬆相互拉扯。

注意事項

1. 按摩時疼痛是正常的，但應該要是能忍受的程度。若疼痛十分劇烈，要馬上停止按摩，因為可能已經受傷了。
2. 避免直接按壓在脊椎骨上。

1-3

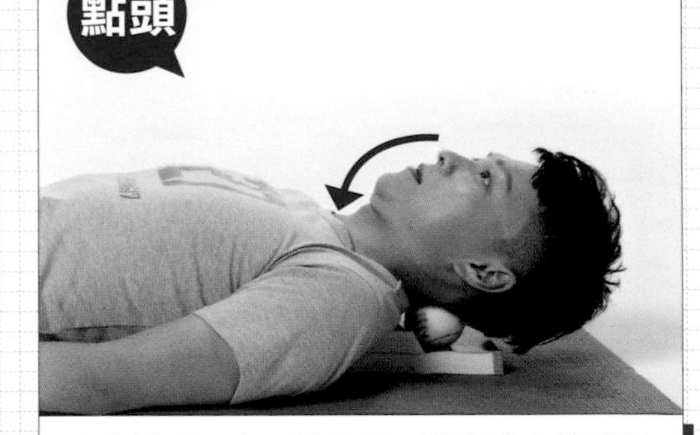

向上抬頭、向下點下巴，讓網球在枕下肌群小幅度滾動，找到最痠痛點。

1-4

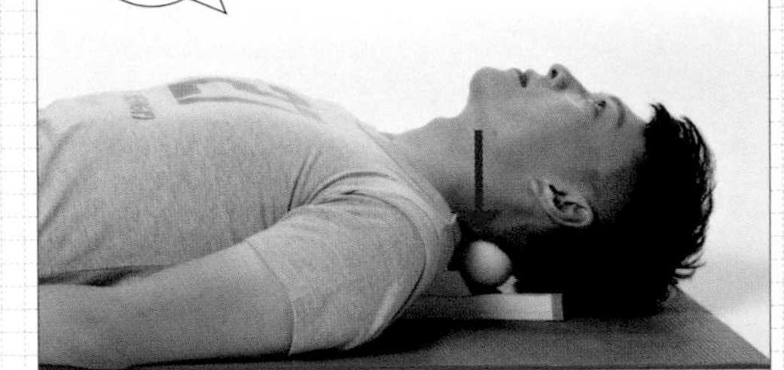

把網球放在最痠痛點，讓頭部重量深壓該處肌肉30秒～1分鐘。重覆3～5回，每回中間休息30秒。如有多個痠痛點，就換下一個位置動作。

FINISH

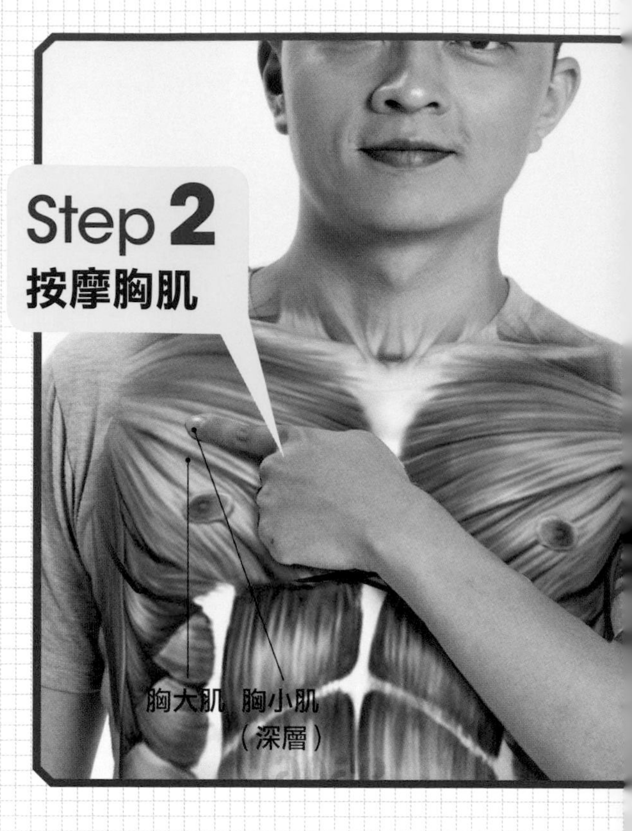

▼▼▼ START

2-1

滾動

先找右側胸肌，鎖骨下方、胸部上方區域。放1顆網球在此，上下、左右平移滾動，尋找最痠痛點。

2-2

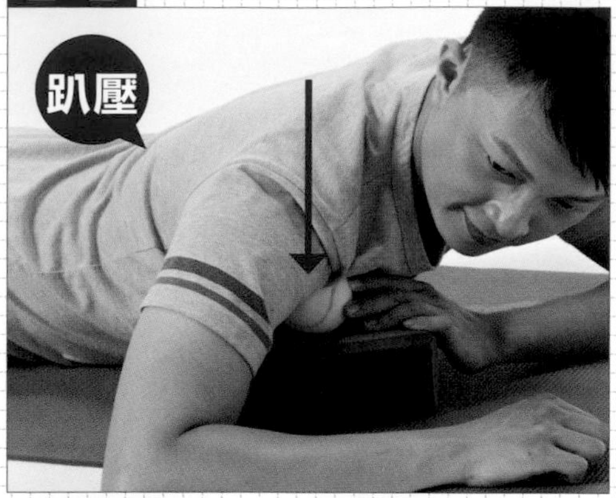

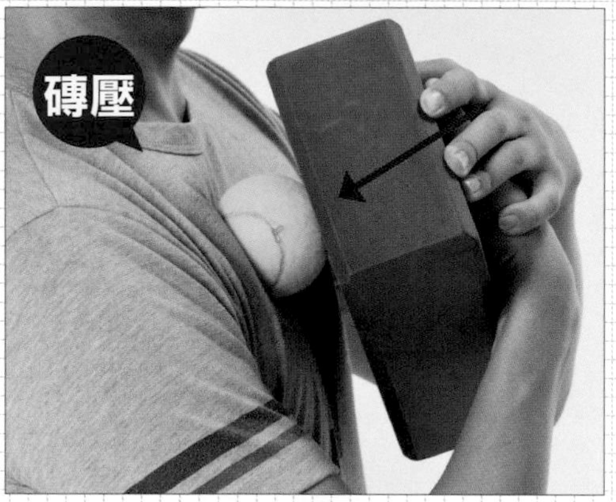

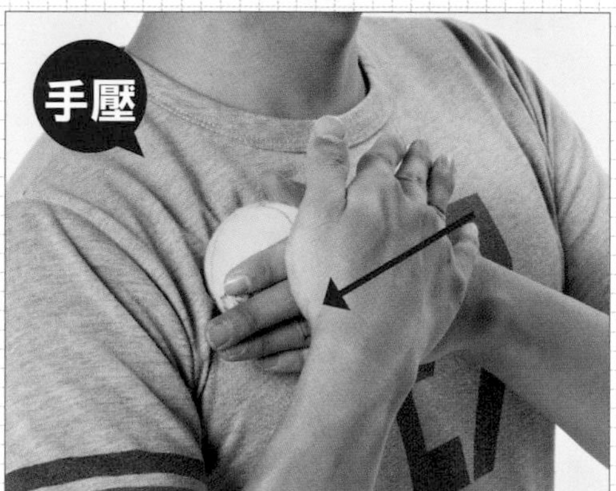

痠痛點上，拿1塊瑜伽磚壓住網球，身體趴地，用體重深壓肌肉30秒～1分鐘，重覆3～5回，每回中間休息30秒。若不方便趴下，可直接用手用力壓瑜伽磚，或徒手按壓。

站著靠牆做

按壓「胸肌」：

❶ 無法趴著按胸時，可將網球放在右邊胸肌，用瑜伽磚抵住網球和靠牆，雙膝略下蹲。雙手推牆，作用瑜伽磚和網球深壓肌肉30秒～1分鐘。

❷ 將右肘向上舉起、放下，加強按壓效果，重覆3～5回。再換按壓左胸。

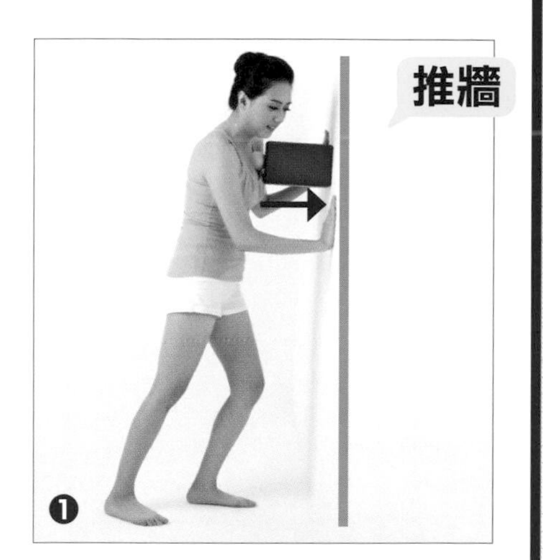

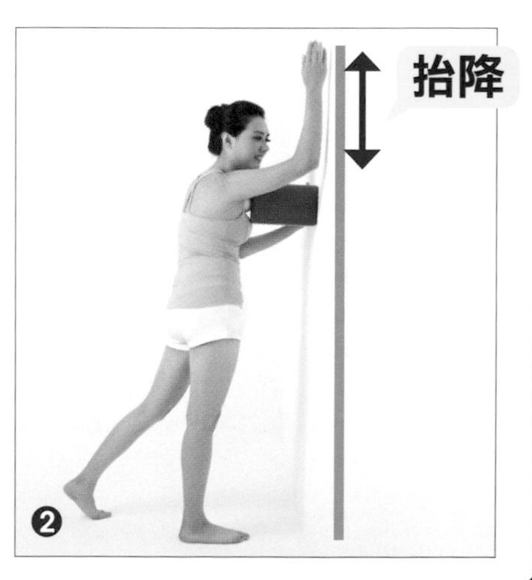

2-3

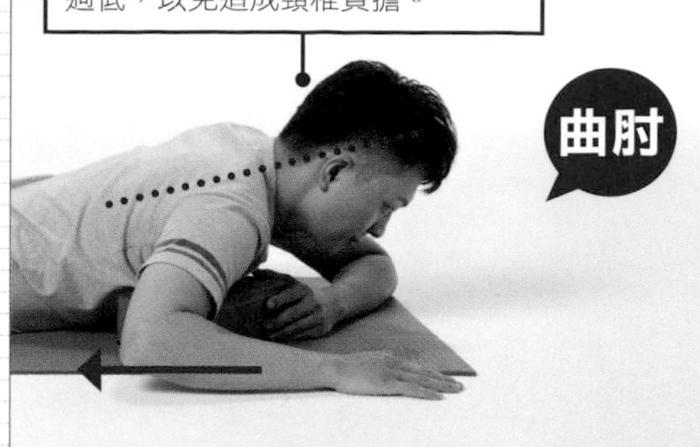

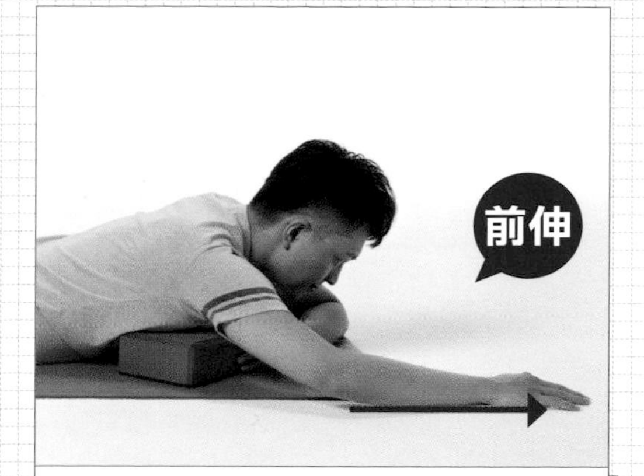

右手向後彎曲，再向前伸直，重覆10次，加強肌筋膜延展。或做向前舉直，再向右平移。接著，換左邊動作，重覆動作2-1～2-3。

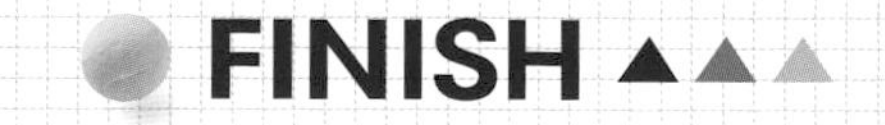

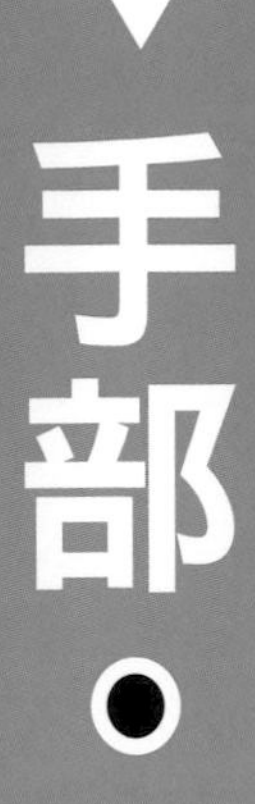

手部。

【肌肉解剖按壓圖】

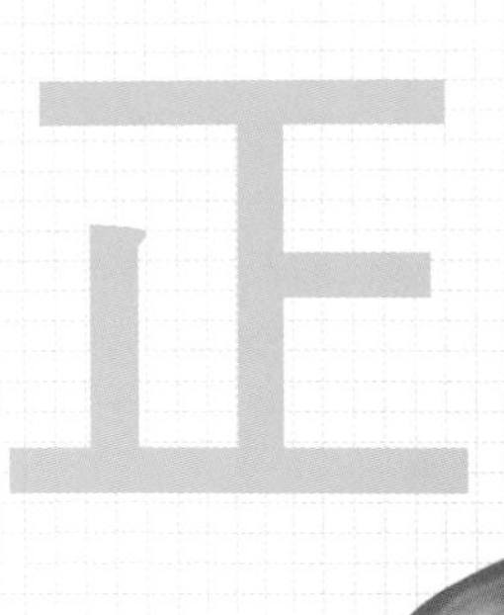

前三角肌

肱二頭肌

位於上臂前側，連接肩胛骨和前臂的橈骨之間，俗稱的「小老鼠」。

肱骨內上髁

位於肘關節內側，在肱骨下端的突起。

肱橈肌

橈側屈腕肌

橈側伸腕肌

尺側屈腕肌

伸腕肌群

包含橈側伸腕長肌、橈側伸腕短肌、伸指肌、伸小指肌、尺側伸腕肌。

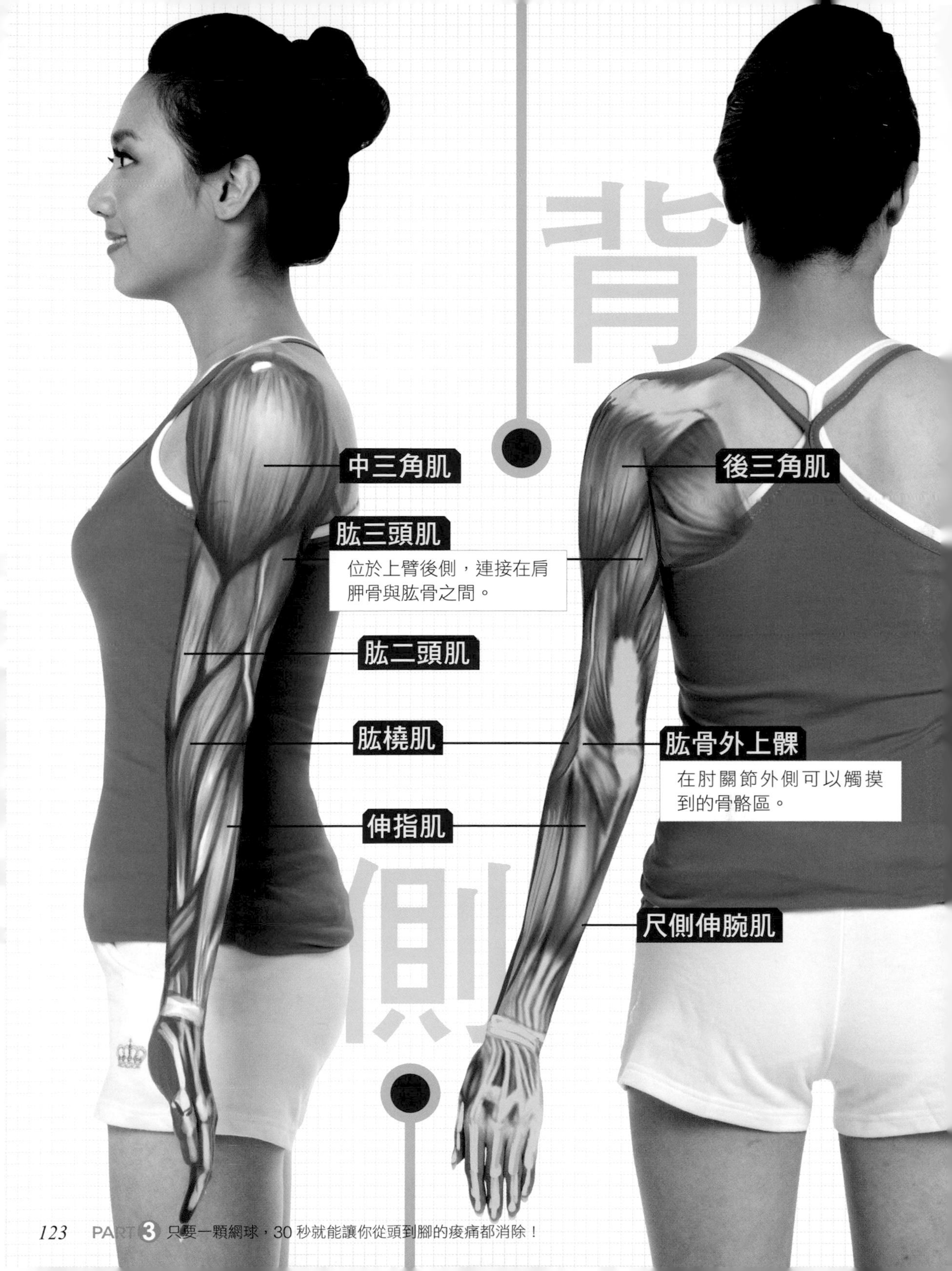
背
側
中三角肌
肱三頭肌
位於上臂後側，連接在肩胛骨與肱骨之間。
肱二頭肌
肱橈肌
伸指肌
後三角肌
肱骨外上髁
在肘關節外側可以觸摸到的骨骼區。
尺側伸腕肌

手部

12 上臂痠痛 手臂拉傷

症狀表現

手臂感覺痠痛、腫脹，尤其上臂肌肉緊繃、痙攣、發硬。如果是運動中的突然傷害，肌肉拉傷的部位會出現劇痛、瘀血嚴重、腫脹明顯、手能摸到條塊狀，甚至肌肉斷裂而造成局部凹陷或異常隆起。

造成原因

家務繁忙、年節過後，總有許多手臂痠痛的婆婆媽媽來找我復健，她們說：「做家事比上健身房還累！」過度使用手臂肌肉，使肌肉緊張、肌筋膜緊縮不適，就易形成肌肉疲勞累積型的「慢性遲發性肌肉痠痛」，當你大量用上臂工作或運動之後痠痛就會出現。

而上臂急性痠痛、拉傷或扭傷的機率較少，只常出現在運動員身上。不過，近年來愛做瘦身操、喜歡健身和重

START

Step 1 按摩肱二頭肌

1-1

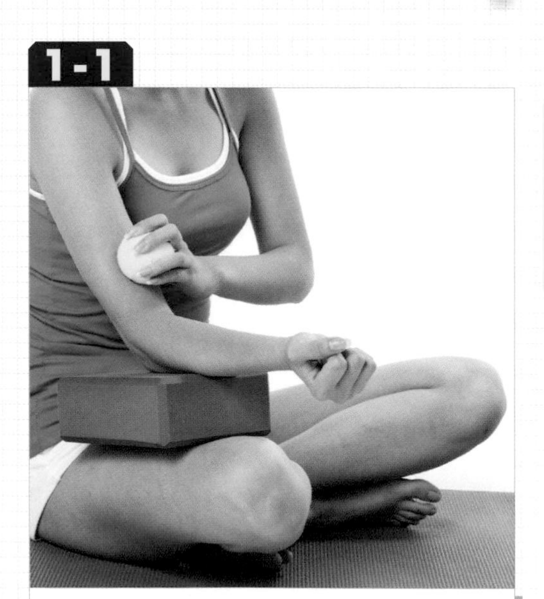

盤坐，放瑜伽磚在右大腿上。右肘彎曲輕壓瑜伽磚，掌心向上；手掌握拳、手臂出點力，肌肉略鼓處就是「肱二頭肌」，拿1顆網球壓在這。

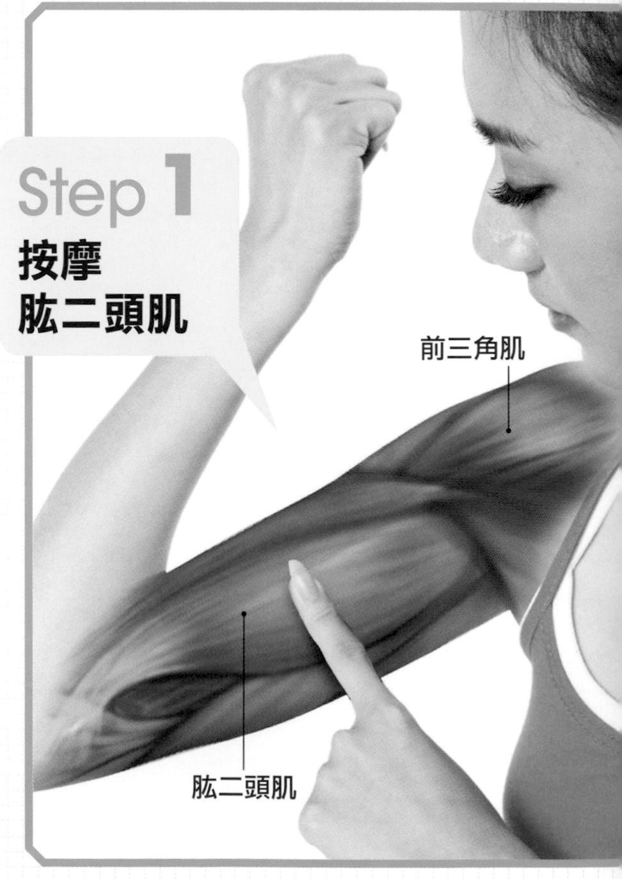

訓的人增加，如果沒有經過專業人員指導，暖身不足、或超估個人實力，都有可能造成傷害，要特別注意。

因為肌肉在運動中被過度拉長，或急劇收縮超過負荷，像運動前暖身不夠，上臂肌的生理機能還未達到能活動的狀態，肌肉彈性不足；或過度運動而疲勞；或使力過度、角度錯誤等，都容易造成手臂扭傷或拉傷。

改善要領

緊實上臂肌肉，並增加肌筋膜的彈性，能有效降低痠痛慢性累積，同時還能強健肌肉使用效率。

注意事項

1. 發生臂肌急性拉傷，初期3～5天不可做任何按摩，要等疼痛好轉為痠痛時，再用網球按摩做舒緩。
2. 急性拉傷受傷當下，如果聽見「啪」一聲，並且有劇烈疼痛感及腫脹，可能是肌腱或韌帶斷掉，應立刻就醫。

1-2

滾動

二頭肌為長形肌肉，若有多個痠痛點，可分 3 段按摩。

網球在二頭肌上下滾動，尋找最痠痛點。

1-3

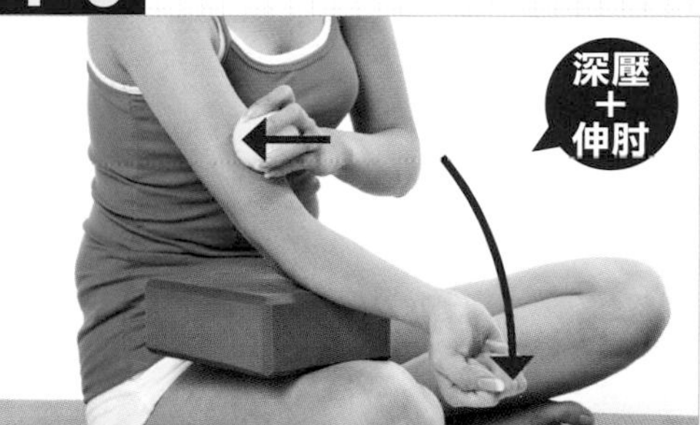

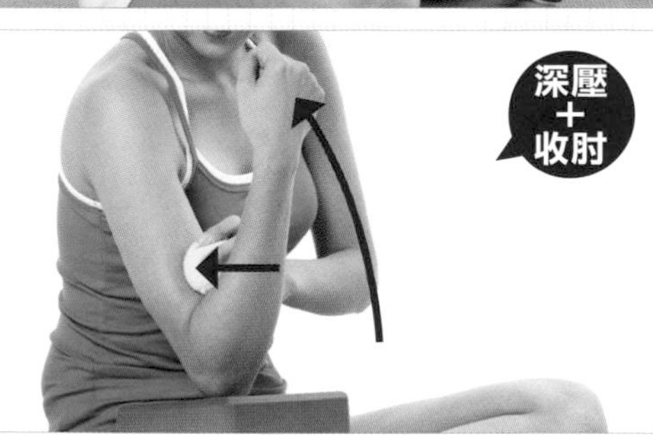

在痠痛點用網球深壓肌肉，同時右手做向前、收回的伸彎動作，做30秒～1分鐘，重覆3～5回，每回中間休息30秒。再換按壓下個點或左手。

FINISH ▲▲▲

Step 2
按摩肱三頭肌

三角肌

肱三頭肌

START

2-1

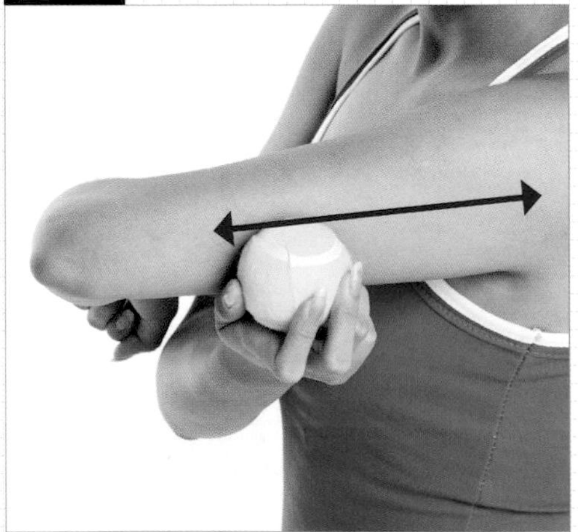

先找左手臂外側的「肱三頭肌」，拿1顆網球在此上下滾動，找出最痠痛點。

2-2

頭側躺下方應墊瑜伽磚，或其它物品墊高，讓頸椎呈水平。

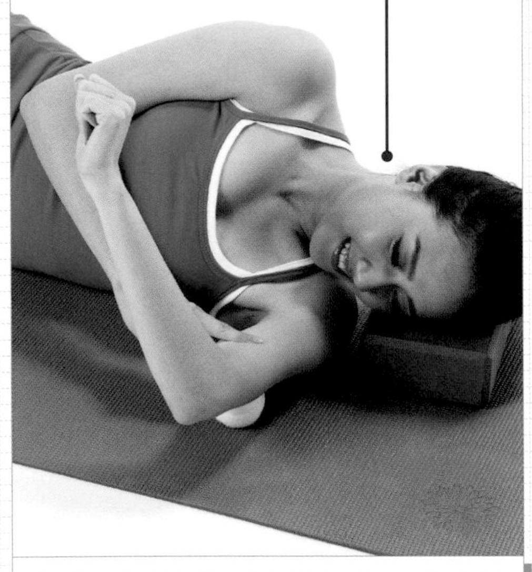

網球放在痠痛點，身體該側躺下，讓頭側躺在瑜伽磚或枕頭上，網球壓在左臂與地面間。

2-3

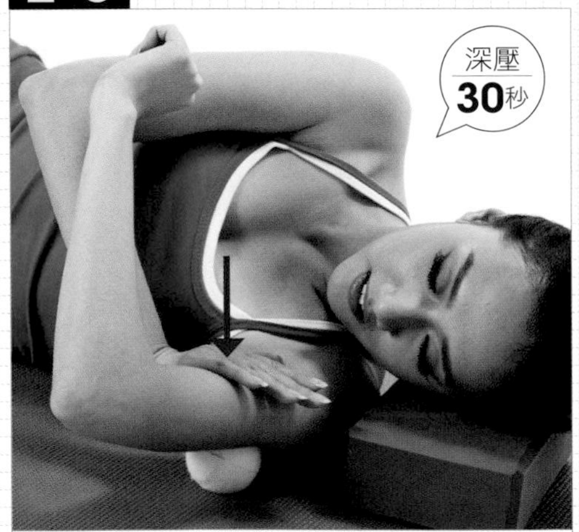

右手用力壓住左臂，讓網球深壓臂肌30秒～1分鐘。

加強訣竅

長形肌肉分段按摩，效果更完全！

上臂內側「肱二頭肌」、外側「肱三頭肌」都屬於長形肌肉，如果痠痛範圍較大，可分2段或3段來按摩，效果比較完整。

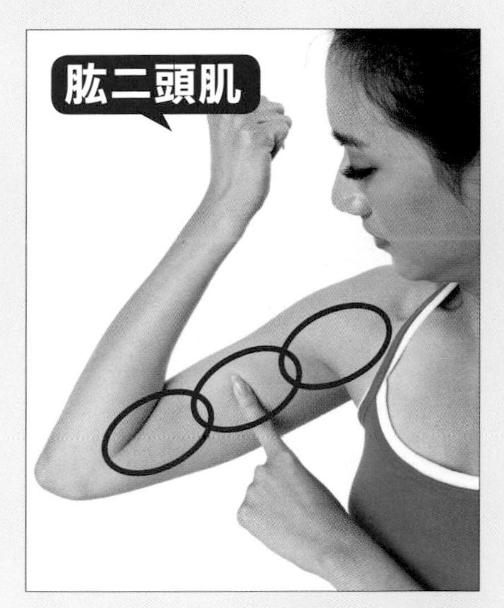

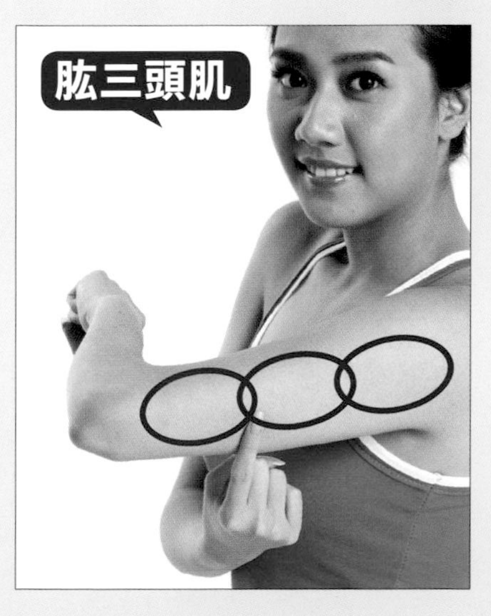

2-4

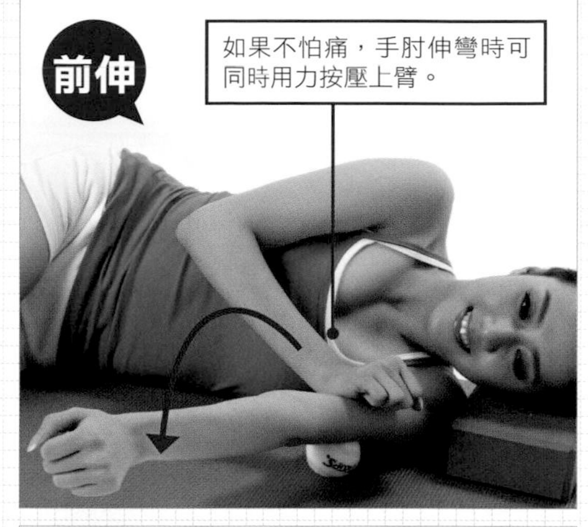

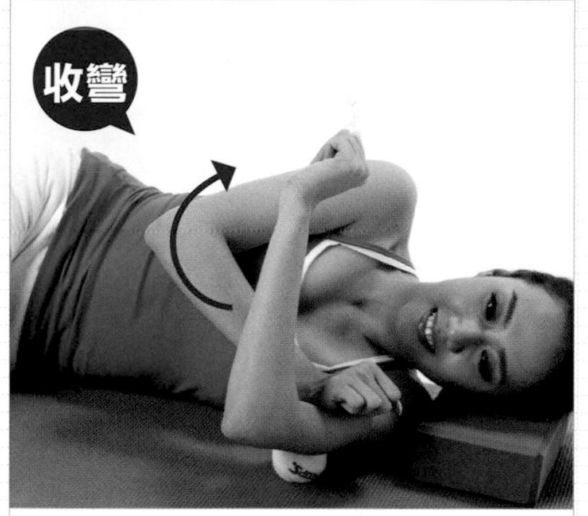

左手做前伸、收彎動作，反覆30秒。休息30秒後，回步驟2-3，重覆3～5回。再換按壓下一個點或右手。

FINISH ▲▲▲

按摩工具再推薦

輔以擀麵棍按壓，功效更加倍。(見P185-186)

手部

13

手腕痠痛 網球肘 高爾夫球肘

症狀表現

電腦族、打球族都有手痛的經驗，手腕、手肘外側或內側腫脹、痠痛、發炎，手部無力，手指、手腕或手臂出力時，前臂肌肉會疼痛，八成以上發生在手肘外側，讓你無法提重物、擰毛巾、掃地、打球、轉門把，嚴重影響生活。

造成原因

「網球肘」指打網球時，揮拍使前臂外側過度扭轉，「高爾夫球肘」則因揮桿過猛，前臂內側承受強大的外翻力量；兩者都是因肘、腕、前臂肌群使用不當或過度而損傷。其實只要常用前臂轉動、重覆敲打或搬重物，就要小心此問題，近年常見的「電腦手」也是。

START

1-1

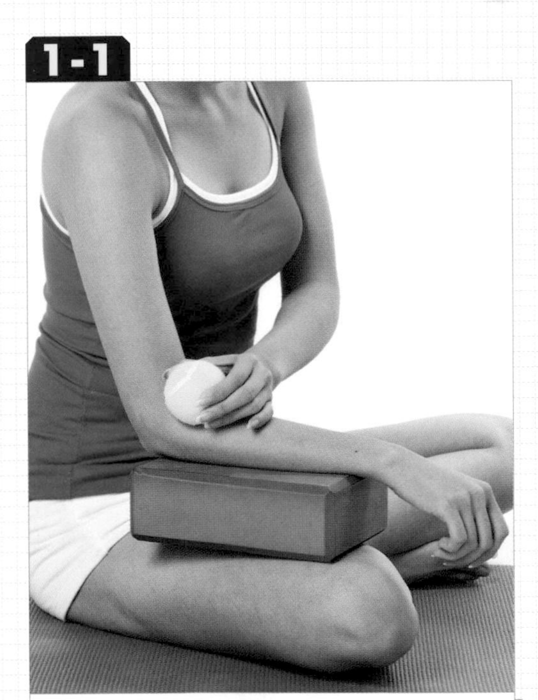

盤坐，先放瑜伽磚在右大腿上。右肘和前臂輕壓瑜伽磚，掌心向下，手腕懸空在磚外，拿1顆網球放在手肘外側關節上。

Step 1 按摩肱骨外上髁

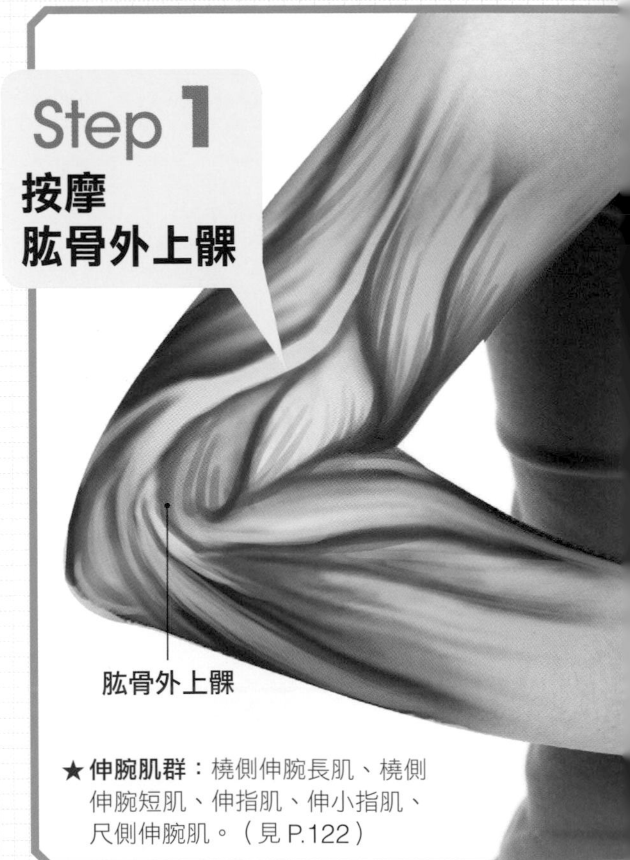

★ **伸腕肌群：**橈側伸腕長肌、橈側伸腕短肌、伸指肌、伸小指肌、尺側伸腕肌。（見 P.122）

此類病症正式名稱是「肱骨外上髁炎」、「肱骨內上髁炎」，當肘和腕關節過度、重覆或錯誤使力，手指和腕關節即引起「前臂伸腕肌群」緊縮、拉傷或發炎，久之導致肱骨外、肱骨內的上髁疼痛發炎，使手肘和前臂活動受限，嚴重者因發炎擠壓到周遭神經，恐導致肌肉萎縮。

改善要領

按壓附著在「肱骨內、外上髁」的前臂「伸腕肌群」，放鬆緊縮的肌肉群，減緩肌筋膜壓力。記得將手腕垂出瑜伽磚，以方便腕部活動牽拉肌肉。

注意事項

1 「網球肘」為慢性損傷，一旦發生就會反覆出現，除了要有耐心的休息和治療，平常就用網球按壓「肱骨外上髁」，預防更勝治療。

2 如因運動傷害出現劇烈疼痛，屬於急性傷害「肌腱撕裂」的症狀，不可使用網球按壓，但這發生機率極少。

1-2

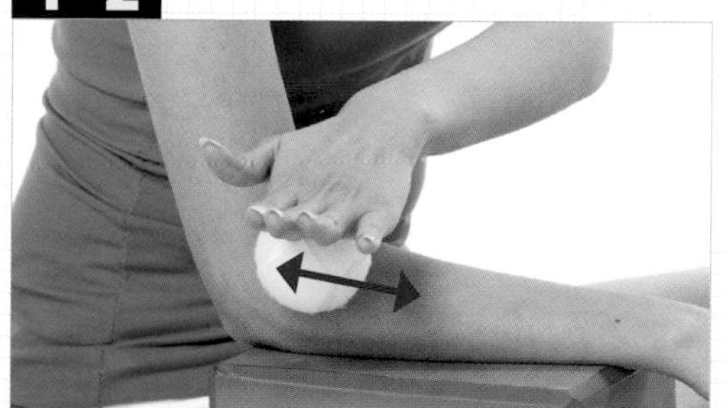

網球在手肘外側前後滾動，舒張緊繃肌肉，並尋找最痠痛點。

1-3

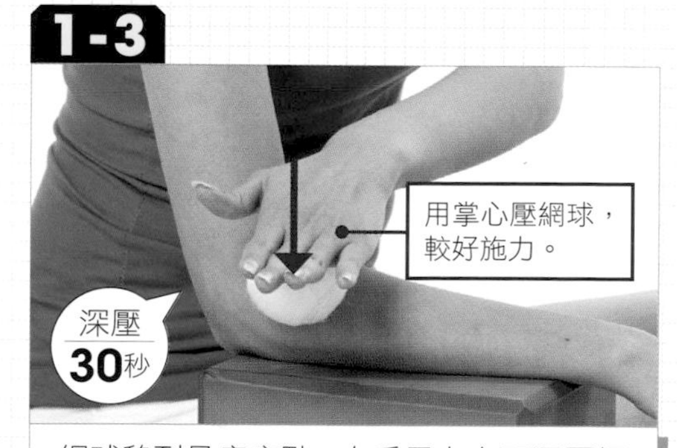

網球移到最痠痛點，左手用力向下深壓網球30秒～1分鐘。

1-4

上翹

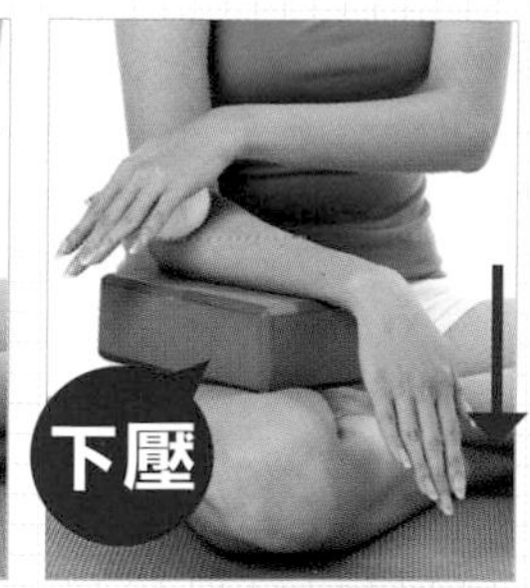

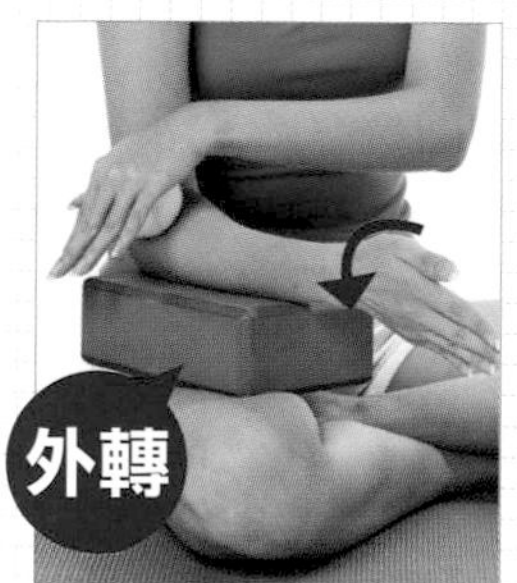

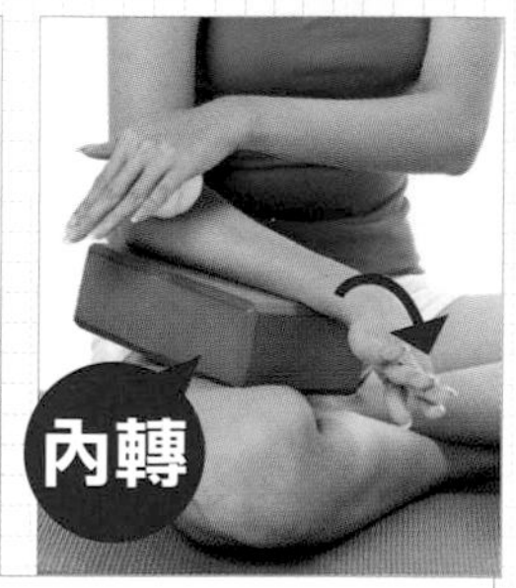

左手壓住網球，右手腕做向上、向下，向外、向內轉動，加強前臂外側肌群牽拉效果。重覆做1分鐘，放鬆休息30秒，回步驟1-3，重覆3～5回，再換按壓左手。

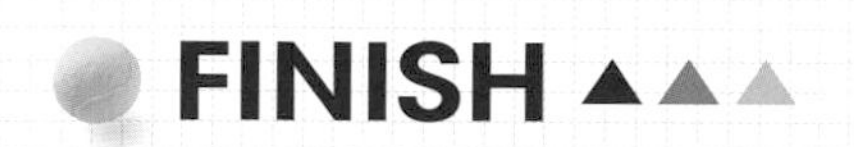

START

2-1

盤坐，先放瑜伽磚在右大腿上。右肘和前臂放上瑜伽磚，掌心向上，手腕懸空在磚外，拿1顆網球放在手肘內側關節上。

2-2

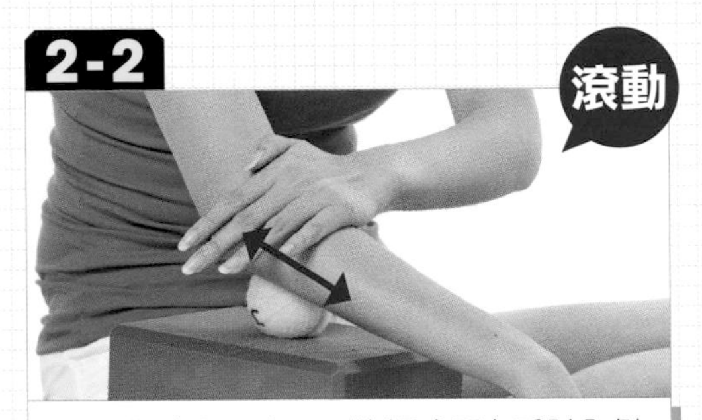

手和網球翻面向下，將網球壓在手肘內側和瑜伽磚間；網球在手肘內側前後滾動，舒張緊繃肌肉，並尋找最痠痛點。

2-3

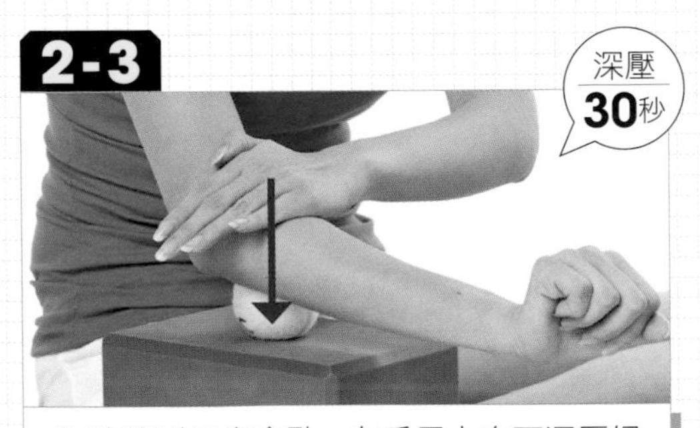

網球移到最痠痛點，左手用力向下深壓網球30秒～1分鐘。

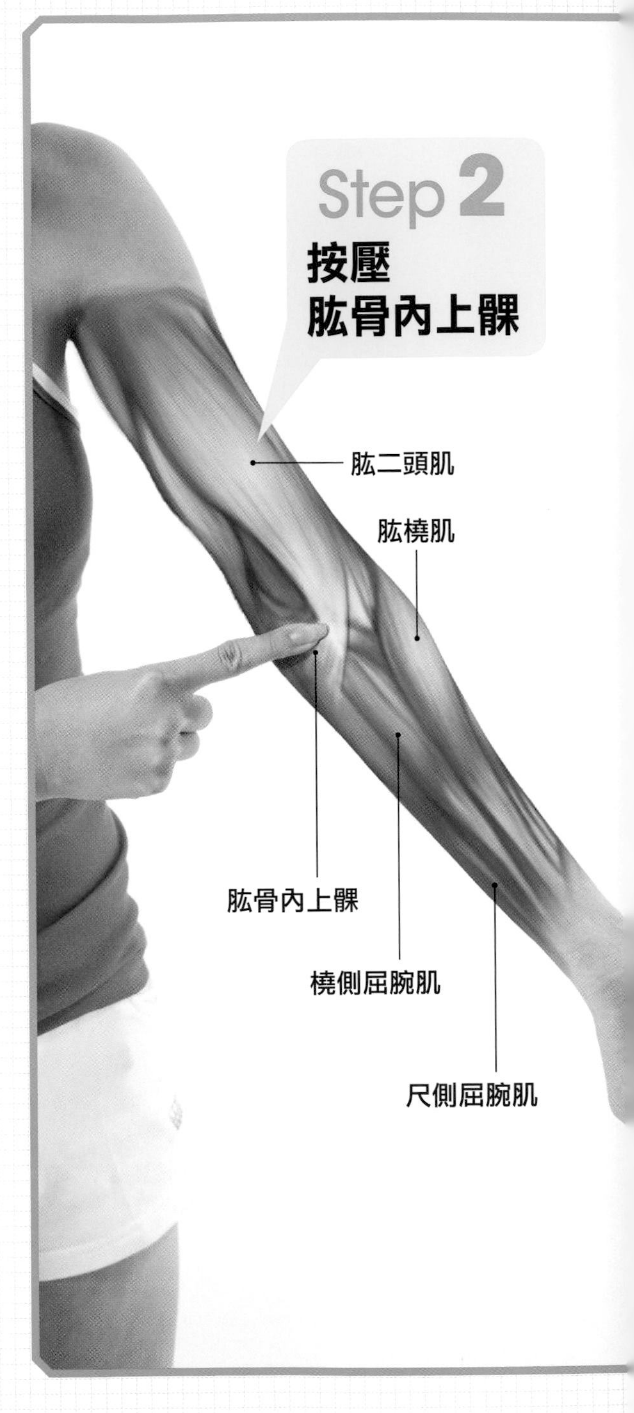

2-4

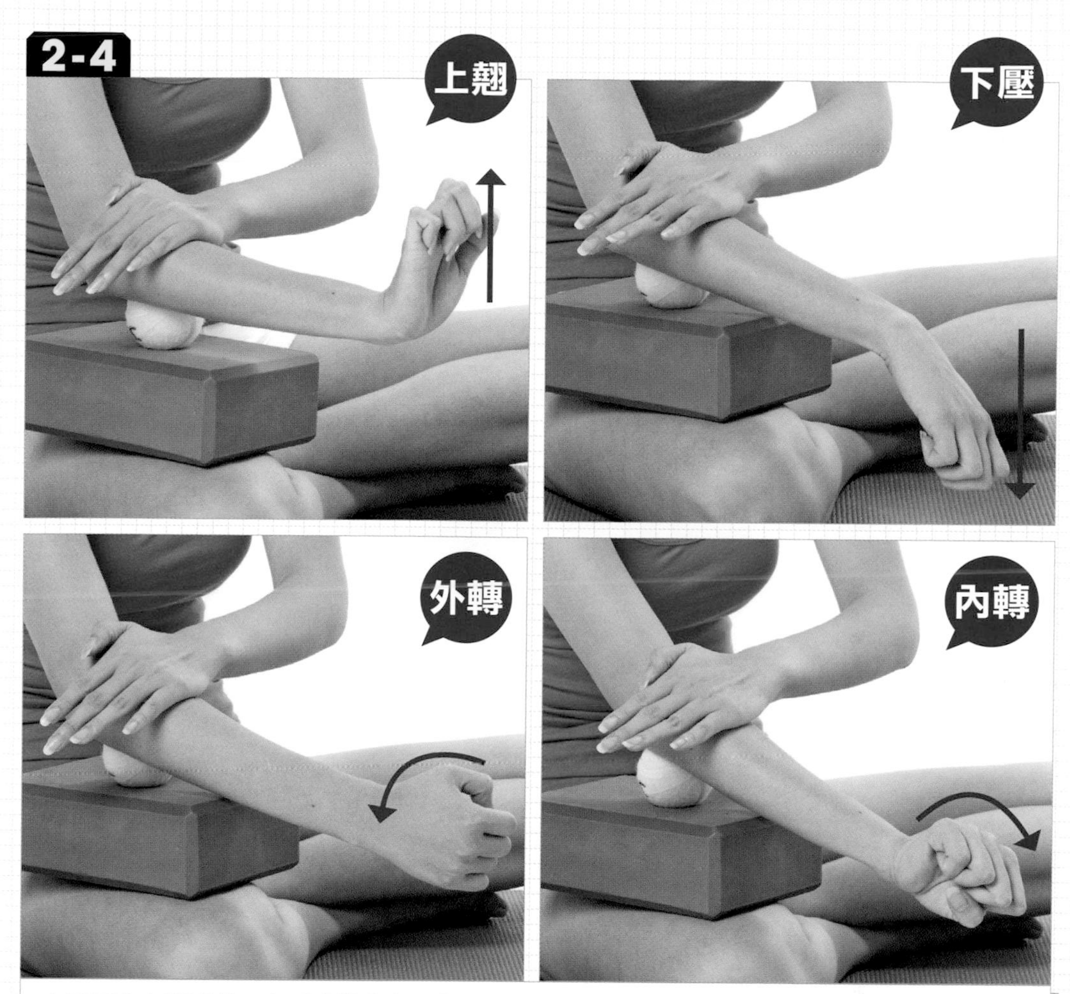

左手壓住右肘關節，右手腕做向上、向下，向外、向內轉動，加強前臂內側肌群牽拉效果。重覆做1分鐘，放鬆休息30秒，回步驟2-3，重覆3～5回，再換按壓左手。

FINISH ▲▲▲

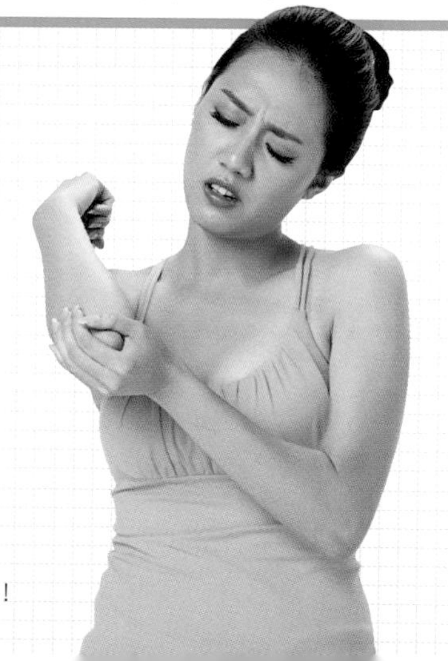

按摩工具再推薦

輔以擀麵棍按壓，功效更加倍。（見P187）

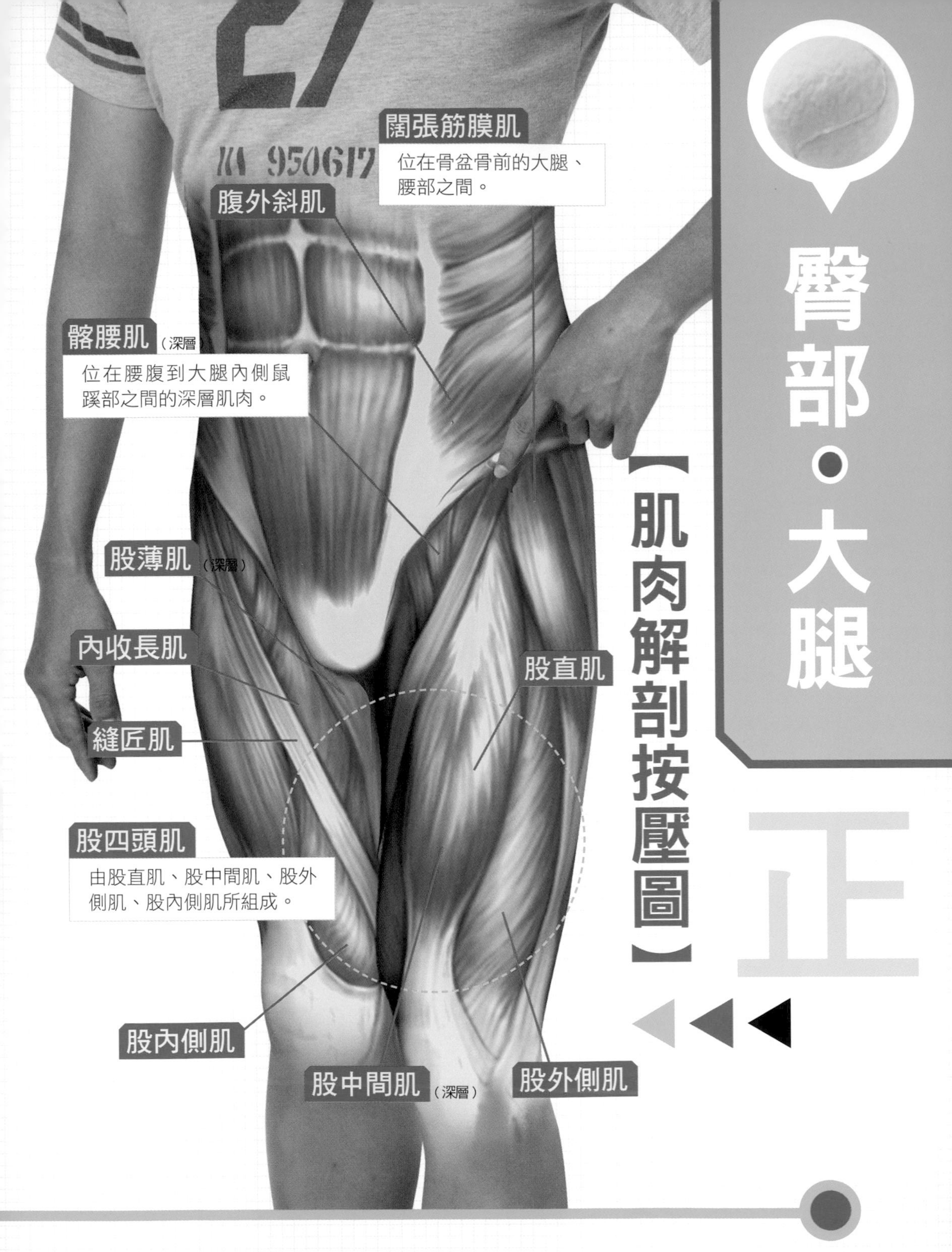
臀部・大腿
【肌肉解剖按壓圖】
正
闊張筋膜肌
位在骨盆骨前的大腿、腰部之間。
腹外斜肌
髂腰肌（深層）
位在腰腹到大腿內側鼠蹊部之間的深層肌肉。
股薄肌（深層）
內收長肌
縫匠肌
股直肌
股四頭肌
由股直肌、股中間肌、股外側肌、股內側肌所組成。
股內側肌
股中間肌（深層）
股外側肌

背側

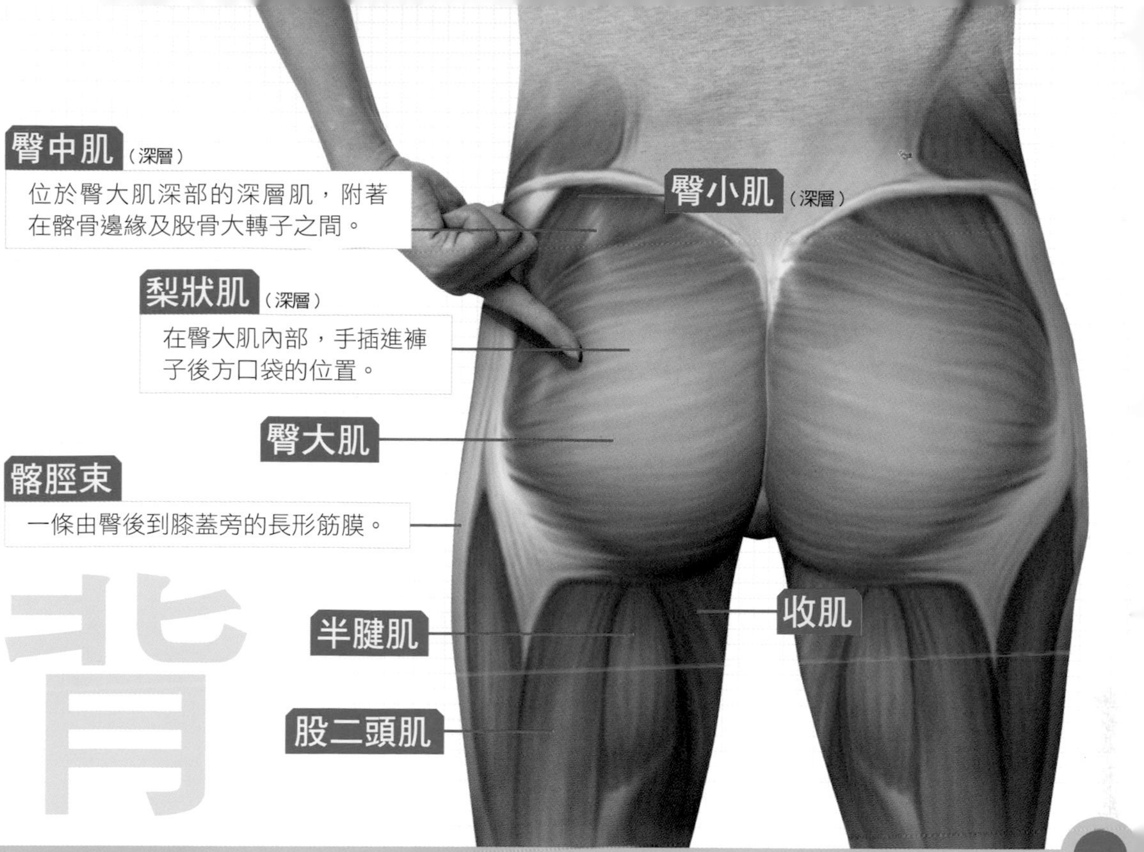

臀中肌（深層）

位於臀大肌深部的深層肌，附著在髂骨邊緣及股骨大轉子之間。

臀小肌（深層）

梨狀肌（深層）

在臀大肌內部，手插進褲子後方口袋的位置。

臀大肌

髂脛束

一條由臀後到膝蓋旁的長形筋膜。

收肌

半腱肌

股二頭肌

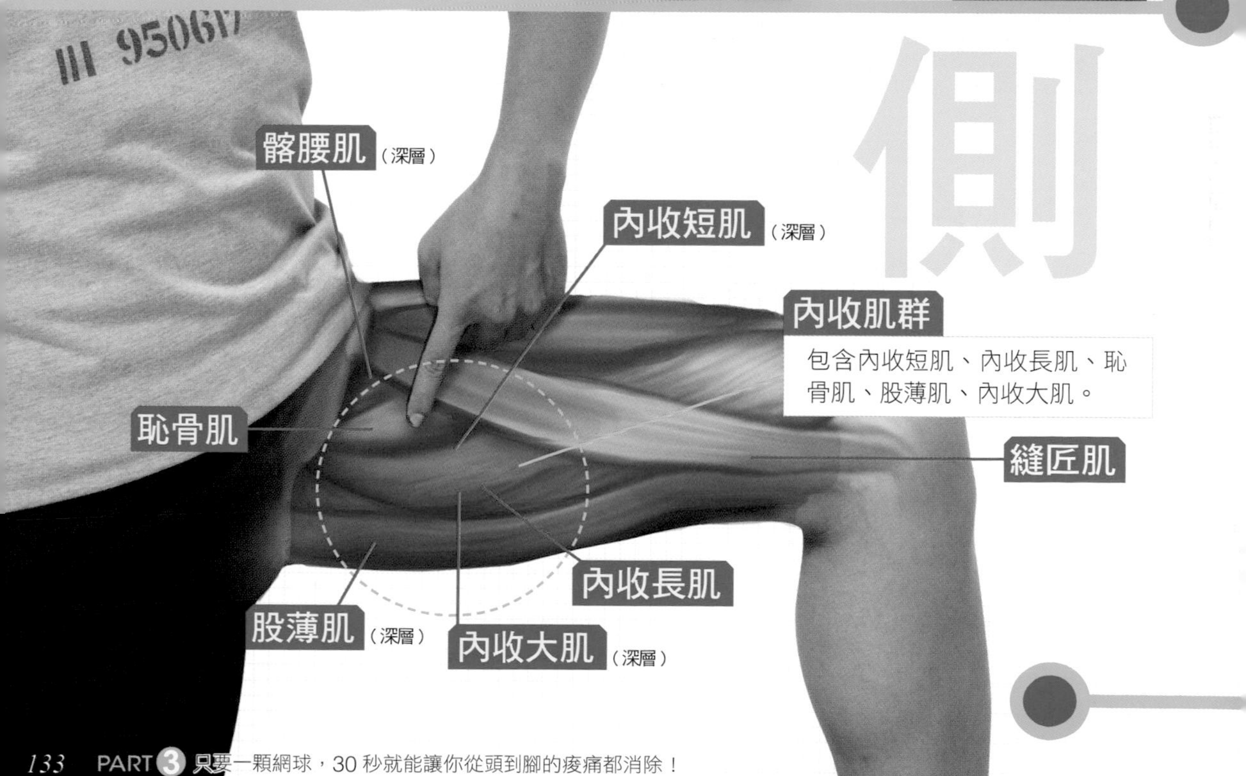

側

髂腰肌（深層）

內收短肌（深層）

內收肌群

包含內收短肌、內收長肌、恥骨肌、股薄肌、內收大肌。

恥骨肌

縫匠肌

內收長肌

股薄肌（深層）

內收大肌（深層）

臀部發麻 久坐痠痛 坐骨神經痛

症狀表現

久坐的現代人臀部問題不少！最常見一邊臀部深層位置痙攣、灼熱刺痛、僵麻，甚至牽連到下背、大腿後方、小腿側面到腳底，臀部的疼痛明顯又反覆出現，這就是「梨狀肌症候群」！蹲、坐和躺著同樣姿勢超過15分鐘，下盤就疼痛；換姿勢或拉動到臀肌時更痛！還會下肢無力、提重物困難，甚至跛行。

造成原因

「梨狀肌」是臀部的深層肌肉，「梨狀肌症候群」就是因這塊肌肉的筋膜過度緊縮，使肌肉被擠壓、拉傷或痙攣緊繃產生壓痛點，嚴重者肌肉會發炎、水腫、肥厚、纖維化。久坐歪斜、愛翹腳、站三七

▼▼▼ START 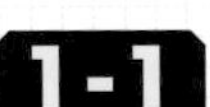

Step 1 按摩梨狀肌

1-1

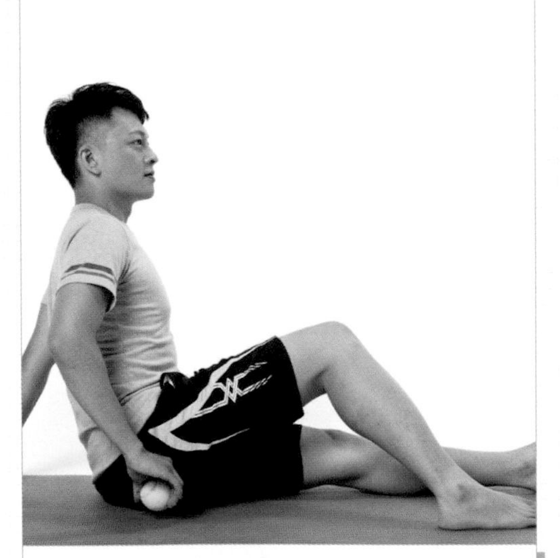

先找右臀的「梨狀肌」，約臀部手插褲子口袋的位置。拿1顆網球放這，右腿彎曲讓右臀壓著網球坐地，左腿伸直。

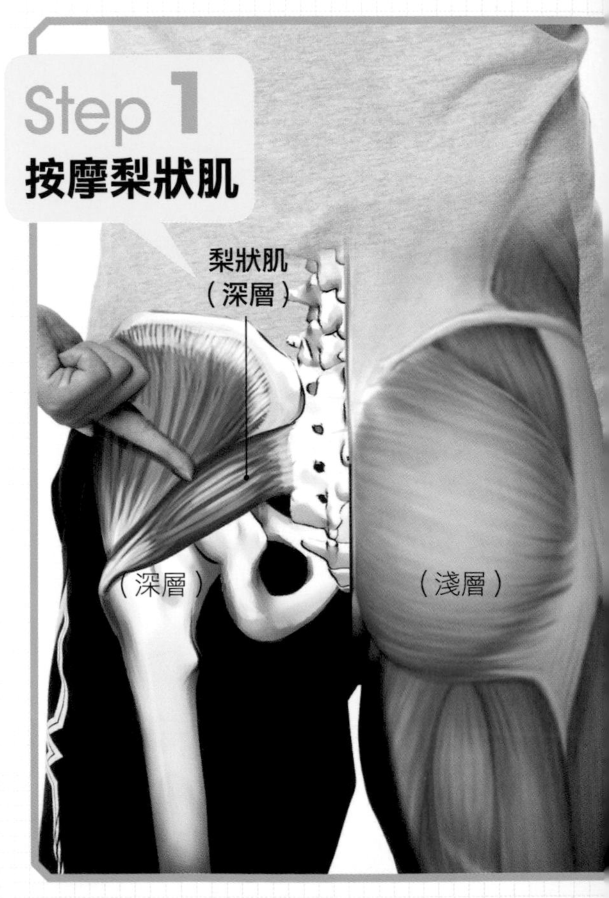

步，或過度運動、常跑步、爬山等都是好發者，且女性患者多出男性6倍多。

而有85%的「坐骨神經叢」是從梨狀肌下穿過，坐骨神經由腰椎、骨盆腔、經過臀部梨狀肌；當梨狀肌受到傷害，也會損傷坐骨神經。「梨狀肌症候群」是「坐骨神經痛」的前兆之一，但要小心它常被誤會成也會引發坐骨神經痛的「椎間盤突出」，位置相當、疼痛感覺又難以分辨，結果做了椎板切除手術卻沒有改善，問題仍持續發作。

改善要領

消除僵硬的臀部肌肉，利用按摩、冰敷、電療、超音波等，或坐牽拉伸展臀肌動作。

注意事項

1. 臀部急性疼痛應先休息和就醫，不可立刻按壓，等到疼痛退後，再用網球按壓做舒緩。
2. 用網球按壓可改善效果達70%以上；若效果不佳，可考慮局部注射類固醇。

1-2

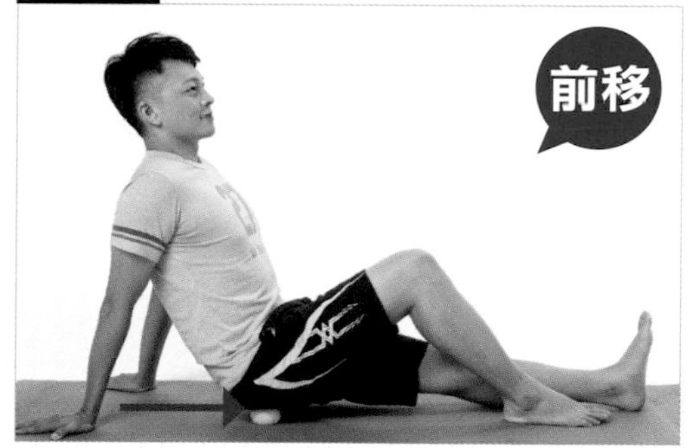

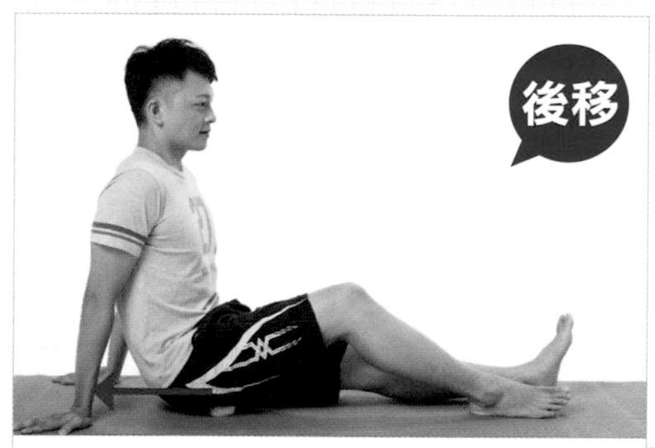

雙手伸直放在身後地面，撐住身體，略抬起腰臀。右臀壓著網球向前、向後平移，重覆做30秒，讓網球在肌肉上滾動，尋找最痠痛點。

1-3

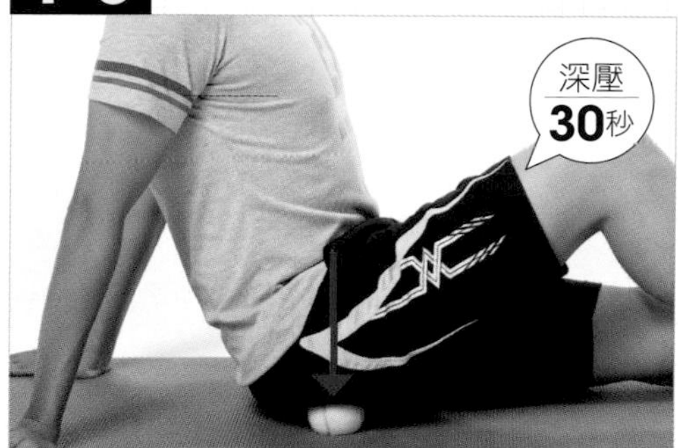

網球在右臀痠痛點深壓30秒～1分鐘，重覆3～5回，每回中間休息30秒，再換按摩左臀。

FINISH ▲▲▲

15 骨盆歪斜 髖部痠痛

症狀表現

檢查自己「夠不夠正」，先要查看骨盆位置正不正：臀部是否一高一低或一前一後、兩腳是否「長短腳」、站立時兩膝蓋高度不同、小腹容易堆積脂肪等。

典型骨盆歪斜的症狀，腰、髖關節和臀、腿、膝都會出現疼痛感，會莫名腰痠背痛、行走不適、特定某一腳痠痛、覺得椅子傾斜坐不住、不翹腳就覺得不舒服等。

造成原因

骨盆歪斜的原因，最常見的是骨盆受到外力撞擊、外傷，以及長期不正確的姿勢，像慣性翹腳、單肩背重物、重心放在單腳、不自覺駝背、睡覺很少翻身等。使得骨盆外的肌肉筋膜緊繃，產生不平均的張力造成歪斜；「臀中肌」與「闊張筋膜肌」不平衡，會使歪斜更嚴重。

Check！

骨盆是否有歪斜？

✕ 歪斜　〇 正常

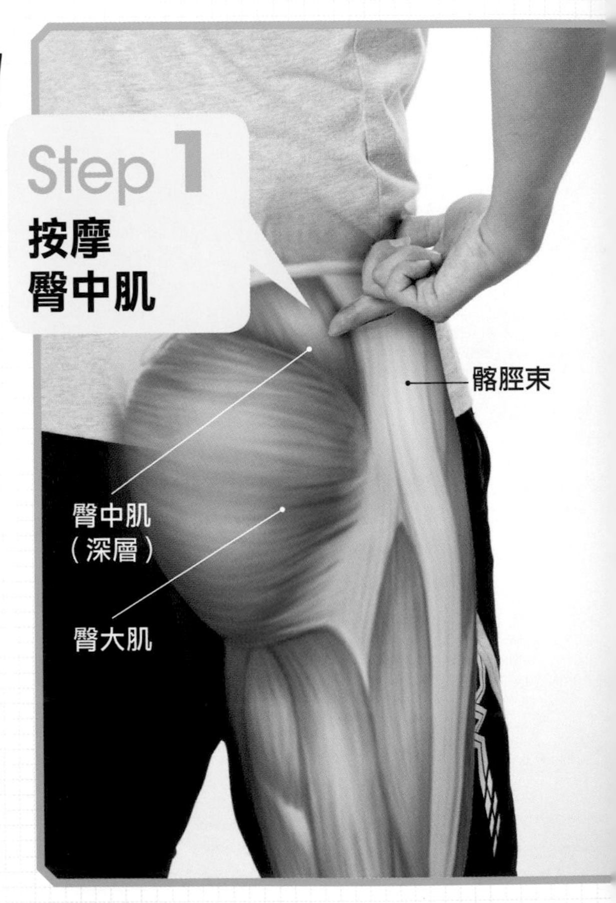

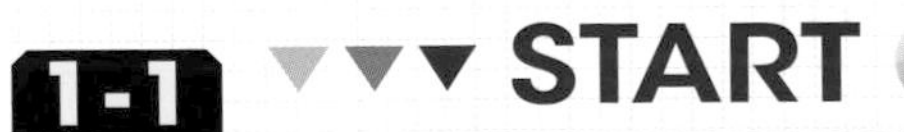

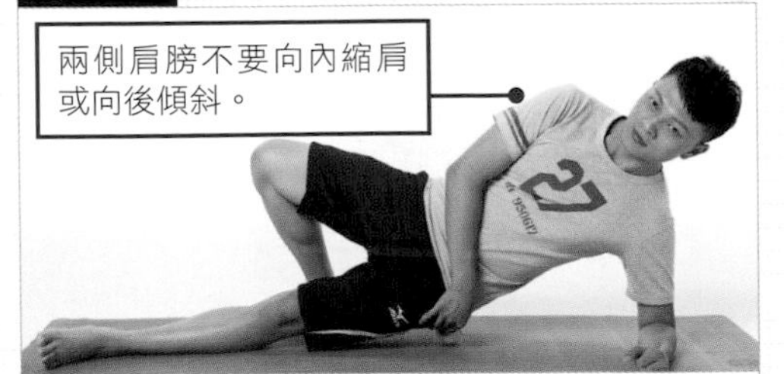

先找左側「臀中肌」，位在骨盆後的上臀肌、髖骨下緣。將1顆網球放此，身體左側靠地側躺下，左腿伸直，左肘撐地抬起上身。

此外，女性產後骨盆的韌帶變鬆弛，若做了錯誤的產後運動，也會導致骨盆歪斜、嚴重腰痛。另外，壓力和疲勞也是造成骨盆閉鎖或擴張的慢性因素。

骨盆歪斜雖然沒有立即危險，但會影響脊椎排列、肌肉平衡，身體會失去重心，連帶影響身體組織變鬆散、肌肉施力不均衡，容易造成彎腰駝背、高低肩、頭痛、肩頸疼痛、肥肚嚴重，甚至是臉部肌肉不平衡、大小眼等，對體態和健康都有害，要盡快矯正。

改善要領

舒緩骨盆兩旁的「臀中肌」及「闊張筋膜肌」，穩定平均它們對骨盆的張力，即可調整骨盆平衡，也能提升行動和運動的穩定性。

注意事項

1 按壓骨盆前後兩側的肌肉時，要小心不可直接壓在骨盆骨頭上，以免造成歪斜更加嚴重。

1-2

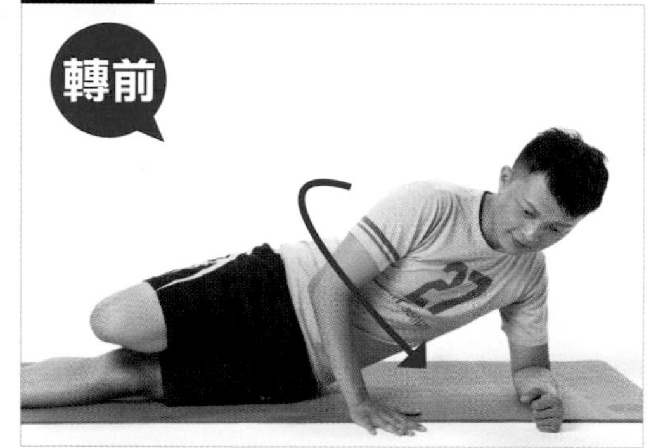

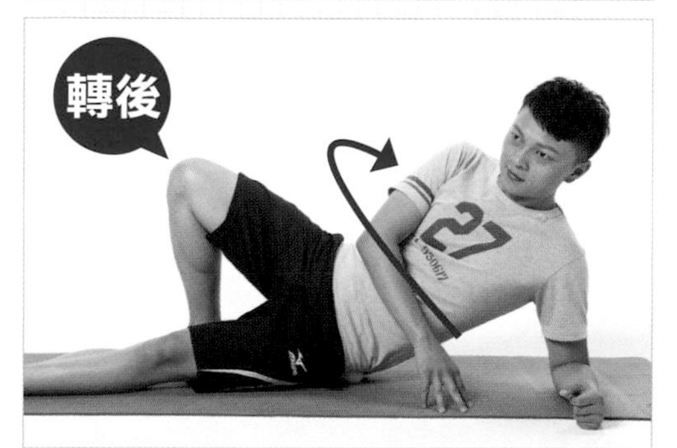

腰臀帶動上身向前、向後翻轉，兩手撐地穩定身體，讓網球在臀中肌滾動，尋找最痠痛點。右腿以不妨礙動作自由伸彎。

1-3

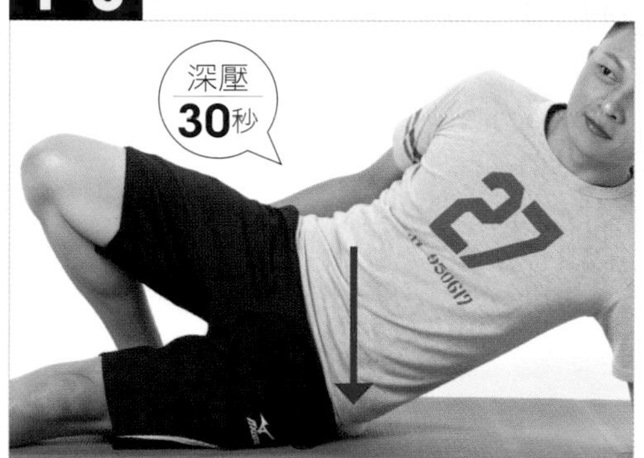

網球移到最痠痛點，利用身體重量深壓肌肉，維持30秒～1分鐘，重覆3～5回，每回中間休息30秒。或換邊做，兩側交替按摩。

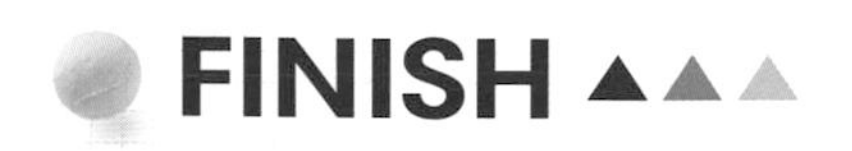

Step 2
按摩
闊張筋膜肌

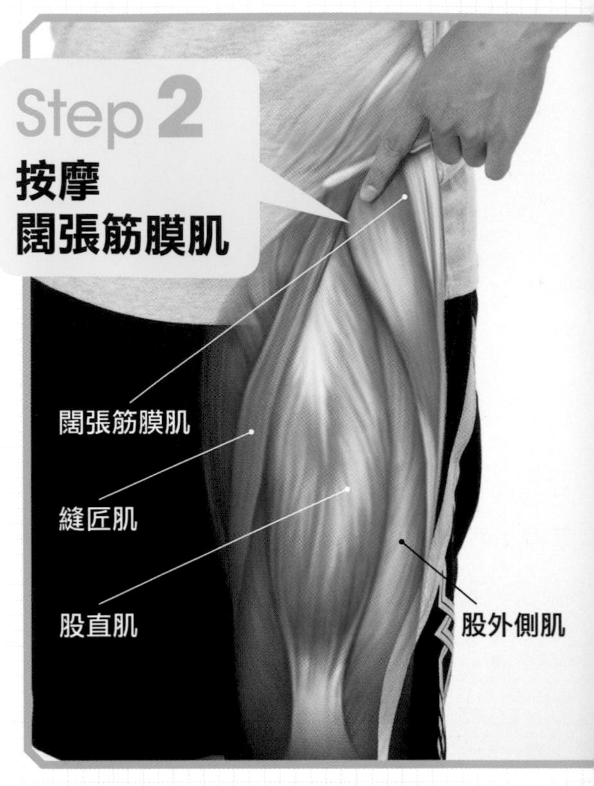

START

2-1

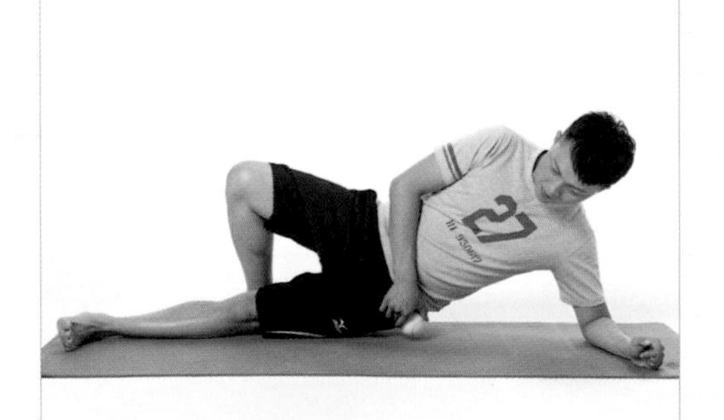

先找左腿的「闊張筋膜肌」，位在骨盆前的大腿、腰部之間。將1顆網球放此，身體左側靠地側躺下，左腿伸直，左肘撐地抬起上身。

2-2

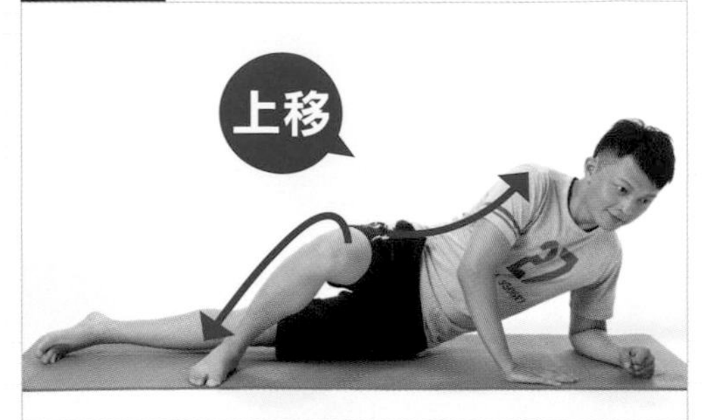

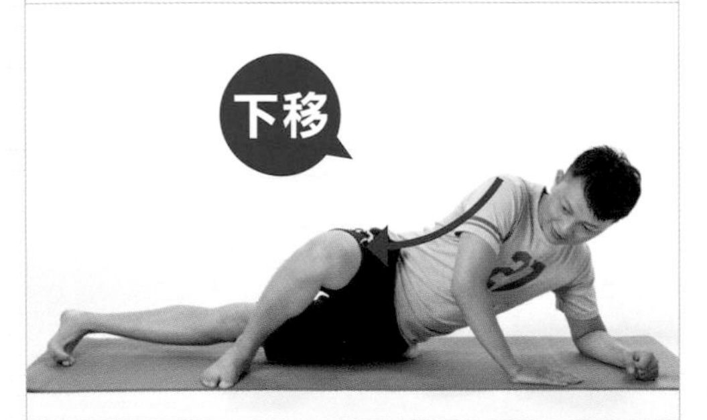

腰臀帶動上身向頭的方向來回平移，兩手撐地穩定身體，右腳跨到左腳前踩地。讓網球在肌肉上滾動，尋找最痠痛點。

2-3

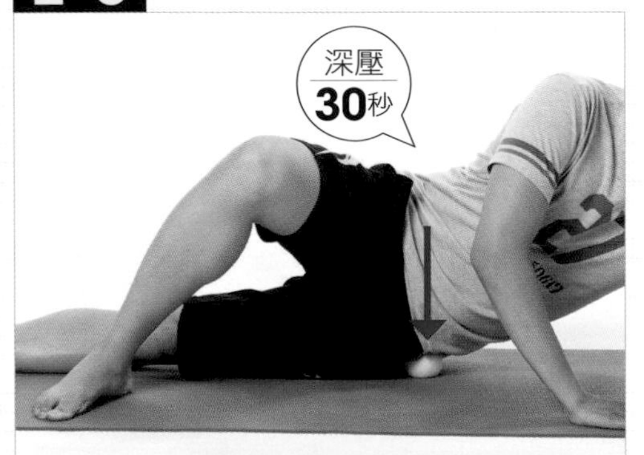

網球移到最痠痛點，利用身體重量深壓肌肉，維持30秒～1分鐘，重覆3～5回，每回中間休息30秒。或換邊做，兩側交替按摩。

FINISH

貼心提醒

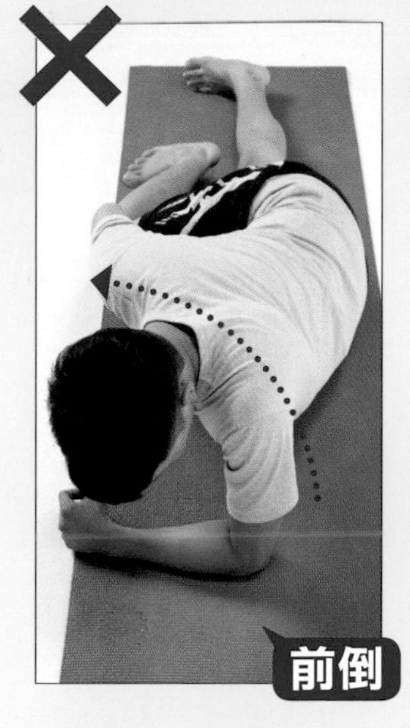

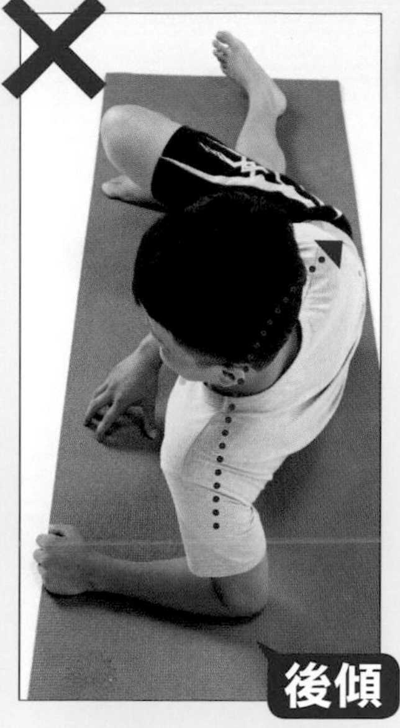

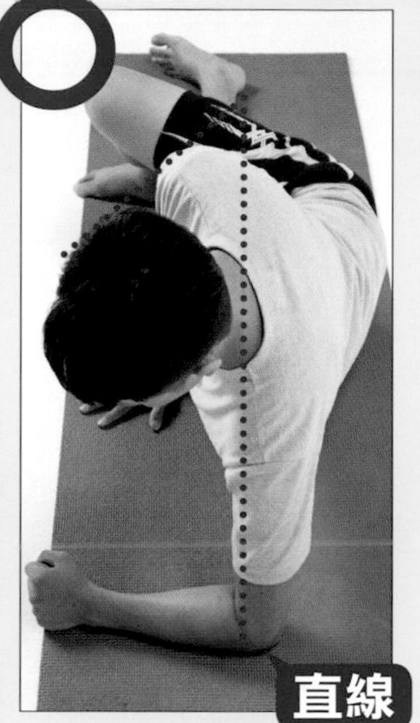

兩邊肩膀要呈直線，不可向後傾、向前倒！

側躺做網球按摩時，靠近地面的一手彎曲、撐地，另一隻手則放在身前扶地，協助身體保持平衡。要特別注意，兩邊肩膀要呈直線，與地面垂直，上半身不可向後傾、向前倒，頭頸也要自然伸直，不要左右彎，避免動作時傷到脊椎。姿勢正確，按壓效果才會準確有效。

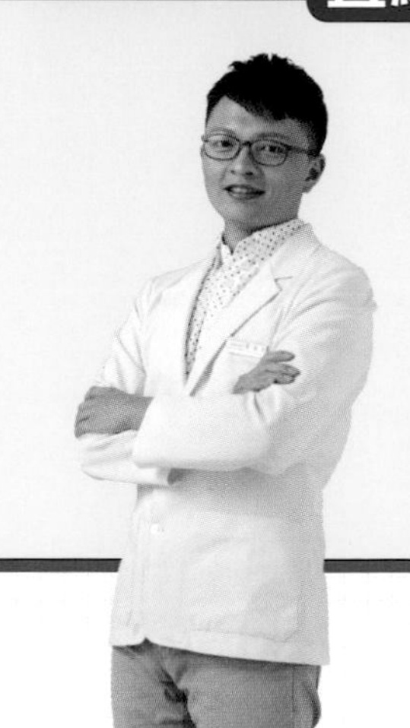

鼠蹊部拉傷 大腿內拉傷

症狀表現

鼠蹊部到大腿內側這整條肌群若拉傷，會蔓延整個大腿內側。狀況可分「慢性損傷」和「急性拉傷」，「慢性損傷」疼痛感較輕微但持續，疼痛蔓延鼠蹊部、大腿內側到膝蓋旁，牽連到髖關節，造成無法用力踩地、跛行、活動障礙。「急性拉傷」先出現劇烈疼痛、腿無法施力，依嚴重度分3級：輕者感覺疼痛但容易恢復，不影響肢體功能；嚴重者微血管破裂出現腫脹、黑青，甚至肌肉斷裂、出血；過3～7天後疼痛降緩，會慢慢出現痠痛感。

造成原因

「髂腰肌」、「大腿內收肌群」拉傷，是疼痛主因。內收肌群是由：恥骨肌、內收長肌、內收短肌、內收大肌、

START

Step 1 按摩內收肌群

1-1

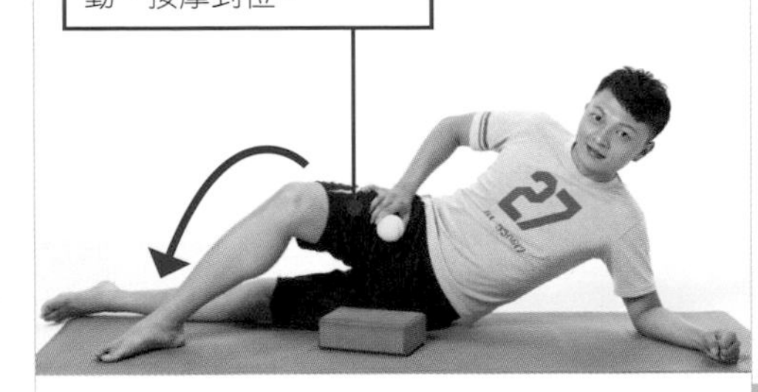

大腿要盡量外開 90 度，網球才能沿大腿長軸滾動、按摩到位。

拿1顆網球擺在要按壓的右腿內收肌上，身體左側向下側趴，左肘撐起身體，臀旁擺一個瑜伽磚；右腿張跨到身前、腳掌踩地，右側腰臀向瑜伽磚壓下，讓網球輕壓右大腿內側。

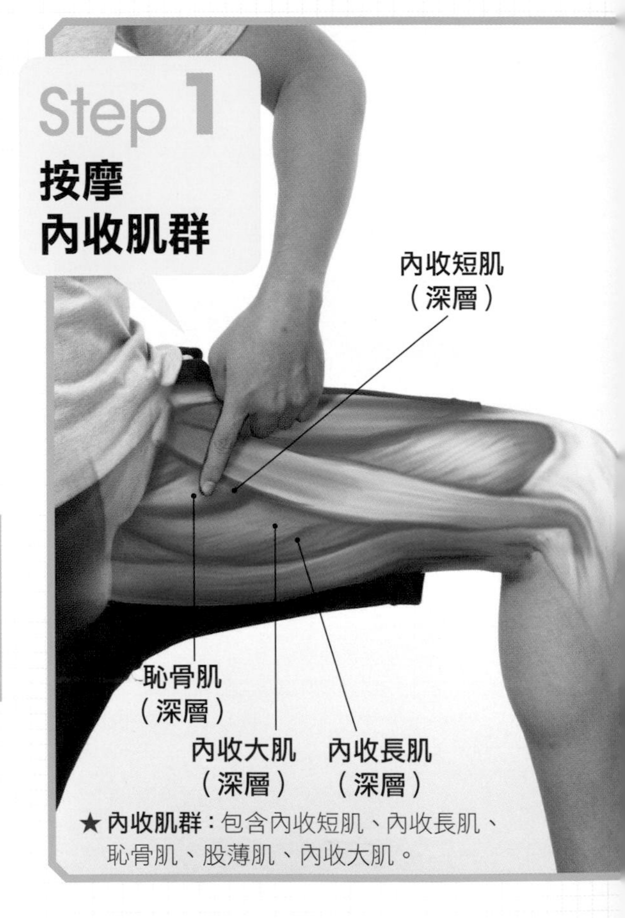

★ **內收肌群：**包含內收短肌、內收長肌、恥骨肌、股薄肌、內收大肌。

股薄肌所構成，經常彎腰、蹲下工作者，或久坐、愛翹腳的人最要小心此區肌肉慢性勞損。「急性拉傷」多是肌肉受強烈外力牽拉，如運動或跳舞等，做劈腿、跨欄、伸展動作，造成臀腿肌肉痙攣、拉傷、挫傷或撕裂；要注意運動前暖身要做足。

改善要領

舒緩緊繃或受傷的鼠蹊部和大腿內側肌群，其中「內收肌群」屬於長形肌肉（從鼠蹊部旁到膝蓋旁），分成2或3段按壓，滾動網球較方便，按摩效果也較好。

注意事項

1. 若是「肌肉急性拉傷」，剛受傷前3～5天的急性期不可做網球按摩，等到受傷肌肉復元後，再做按摩舒緩之後的慢性痠痛。
2. 鼠蹊部位疼痛，可能是鼠蹊部、內收肌拉傷，也可能是骨盆腔發炎、生殖器官受傷、尿道結石等，如不確定原因，宜先就診確認。

1-2

趴姿若腰部會不適，可放枕頭在腹部下支撐腰椎。
平移

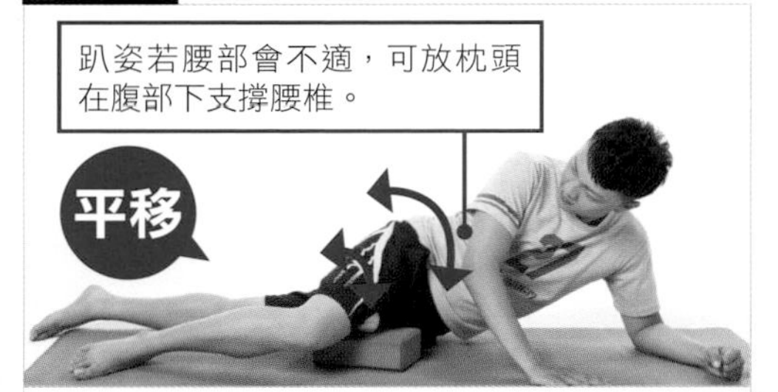

雙手撐地穩住重心，臀腿向前、向後平移，讓網球在大腿內側滾動，重覆30秒～1分鐘，尋找最痠痛點。

1-3

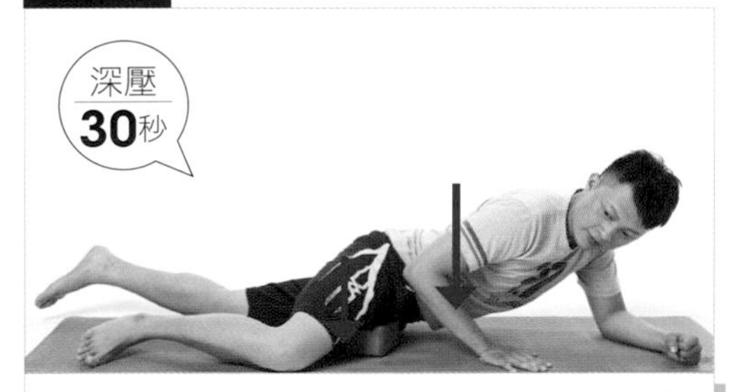

網球移到最痠痛點，身腿下壓、深壓肌肉30秒～1分鐘。

1-4

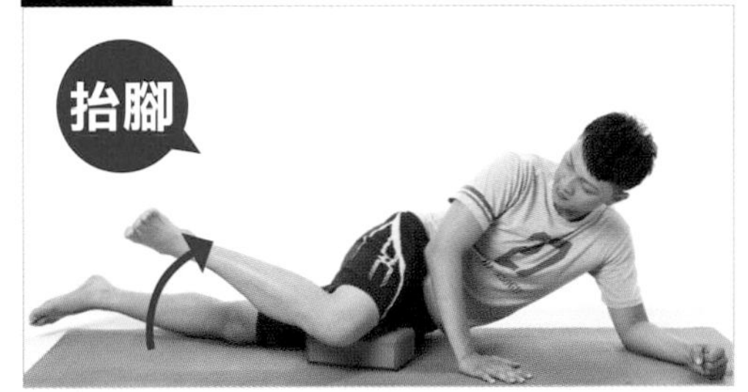

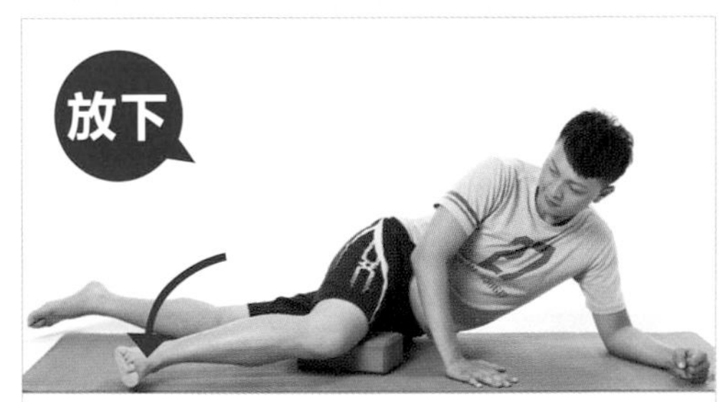

右大腿、上身不動，右膝帶動小腿，向上、向下擺動，重覆30秒～1分鐘，增加肌肉纖維被舒張的範圍。休息30秒，回步驟1-3，重覆動作3～5回。再換按壓下一個點，右腿完成再換左腿按摩。

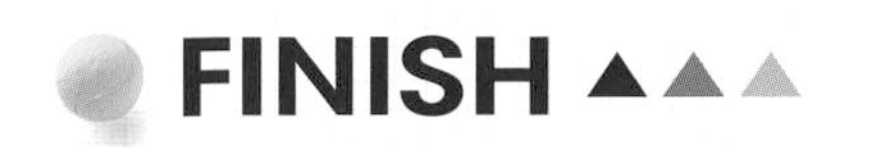

START

Step 2
按摩髂腰肌

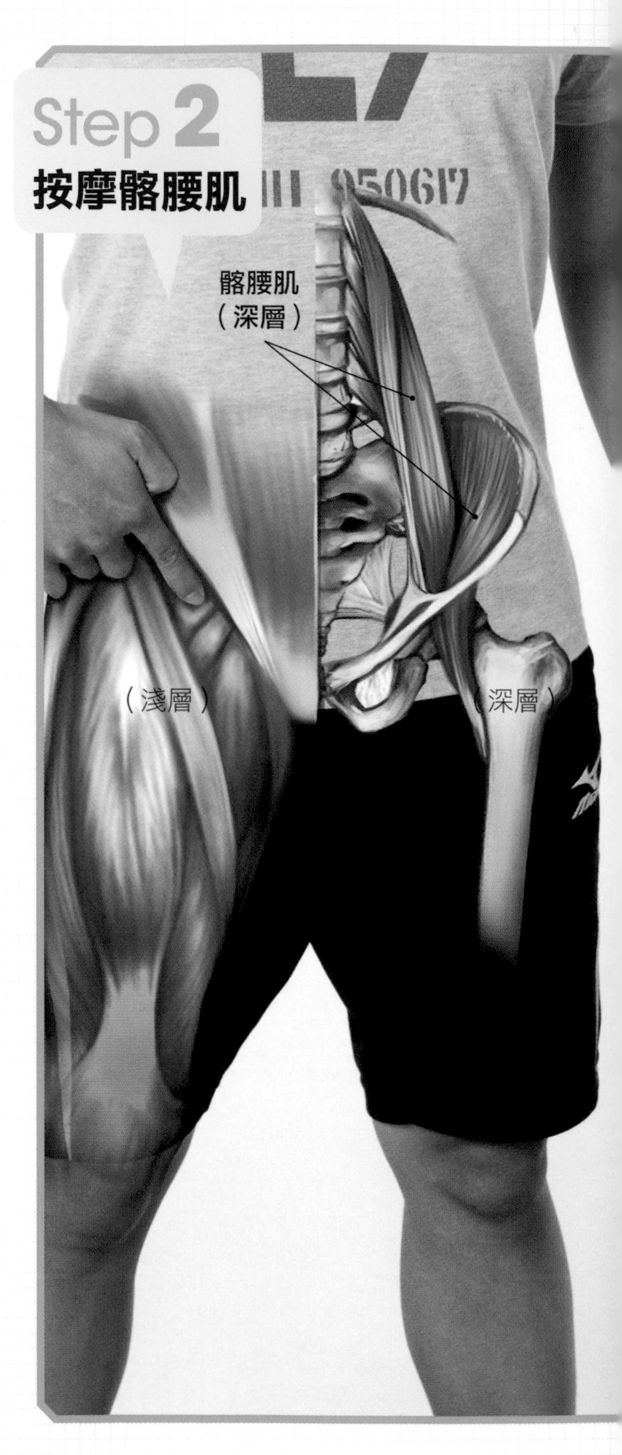

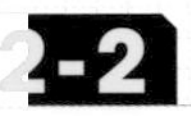
2-1

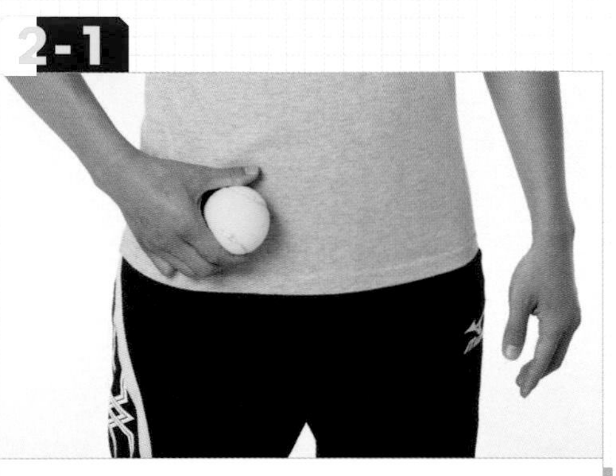

找到右側的「髂腰肌」，即鼠蹊部與腰腹連接處，拿1顆網球置此，趴地。

2-2

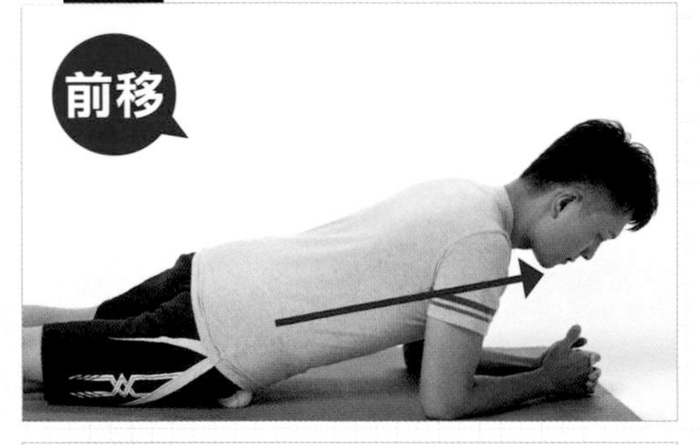

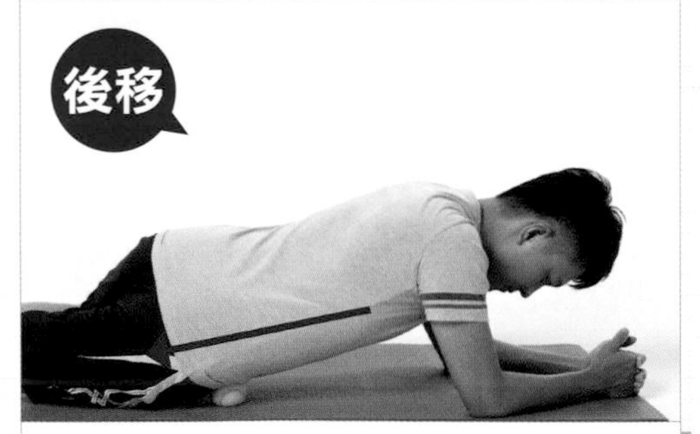

腹側壓住網球，手肘撐地抬起上身。身體向前、向後平移，讓網球在髂腰肌上縱向滾動，尋找最痠痛點。

2-3

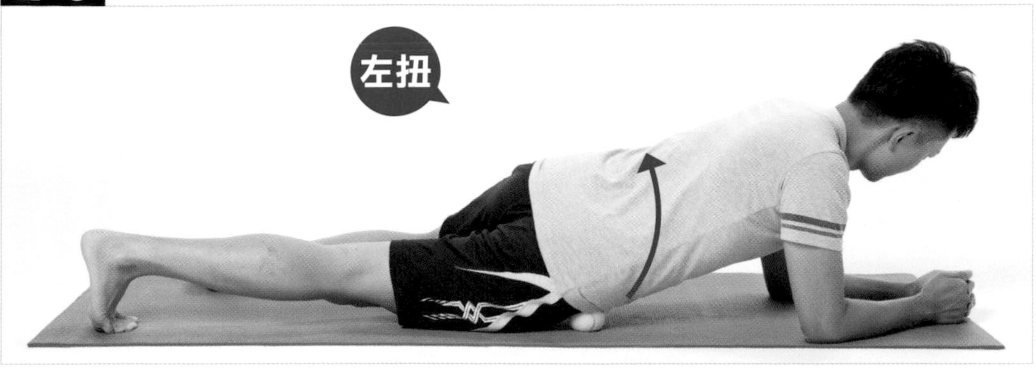

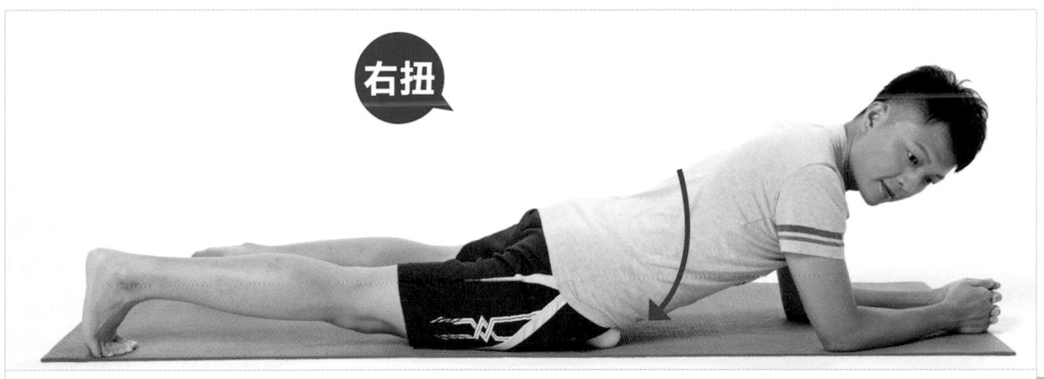

身體向左、向右側稍微翻轉，讓網球在髂腰肌上做橫向滾動，尋找痠痛點，也延展肌纖維。

2-4

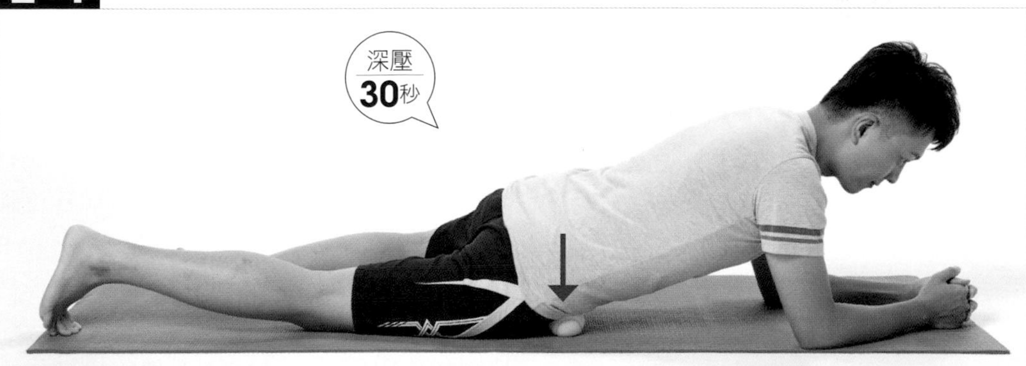

在痠痛點深壓30秒～1分鐘，重覆3～5回，每回中間休息30秒，再換按壓另一側髂腰肌。此區範圍較大，若痠痛點不只1個，每個點都要做按壓。

FINISH ▲▲▲

大腿外側痛 外膝疼痛 跑步膝

症狀表現

膝蓋前側、外側疼痛，有時疼痛延伸到大腿外側、臀部，出現類似燒灼感的痛，尤其跑步、騎單車、蹲站動作、上下樓梯等需要膝關節活動的動作，疼痛感更明顯。許多愛跑步的患者告訴我，遇到下坡時膝蓋會更痛，而且疼痛會持續到運動後。

造成原因

其實這類腿痛的源頭並不只是「膝蓋」，而是大腿外側「髂脛束」發炎引起的。「髂脛束」是一條從髖關節到膝關節、類似肌腱的軟組織，負責穩定活動中的膝關節，因此膝關節伸直、彎曲時，

1-1 START

髂脛束是一條長形的肌筋膜，由臀後到膝蓋旁，可分 2、3 段來按壓。

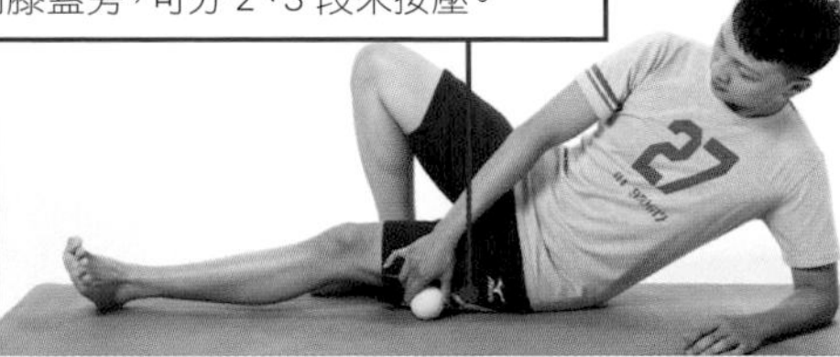

身體左側在下側躺，左肘彎曲撐地，先找左大腿外側的髂脛束，拿1個網球壓在腿下。

1-2

頭、肩膀、手肘位置在同一平面，勿後仰、前傾。

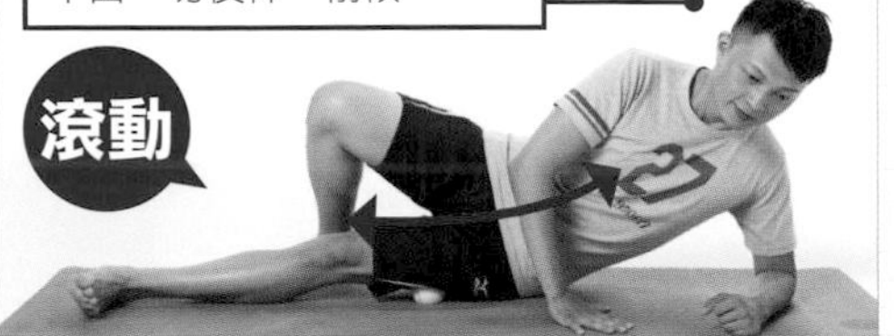

右腿在身後曲膝踩地，右手壓在胸前地面，幫助身體略做上下平移，讓網球在腿上滾動30秒，尋找最痠痛點。

Step 1 按摩髂脛束

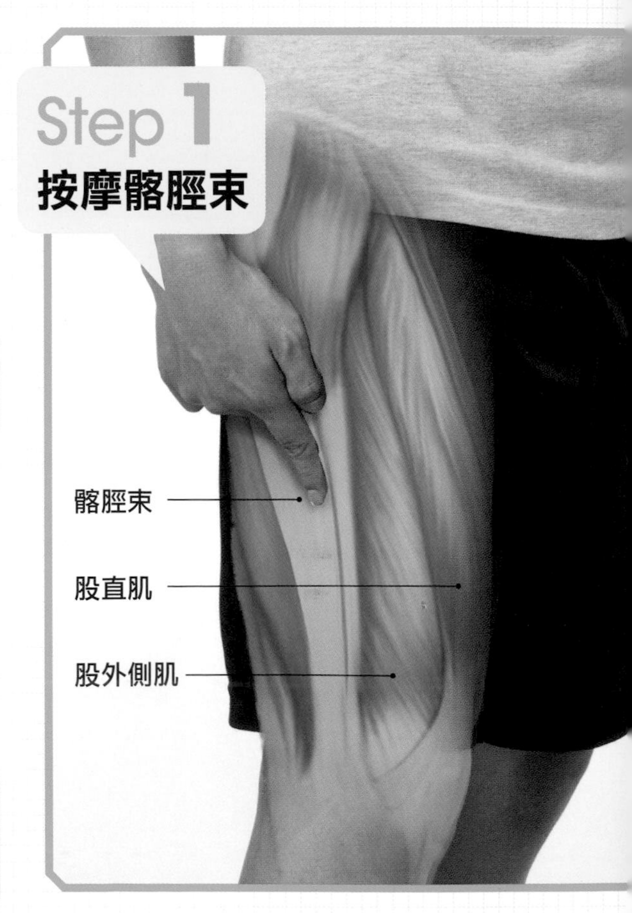

「髂脛束」就會在大腿骨上緣前後滑動，兩者不斷摩擦，過度使用時便導致發炎，醫學上稱作「髂脛束摩擦症候群」。

此症常出現在長跑、騎單車等單一重覆性高動作的運動者身上，在暖身不足、運動時間過長、驟增運動時間、跑步姿勢不正確（膝蓋內翻、外翻）等狀況下更容易發生。先天有長短腳、腳跟內旋、髂脛束過度緊繃、腿部肌耐力不足或不平均等，也可能是病因。久坐不動的人因肌筋膜緊繃，而出現此症狀的人也不少。

改善要領

直接按壓大腿外側「髂脛束」，舒緩疼痛問題。並將過緊的髂脛束延展開，才不會使大腿做內收、外旋時產生結構上的失衡，使組織摩擦更嚴重。

注意事項

1. 用網球按摩時，側躺上身重量都落在肩上，因此肩膀位置很重要，肩膀需擺在與手肘、肩頸連成直線位置，不可後仰前傾。（見P139提醒）

1-3

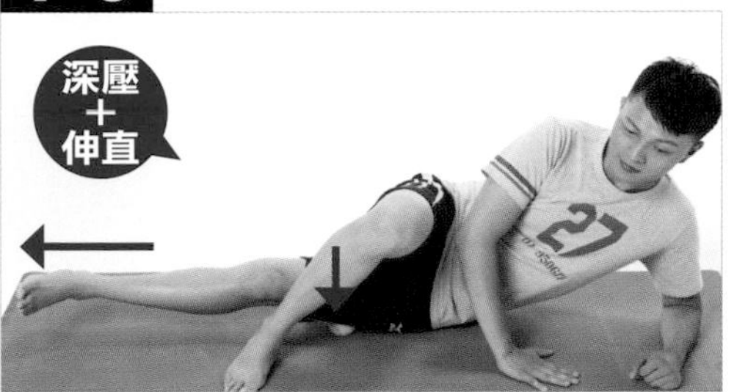

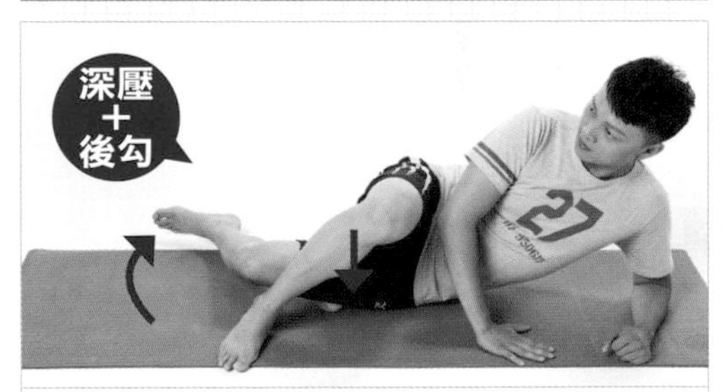

右腳踩到左腿前，右手撐地協助平衡。網球放在最痠痛點，身體重量深壓網球，同時左腳伸直、後勾，重覆30秒。

1-4

左手、左側臀腿、小腿貼地穩住身體重心，膝蓋離地。

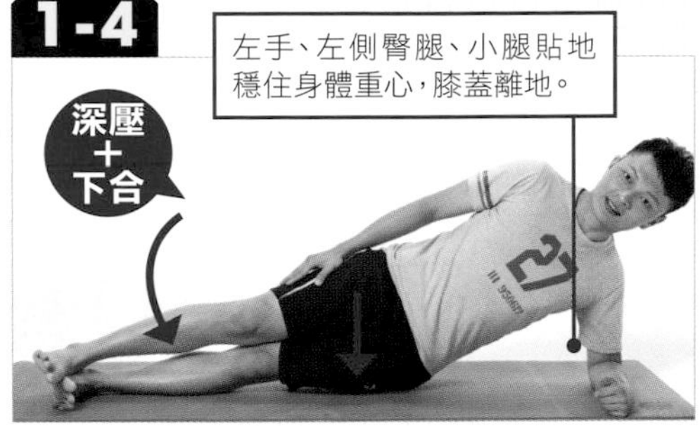

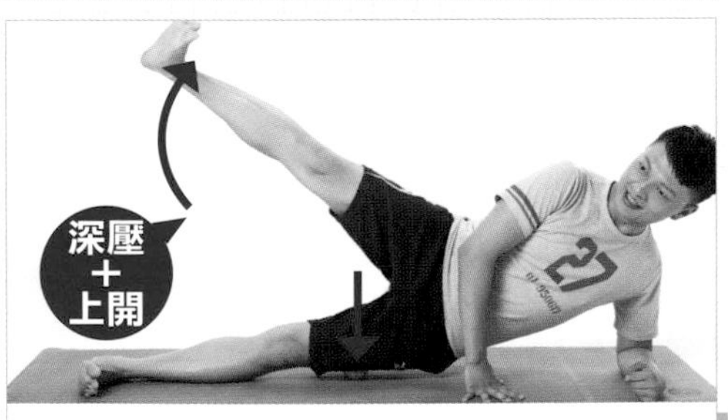

雙腿併攏伸直，身體重量深壓網球，右腿向上、向下開合，重覆30秒。休息1分鐘，回步驟1-2，重覆3～5回。或換點或換腳按壓。

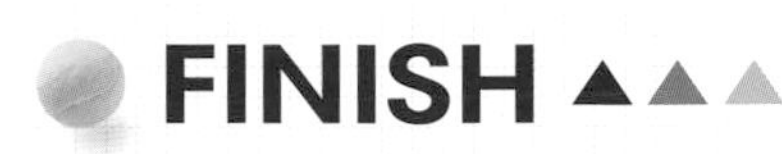

前大腿痛 前膝痛

症狀表現

第144頁的「膝蓋痛」，是指膝蓋外側肌肉疼痛。本篇指疼痛出現在膝蓋正前、上下方，是「髕骨股骨疼痛症候群」、「四頭肌肌腱炎」、或「退化性關節炎」。初期症狀膝蓋痠痛、膝蓋或旁邊肌肉緊繃，很快膝關節活動受限、上下坡梯疼痛、膝蓋出現摩擦聲、起身困難。最後嚴重長骨刺、組織纖維化等，恐需換人工關節。

造成原因

「髕骨股骨疼痛症候群」是膝蓋骨（髕骨）外翻、軟化、髕骨或周遭疼痛等症狀總稱；主要是「膝蓋骨」和「大腿骨」（股骨）摩擦過度，或髕骨外移，造成兩者間的軟骨磨損，引發疼痛或發炎。下肢運動如爬山、打球、跑步、

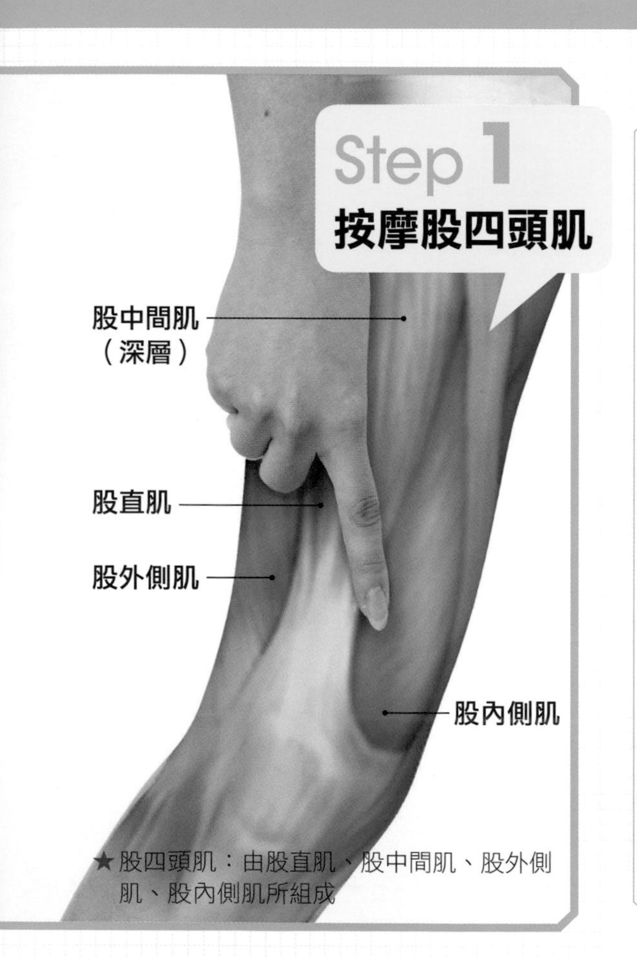

★股四頭肌：由股直肌、股中間肌、股外側肌、股內側肌所組成

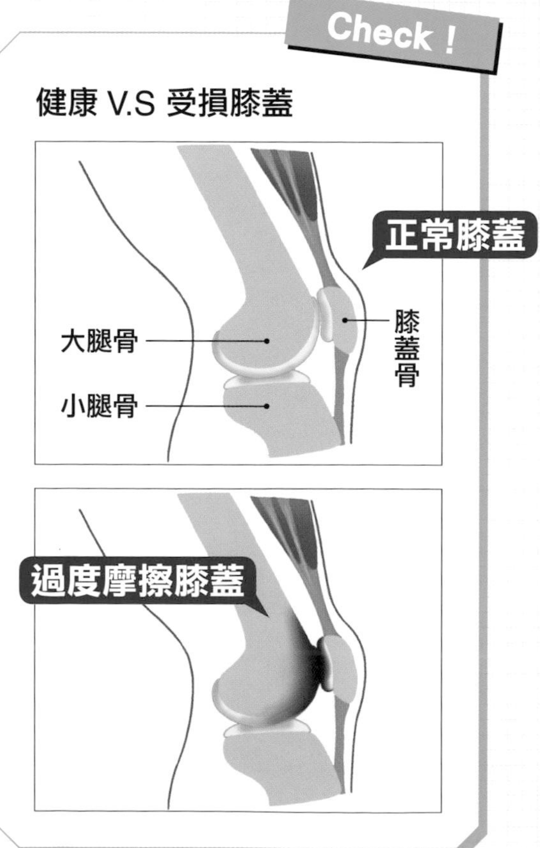

騎單車都容易好發；內八走路、翹腳，腿肌力不足的不愛動者，也容易髕骨外移。女性因骨盆較大，大腿骨旋轉角度較大，故女性比男性更容易膝痛。

「退化性關節炎」則是大腿骨與小腿骨（脛骨）間的軟骨摩損，老化是最直接致因，而肥胖、重度下肢運動更易加重損傷。軟骨耗損了是無法恢復的，高齡者的「退化性關節炎」更難以抗衡，趁早適度的強膝健腿才能預防。

改善要領

膝蓋的肌肉和肌筋膜緊張，就容易造成髕骨移位，關節與肌腱、韌帶間的結構錯位，讓已外移的髕骨更難回正。用網球按摩可避免此問題，並放鬆肌肉和軟組織，減少關節負擔的壓力。

注意事項

1. 網球按壓範圍含膝蓋下緣，但非膝蓋骨上。
2. 「髕骨股骨疼痛症候群」、「退化性關節炎」症狀類似，若膝痛嚴重，應先就醫。

1-1 START

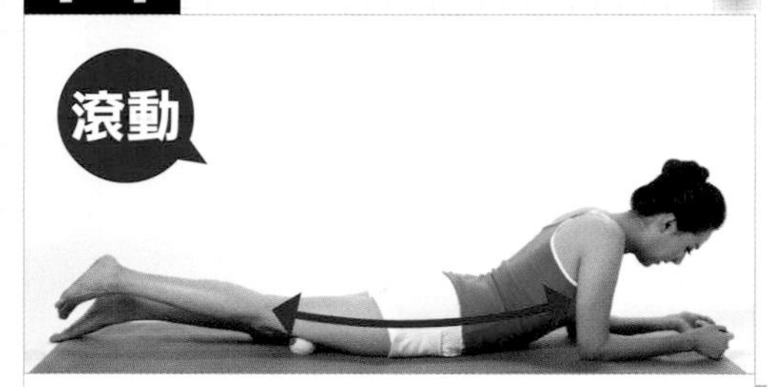

趴躺、雙肘彎曲撐地，先放1顆網球壓在右大腿前方四頭肌與地面之間。身體略向前、向後移動，讓網球在肌肉上滾動，尋找最痠痛點。

1-2

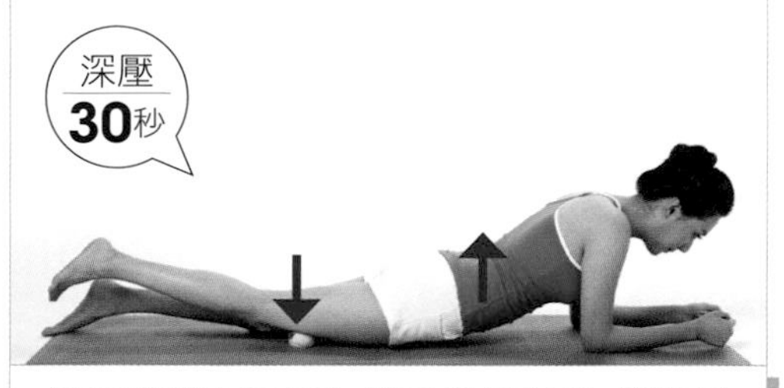

網球移到最痠痛點，雙手撐起腹部，將重量放在大腿上，向下深壓網球30秒～1分鐘。

1-3

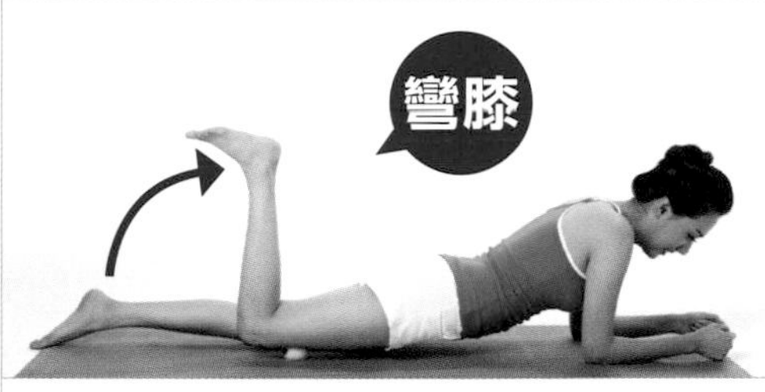

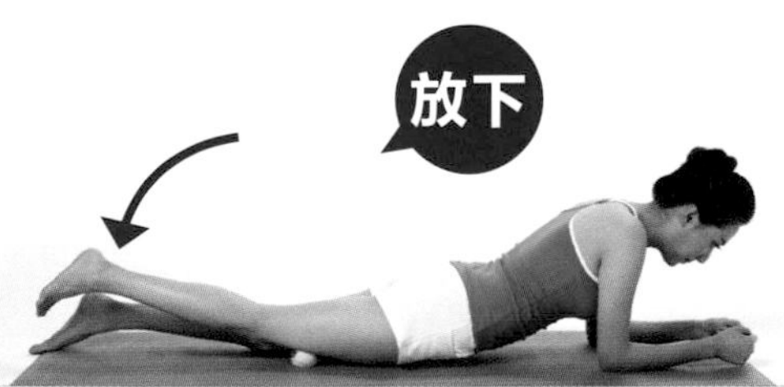

右腿做曲膝抬起、放下伸直，加強筋膜延展，反覆做30秒，休息1分鐘，回步驟1-2，重覆3～5回。再換點或換腳按壓。

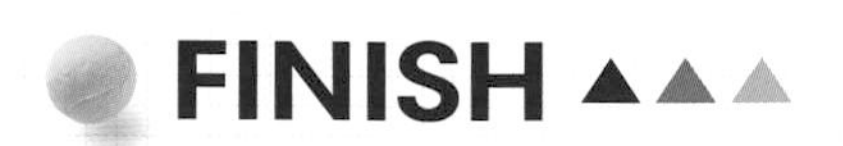

START

2-1

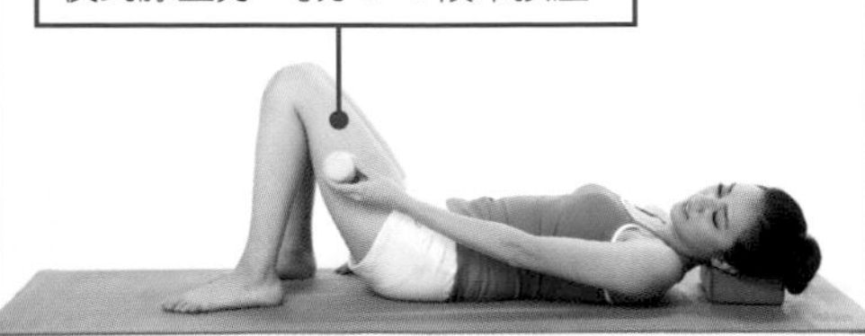

髂脛束是一條長形的筋膜，由臀後到膝蓋旁，可分 2、3 段來按壓。

躺在瑜伽墊，頭下墊瑜伽磚或枕頭。先找左大腿外側的髂脛束，側翻身體，拿1顆網球壓在髂脛束與地面間。

2-2

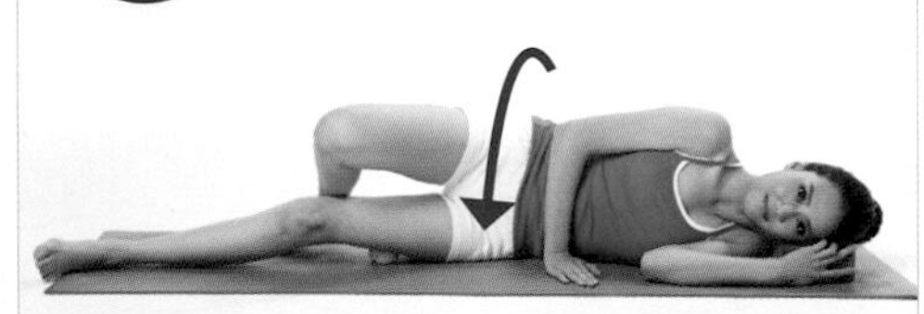

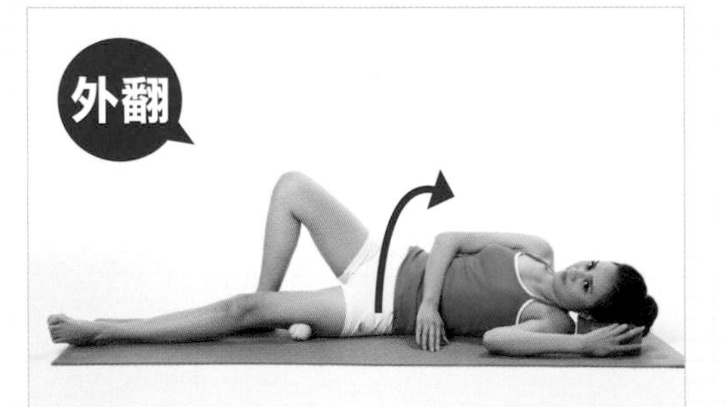

右腿在身後曲膝踩地，右手壓在胸前地面，身體向內、向外翻轉，讓網球在髂脛束上滾動30秒，尋找最痠痛點。

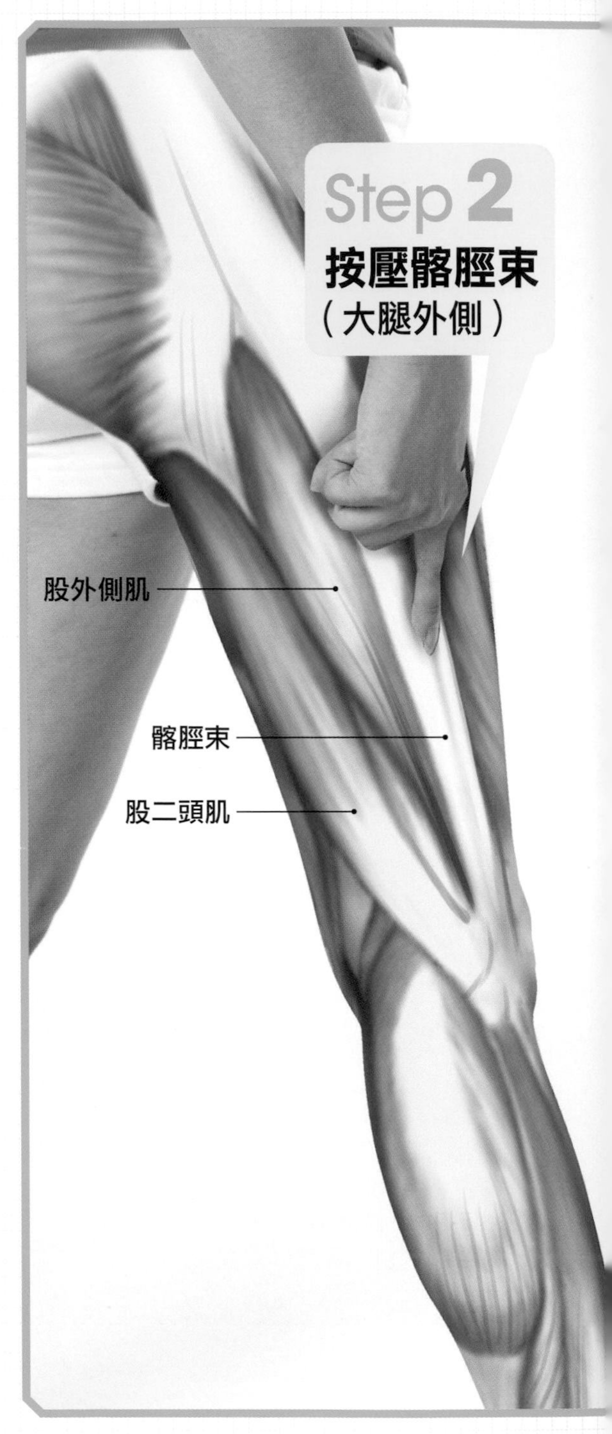

2-3

深壓
頭、肩膀位置在同一平面，
勿後仰前傾。

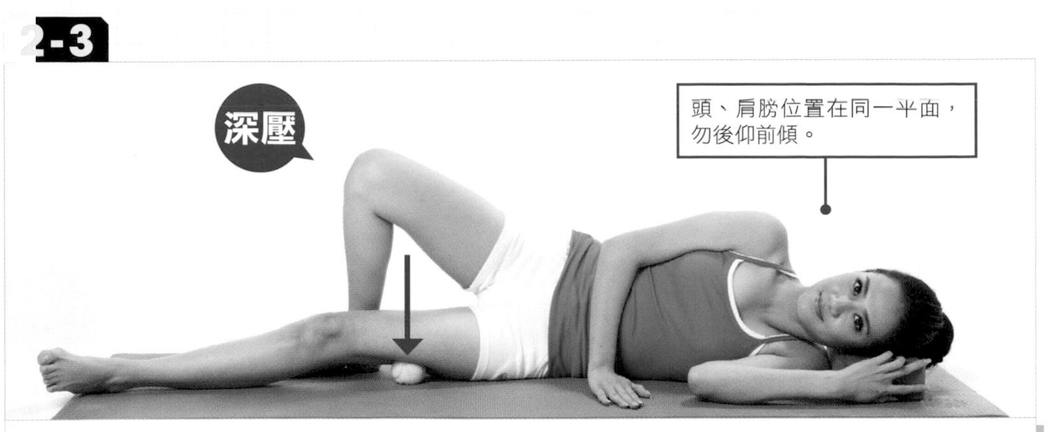

網球放在最痠痛點，身體重量深壓網球，維持30秒～1分鐘。

2-4

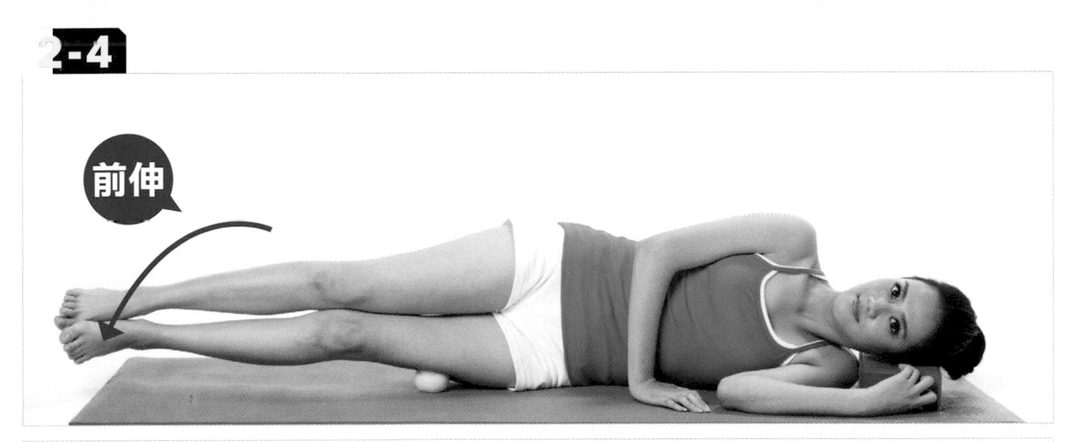

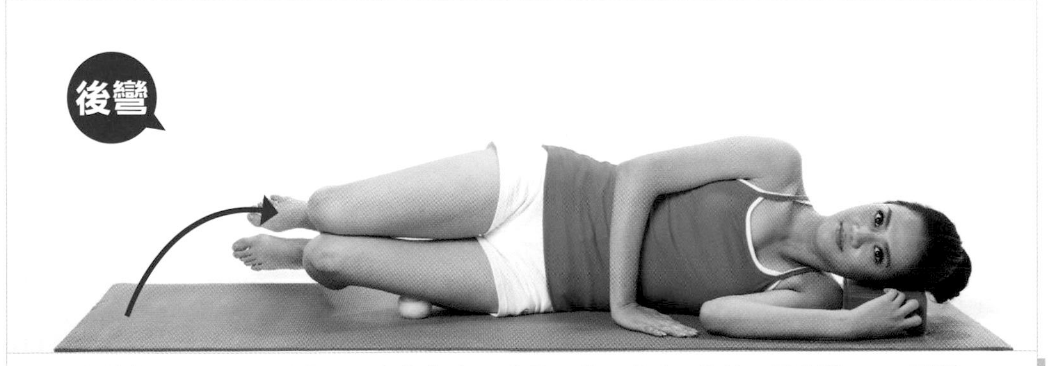

雙腳併攏伸直，雙腳向前伸直、向後曲膝，重覆30秒。休息1分鐘，回步驟2-3，重覆3～5回。再換點或換腳按壓。

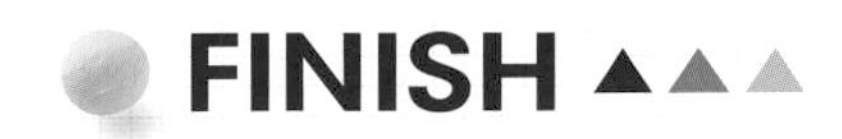

加強訣竅 1

加強深壓「髂脛束」：

❶ 左側躺下，雙腳併攏伸直，左肘撐起上身，身體重量深壓左大腿與地面間的網球。

❷ 雙腿併攏伸直，身體重量深壓網球，右腿向上、向下開合，重覆30秒。休息1分鐘，重覆3～5回。再換點或換腳按壓。

★詳細步驟示範參考P.144～145。

❶
左手、左側臀腿、小腿貼地穩住身體重心，膝蓋離地。
併腿

❷
開合

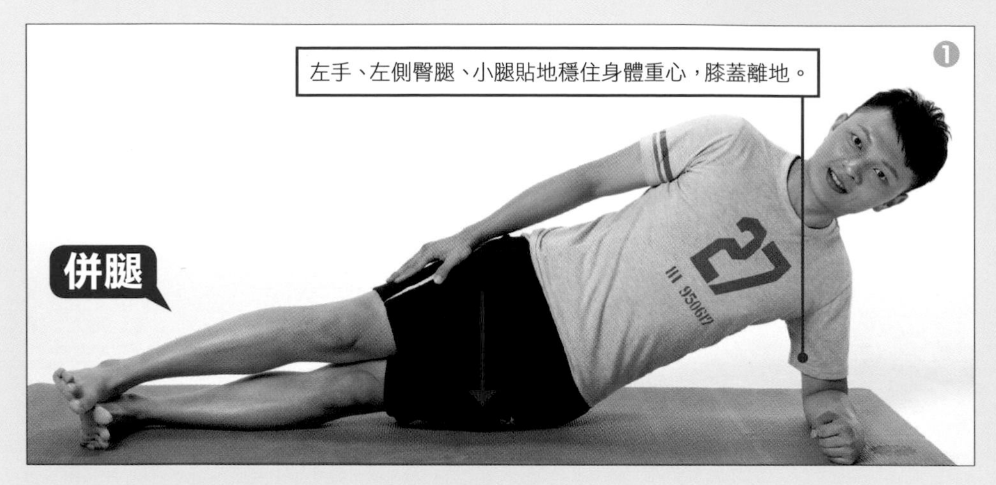

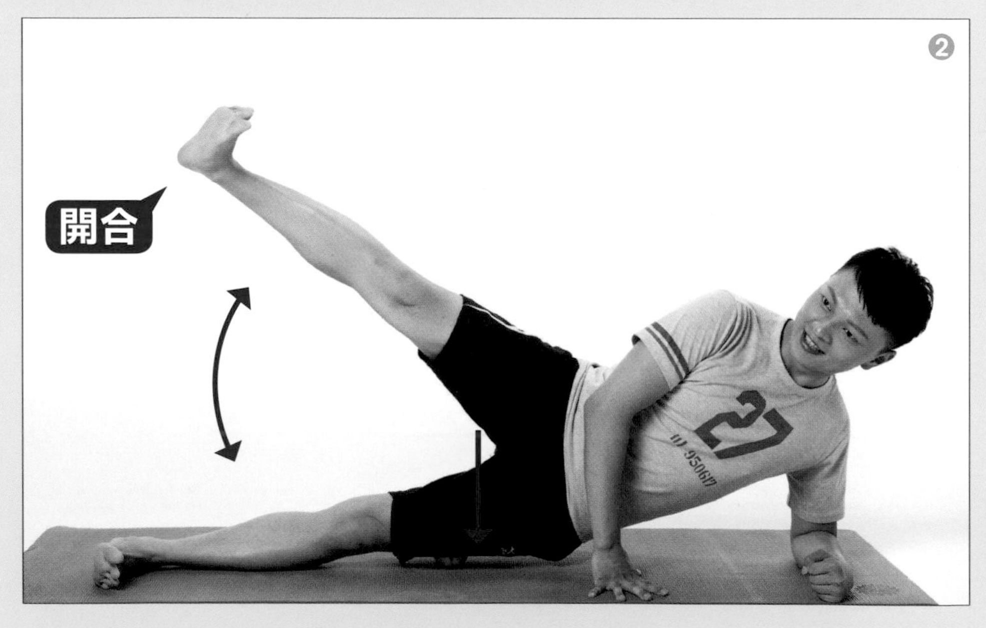

加強訣竅 2

請人幫忙按摩「髂脛束」：

❶ 被按者先左側躺下，左膝略彎，將網球放在腿外側與地面間，幫手前後平移被按者左大腿，讓網球在肌肉上滾動，尋找最痠痛點。

❷ 一手按住左大腿，另一手放在左膝蓋下緣穩定，兩手同時出力下壓，維持30秒～1分鐘，重覆3～5回。

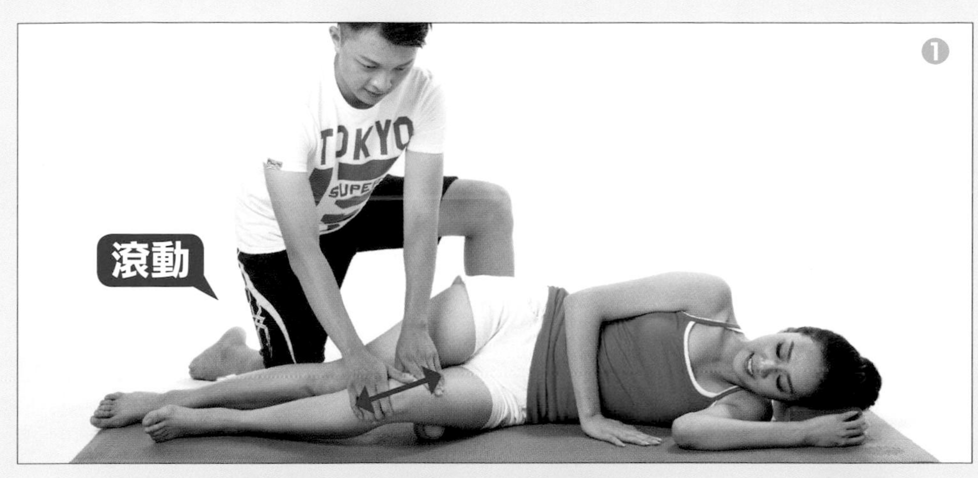

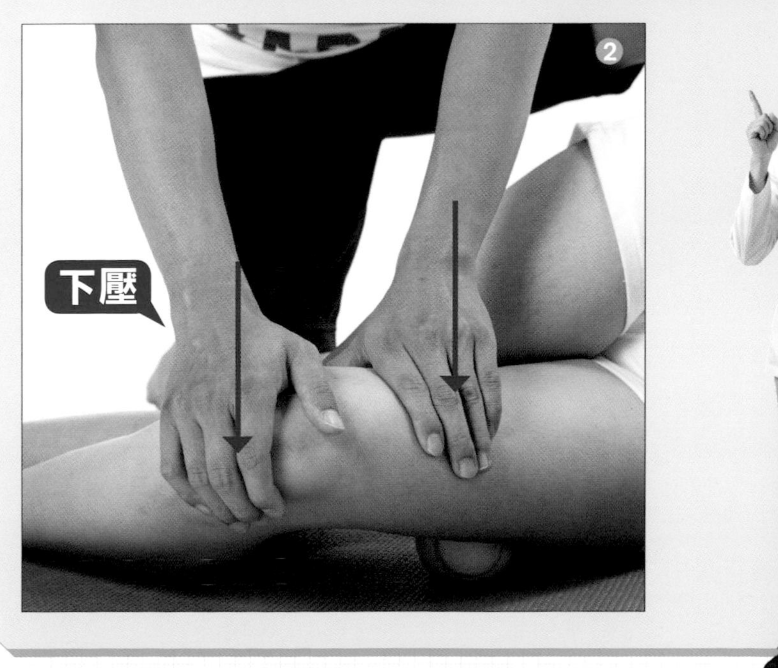

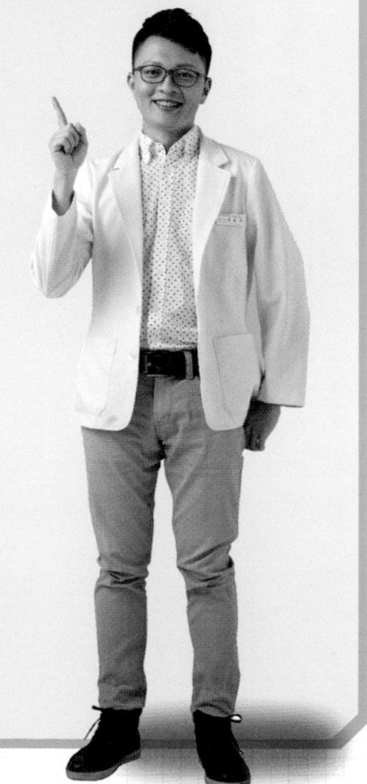

腿後肌僵硬傷後痠痛

症狀表現

大腿後肌群由3條大肌組成：「半腱肌」、「半膜肌」、「股二頭肌」，它控制了髖關節到膝蓋，能讓膝蓋彎曲、腿伸直，功能非常重要。

大部分腿後肌傷痛是運動撕裂傷，典型症狀是曲膝或身體前彎時，大腿後側疼痛。嚴重度可分3級：第1級，大腿後側緊繃、僵硬，出現小範圍、輕微腫脹，但不影響行走；第2級，步行感覺受阻礙，有跛行狀況，動作時肌肉收縮、疼痛、加壓時更痛，膝蓋伸彎困難。第3級，腿部活動困難、劇烈疼痛，大面積腫脹或瘀血，甚至行走時需靠輔具。

造成原因

和其他肌肉拉傷相同，都是因肌肉纖維過度拉扯、撕裂。運動者是好發

▼▼▼ START

1-1

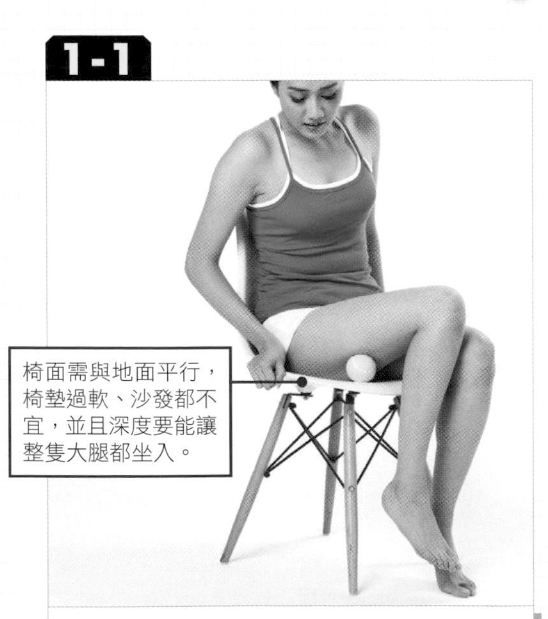

椅面需與地面平行，椅墊過軟、沙發都不宜，並且深度要能讓整隻大腿都坐入。

深坐硬椅墊椅子，先放1顆網球在右大腿和椅子之間，右腳會稍微離地。

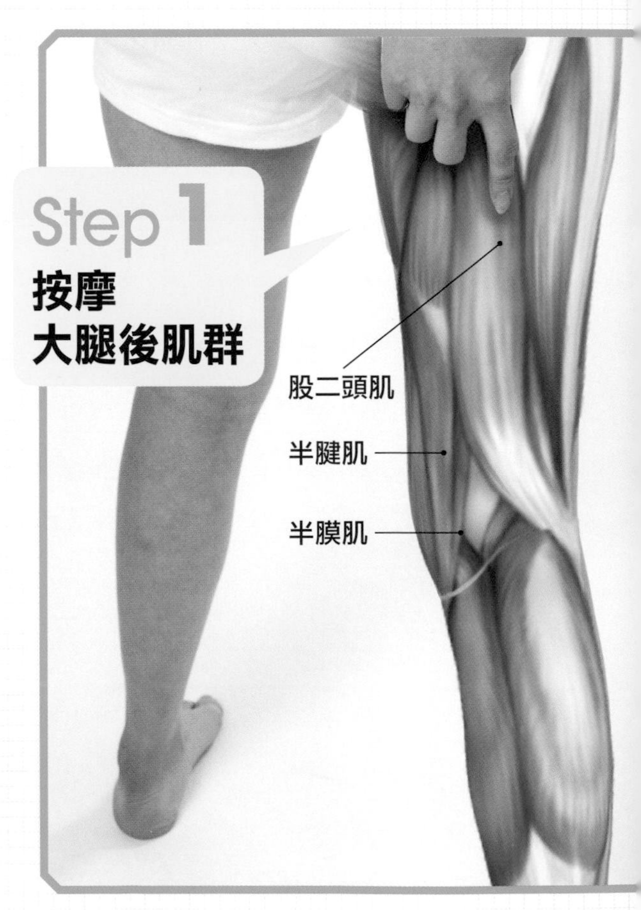

族，尤其以強調速度、調整方向、動作有急停跑跳者，要更小心。過度使用或年長使肌肉失去彈性、疲勞，拉傷率也會增高。

大腿後肌群的功能強大，但現代多數的久坐族，缺乏運動刺激腿後肌，導致肌肉變得無力、延展度和彈性度不足，也容易因突然動作而受傷。如果再加上姿勢不良，更易造成肌力不平衡、損傷腰椎、膝蓋。

改善要領

以網球按壓大腿後肌群，將緊繃的肌筋膜、僵硬的肌肉舒展開，舒緩痠痛。平日適度伸展運動，加強肌肉彈性、延展度，降低傷害發生。

注意事項

1 若是「肌肉斷裂」，應盡速就醫，不可以按壓。

2 若第2、3級的撕裂拉傷，已出現明顯疼痛、發炎，也不可按摩。應過3～5天後才可按摩，緩解痠痛。

1-2

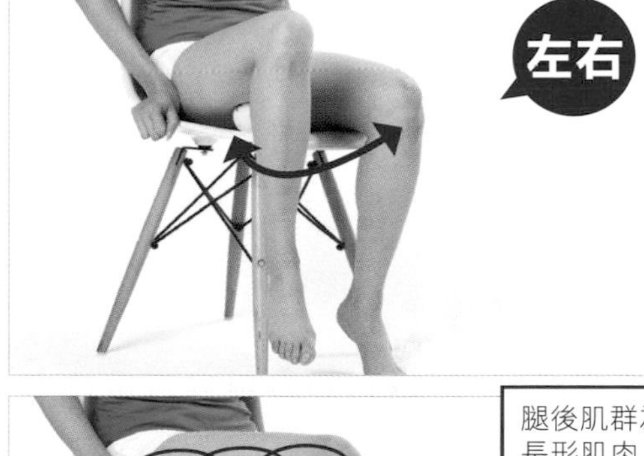

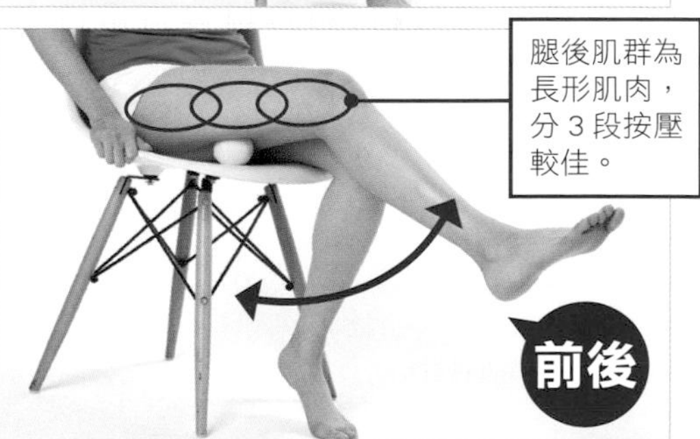

右大腿輕壓著網球，先向外、向內左右開合，再向前、向後伸彎膝蓋，讓網球在肌肉上滾動，循環血液，並尋找最痠痛點。

1-3

深壓 30秒

網球移到最痠痛點，雙手交疊、向下深壓大腿和網球30秒～1分鐘。

1-4

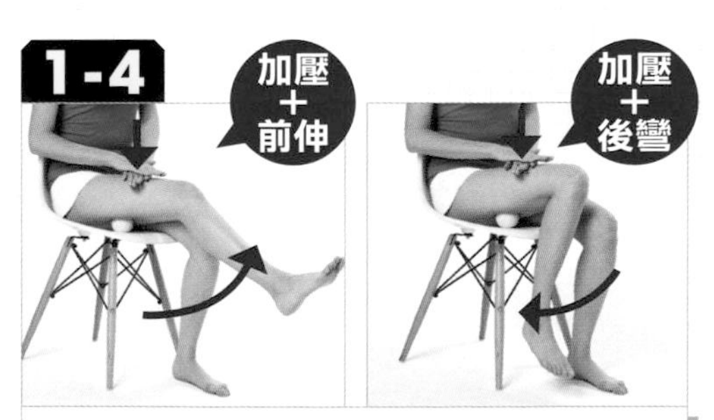

雙手持續加壓，同時右腳做向前、向後彎伸，反覆30秒。休息30秒，回步驟1-3，重覆3～5回。再換點或換腿按壓。

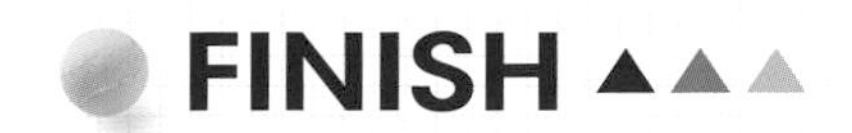

小腿。腳底

【肌肉解剖按壓圖】

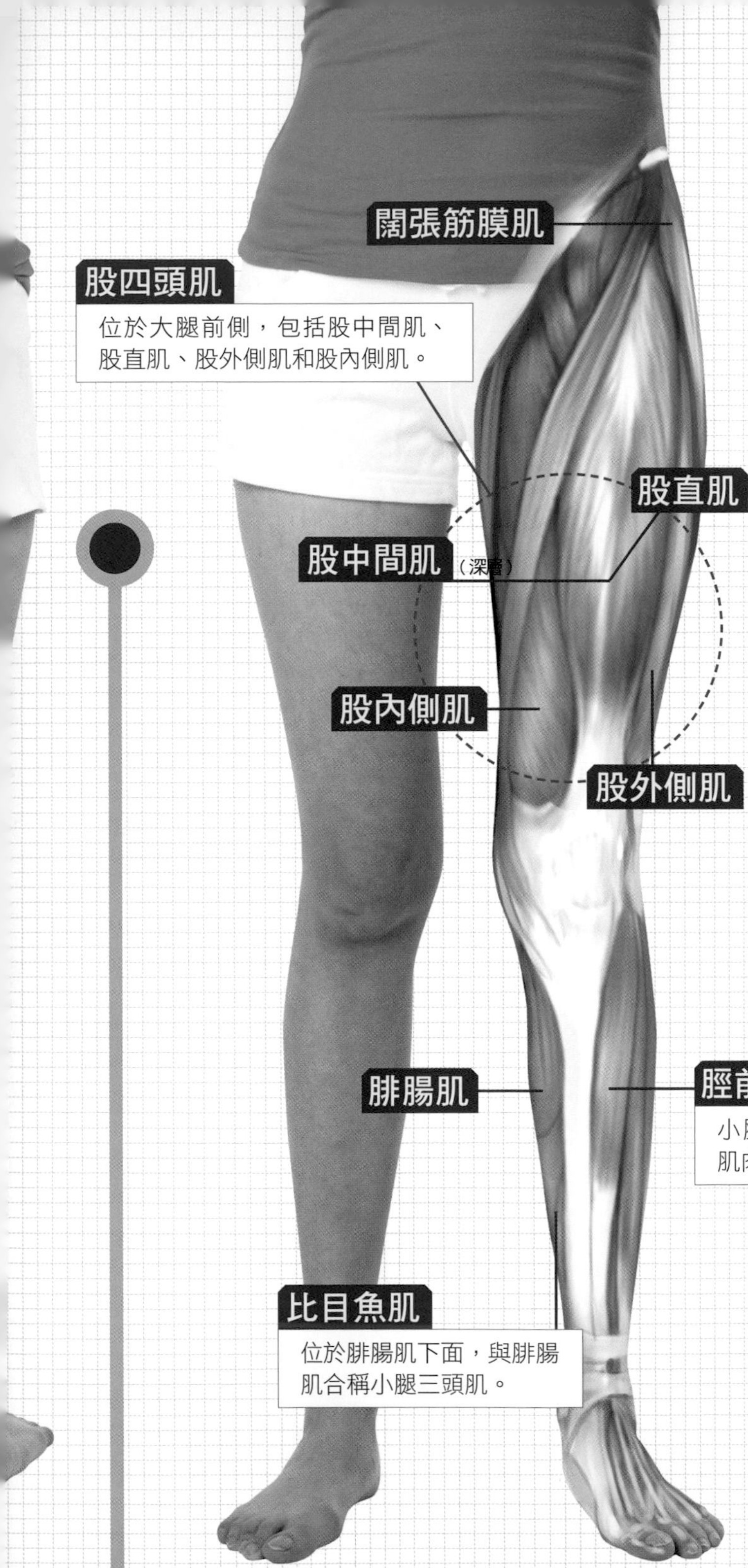

闊張筋膜肌

股四頭肌

位於大腿前側，包括股中間肌、股直肌、股外側肌和股內側肌。

股直肌

股中間肌（深層）

股內側肌

股外側肌

腓腸肌

脛前肌

小腿正前方脛骨外側的肌肉，延伸到腳踝。

比目魚肌

位於腓腸肌下面，與腓腸肌合稱小腿三頭肌。

正

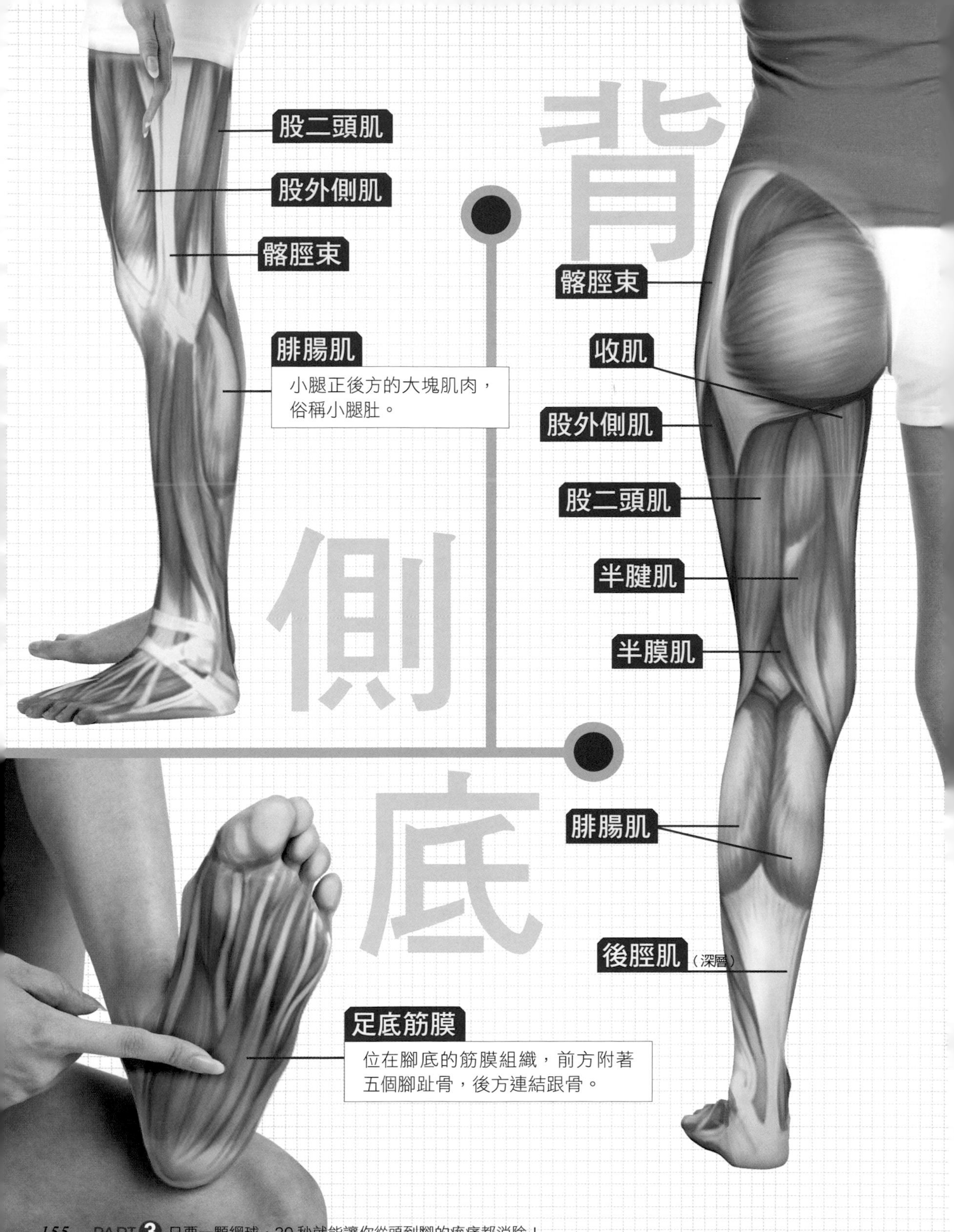

背

側

底

股二頭肌

股外側肌

髂脛束

腓腸肌

小腿正後方的大塊肌肉，俗稱小腿肚。

髂脛束

收肌

股外側肌

股二頭肌

半腱肌

半膜肌

腓腸肌

後脛肌（深層）

足底筋膜

位在腳底的筋膜組織，前方附著五個腳趾骨，後方連結跟骨。

20

小腿抽筋
下肢水腫
跟腱拉傷

症狀表現

用手指按壓小腿肚，凹陷沒有立刻彈回，就是「水腫」，不是發胖。感覺小腿肚軟軟脹脹的、鞋子變緊，嚴重者體重還增加1～2公斤。另外，大家多少都有「小腿抽筋」的經驗，肌肉強力縮痛數秒到幾十分鐘都可能。「小腿和跟腱拉傷」則會使下肢無力、腫痛、變型、足部麻痺，走路、踮腳尖、跑步全當機！

造成原因

腿部肌肉無力、肌筋膜緊繃彈性差時，水分便無法回流，沉積在下肢而「水腫」，像久坐上班族下午就容易小腿水腫；此外，飲食電解質不平衡、疾病、藥物、體質等也是水腫原因，如果按壓

START

1-1

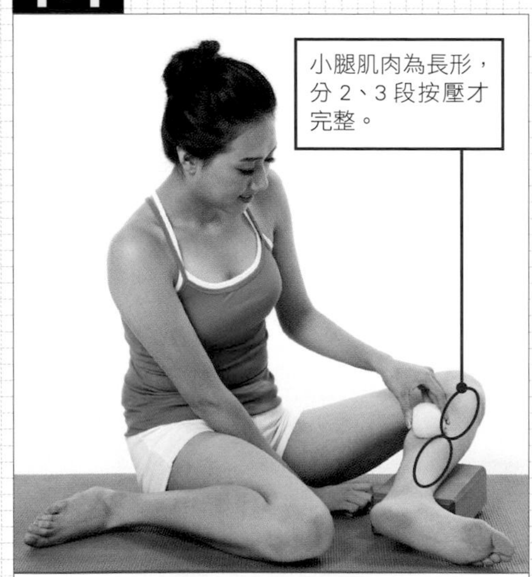

坐地，左腳彎膝，小腿肚擺在瑜伽磚上，腳踝懸空。用手按壓尋找內側肌肉和骨頭的交界處，拿1顆網球放在這。

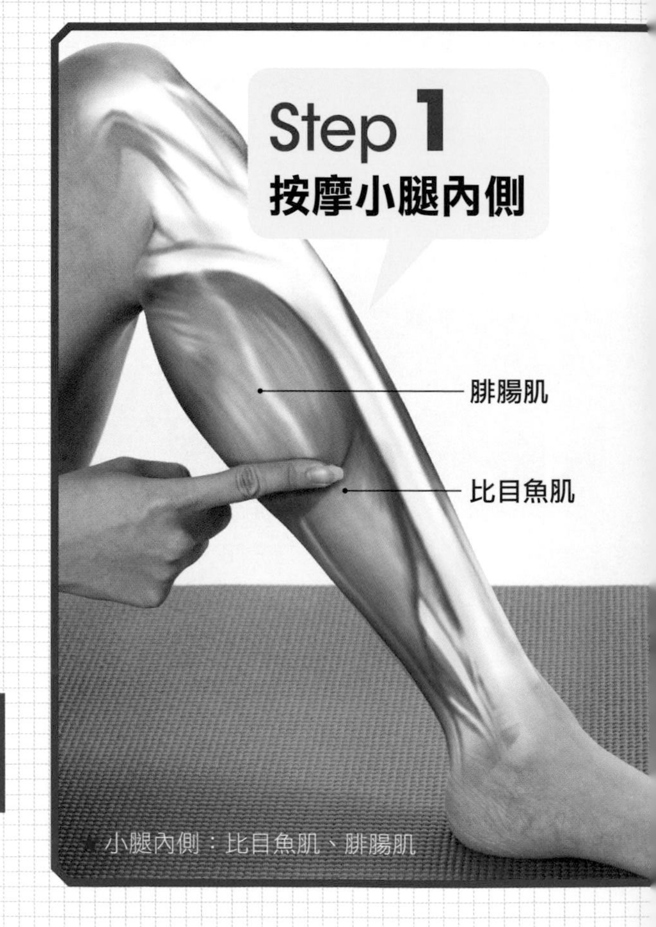

小腿內側：比目魚肌、腓腸肌

無法解決，就要另尋他法。

小腿肌肉和跟腱受到拉扯，超過肌肉、肌筋膜能負荷的程度，則會拉傷、發炎、撕裂，復元後肌肉纖維容易形成大範圍團塊狀，變成慢性痠痛。運動、久走時要小心，避免練習過度或休息不足。

久坐、不運動，下肢肌耐力不足或緊繃，肌筋膜的延展負荷度相對低，小腿也容易受傷。小腿「抽筋」也是因為突然的外力導致肌筋膜緊縮，肌肉發生強直性、疼痛痙攣；和肌肉疲勞、心情緊張、天冷、電解質不平衡等也有關係。

改善要領

利用網球按摩小腿內側、外側、後面，舒緩肌肉緊繃產生的痠痛，並提高肌筋膜的延展性、柔軟肌肉。放鬆小腿肌肉還可增加踝關節活動度。

注意事項

1. 抽筋當下、拉傷的前3～5日，都不可用網球按摩，等轉緩為慢性痠痛時才可按摩。
2. 聽見「啪」聲，代表跟腱撕裂、斷裂，要盡快就醫，不可按摩。

1-2

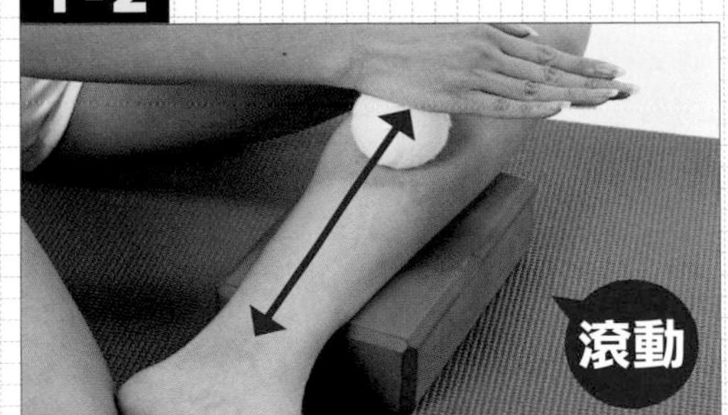

右手輕壓網球沿著肌肉與骨頭的交界處滾動，尋找最痠痛點。

1-3

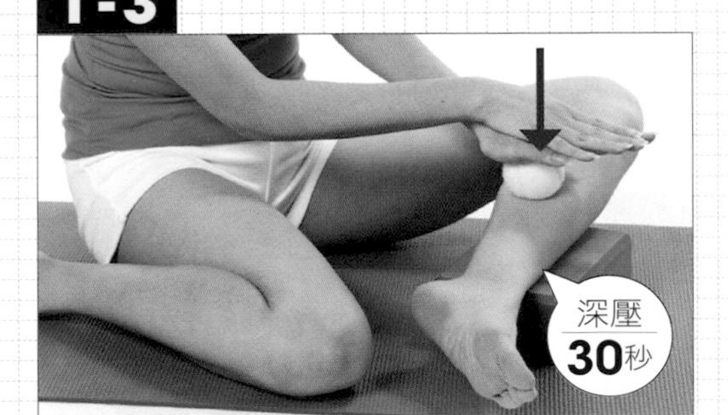

網球放在最痠痛點加壓網球30秒～1分鐘。

1-4

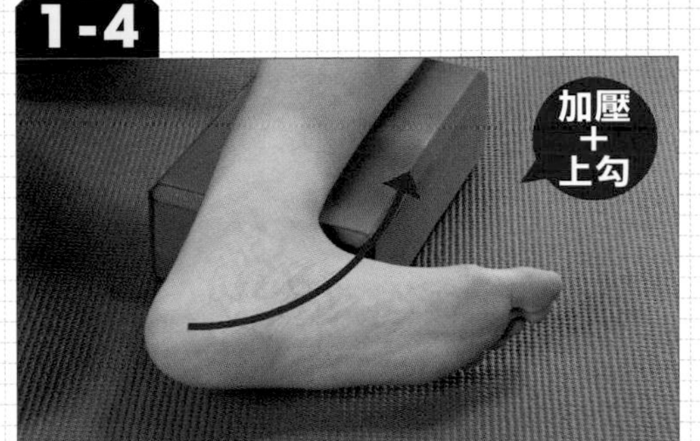

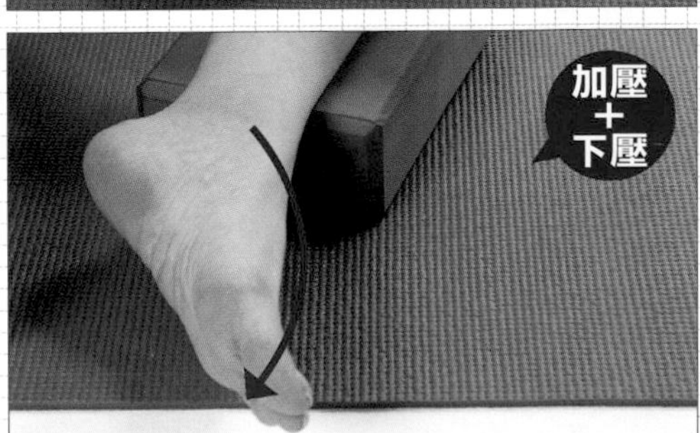

雙手持續加壓網球，同時腳踝上勾、下壓擺動，重覆30秒，拉展肌肉纖維延展性。休息30秒，回到步驟1-3，重覆3～5回。再換按另一段或另一腳。

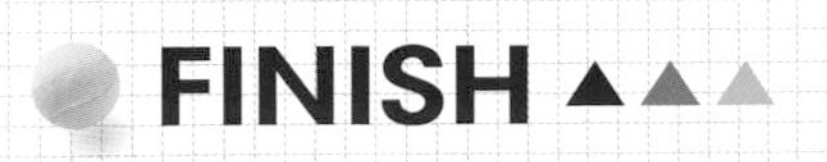

FINISH ▲▲▲

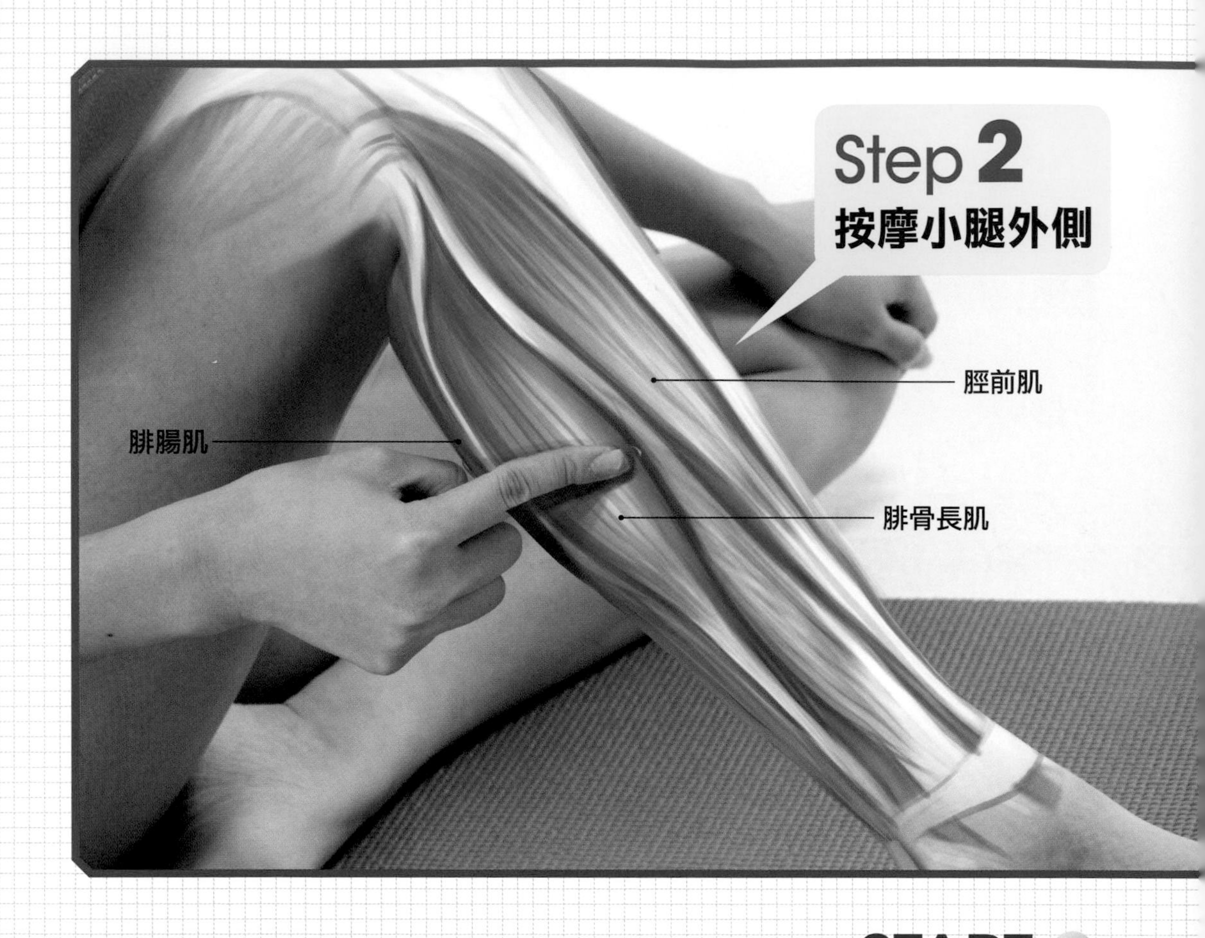

▼▼▼ START

2-1

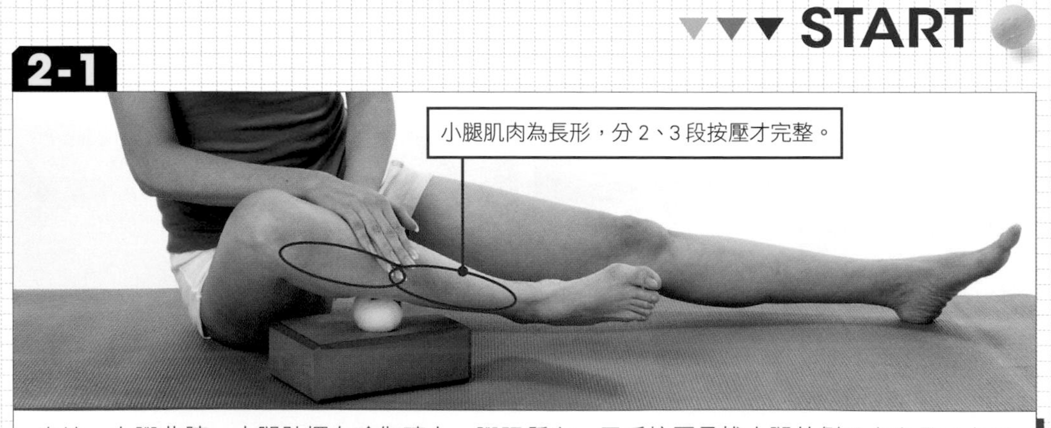

坐地，右腳曲膝，小腿肚擺在瑜伽磚上，腳踝懸空，用手按壓尋找小腿外側肌肉和骨頭交界處的腓腸肌，拿 1 顆網球放在這。

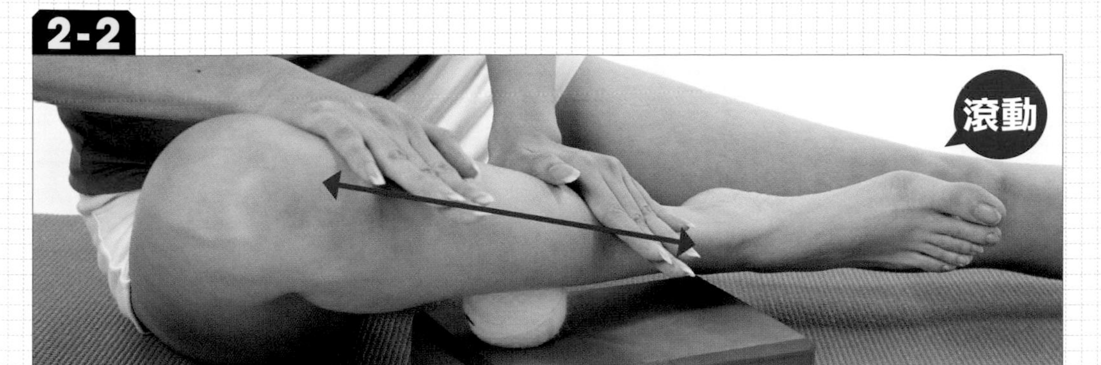

兩手各放在小腿上、下段，左右平移腿肌讓網球滾動，尋找最痠痛點。

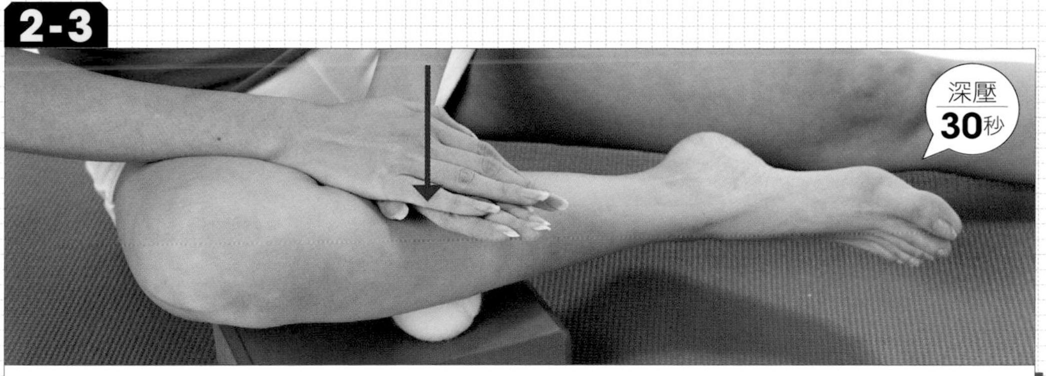

網球移到最痠痛點，雙手加壓小腿，讓網球深壓肌肉30秒～1分鐘。

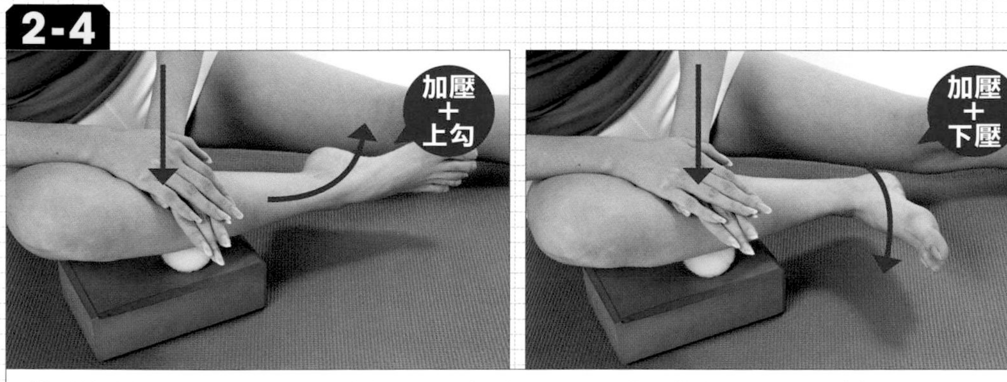

雙手持續加壓小腿，同時腳踝上勾、下壓擺動，重覆30秒。休息30秒，回到步驟2-3，重覆3～5回。再換按另一段或另一腳。

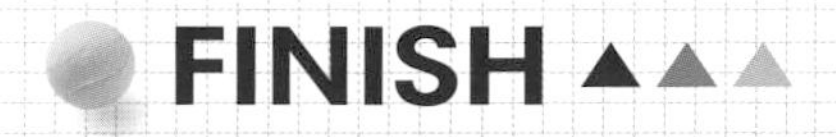

FINISH ▲▲▲

START

3-1

姿勢①
小腿肌肉為長形，分 2、
3 段按壓才完整。

姿勢②

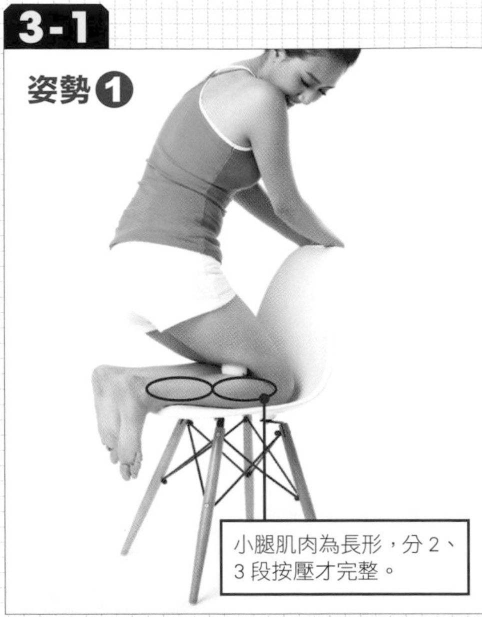

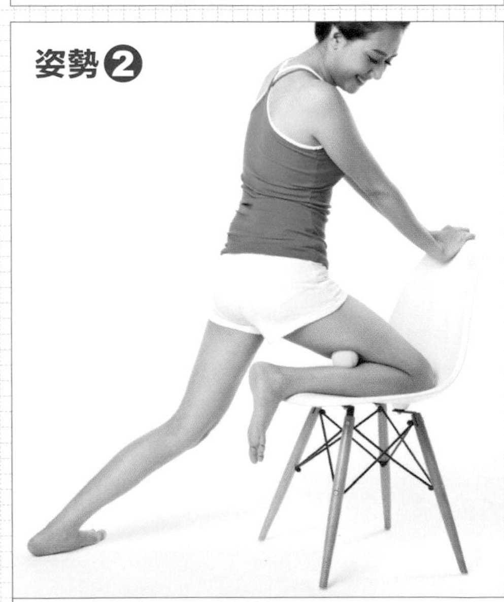

跪在椅子或床緣邊，腳踝懸空，先在右小腿正後側最肥厚的肌肉上放1顆網球。身體跪坐小腿上，讓網球在大、小腿間施壓。如果覺得太痛者，可將左腳後伸踩地。

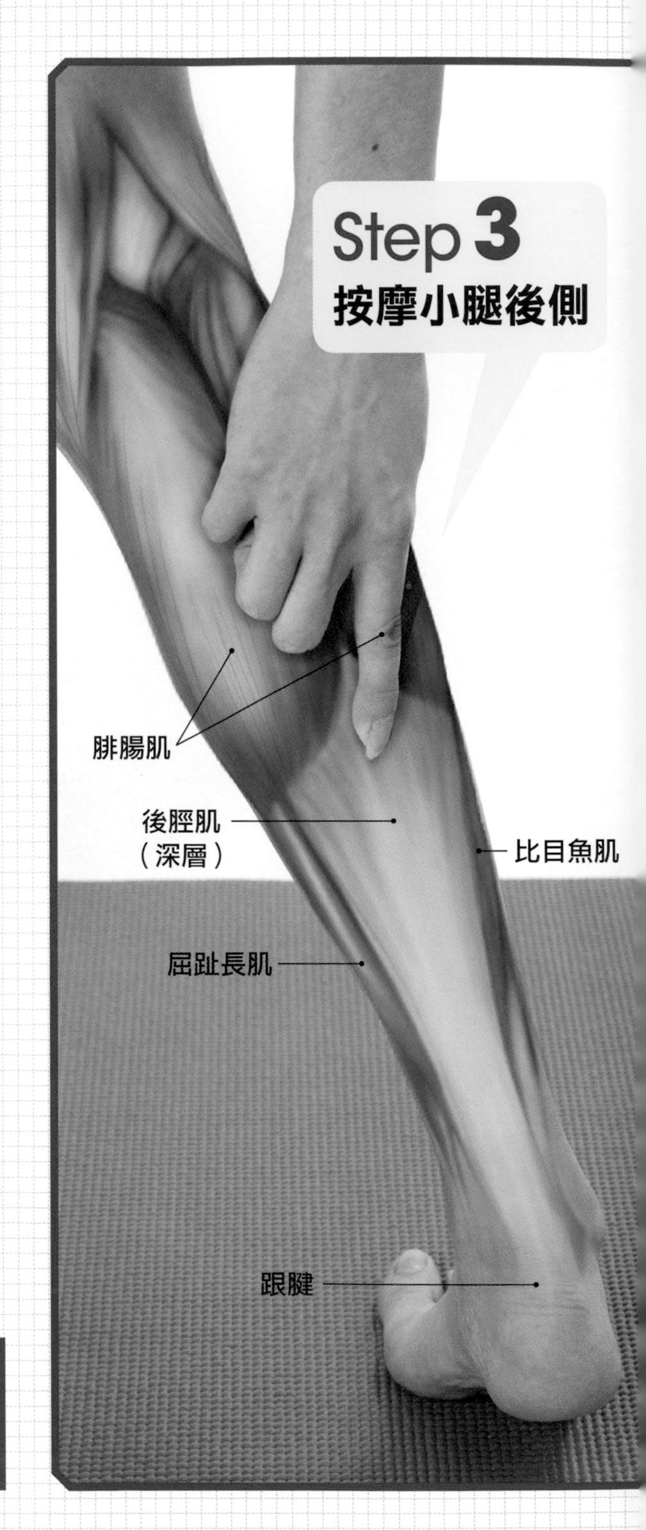

3-2

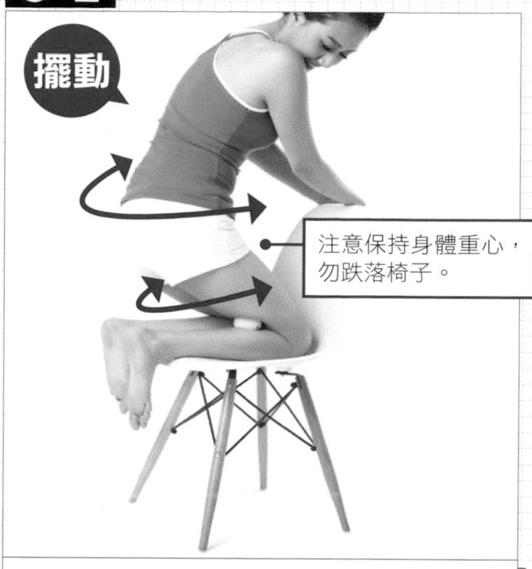

擺動
注意保持身體重心，
勿跌落椅子。

腰臀、大腿稍微左右擺動，讓網球在肌肉上滾動，柔軟肌肉，並尋找最痠痛點。

3-3

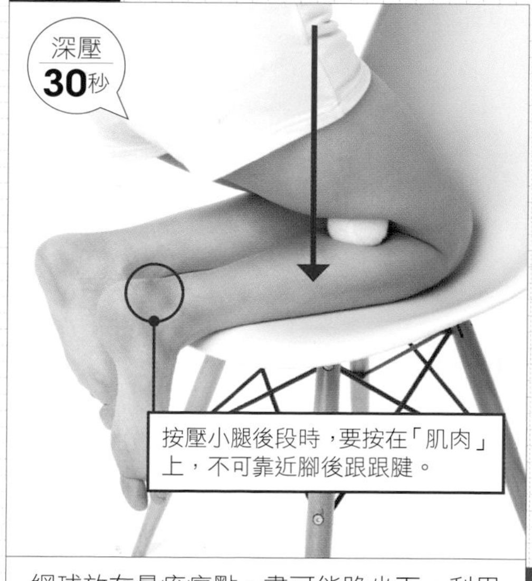

深壓
30秒
按壓小腿後段時，要按在「肌肉」上，不可靠近腳後跟跟腱。

網球放在最痠痛點，盡可能跪坐下，利用體重深壓小腿肌肉30秒～1分鐘。

3-4

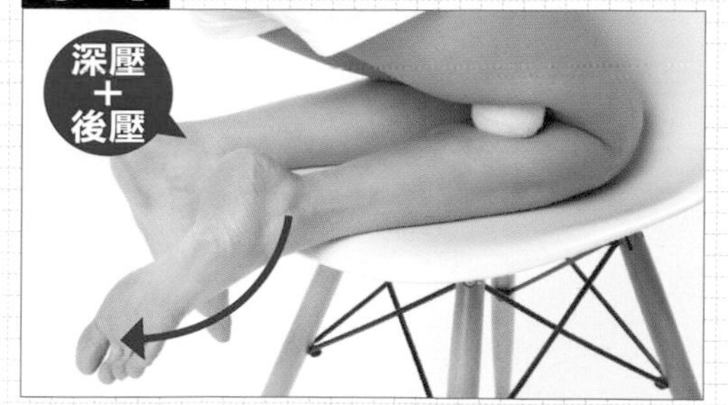

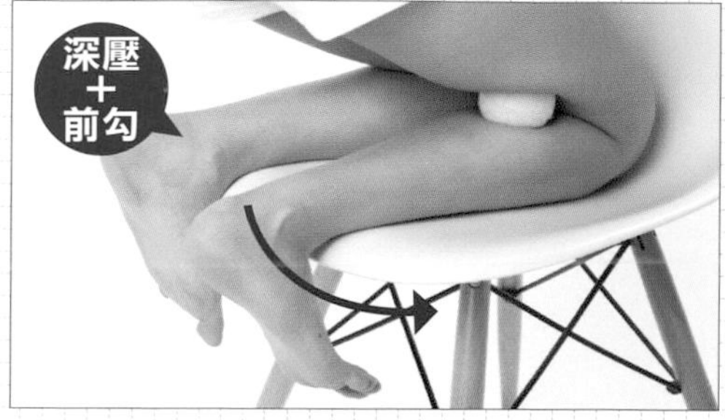

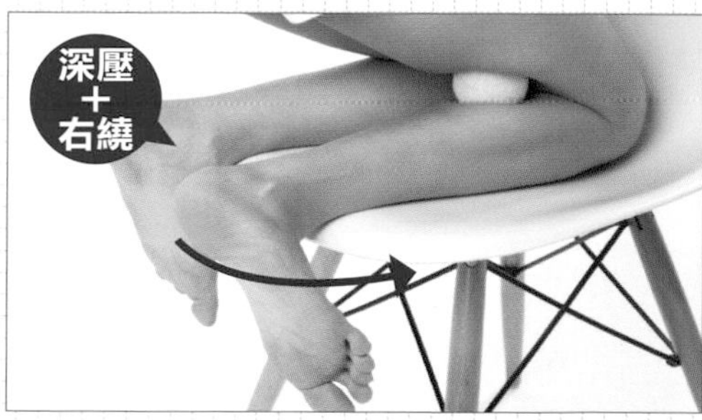

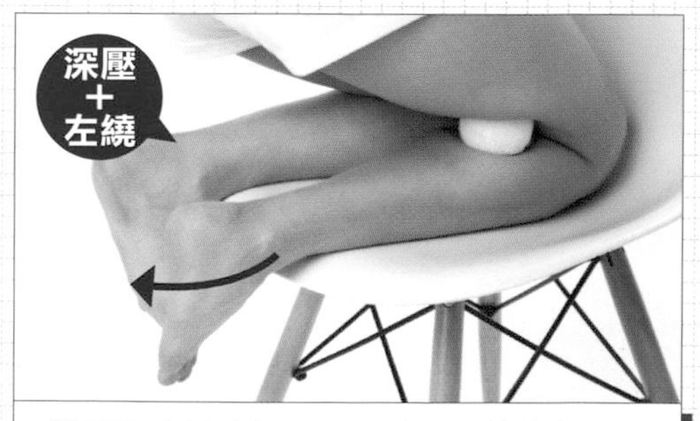

繼續跪坐網球加壓，同時腳踝前後勾壓、左右繞踝，重覆30秒。每回中間休息30秒，回步驟3-3，重覆3～5回。再換按另一段或另一腳。

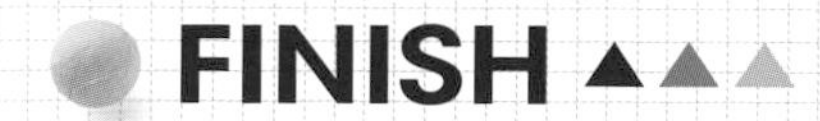

按摩工具再推薦 輔以擀麵棍按壓，功效更加倍。（見P188）

21

小腿前肌痛 脛前肌抽筋

症狀表現

此篇是指小腿正前的「脛骨」，在它外側的肌肉「脛前肌」產生疼痛。「脛前肌」是一條沿脛骨延伸到腳踝的長肌，當腳底勾腳時，或牽伸小腿向前走路、跑步時，會用這塊肌肉。脛前肌受傷症狀和一般肌肉雷同，痠疼伴隨腫脹，疼痛在小腿前外側，蔓延腳踝、脛骨到膝蓋。若是出現劇痛、有明顯壓痛刺痛感，則可能就是「脛前肌肌腱炎」。

造成原因

「脛前肌」疼痛、受傷多是因肌肉使用過度，如過度運動引起微血管滲透增加，導致肌肉壓力變大，而出現腫脹甚至出血。因此，如果沒做伸展和休息，肌肉疲勞、疼痛就會累積持續，並且惡化。最常出現在慢跑者、久走者身上，

START

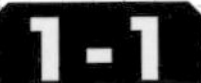

1-1

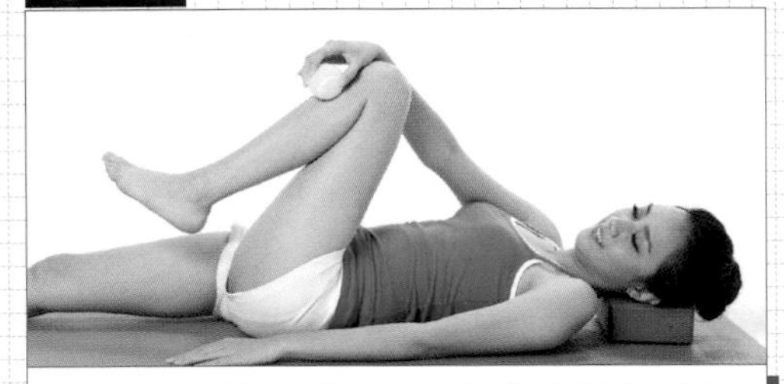

平躺，先抬左膝近腰，找左小腿前外側「脛前肌」，拿1顆網球放此。

1-2

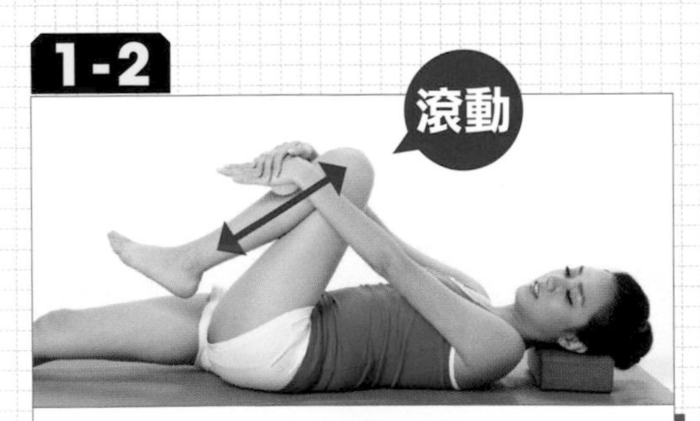

雙手交疊，輕壓住網球在脛前肌上滾動，循環血液，尋找最痠痛點。

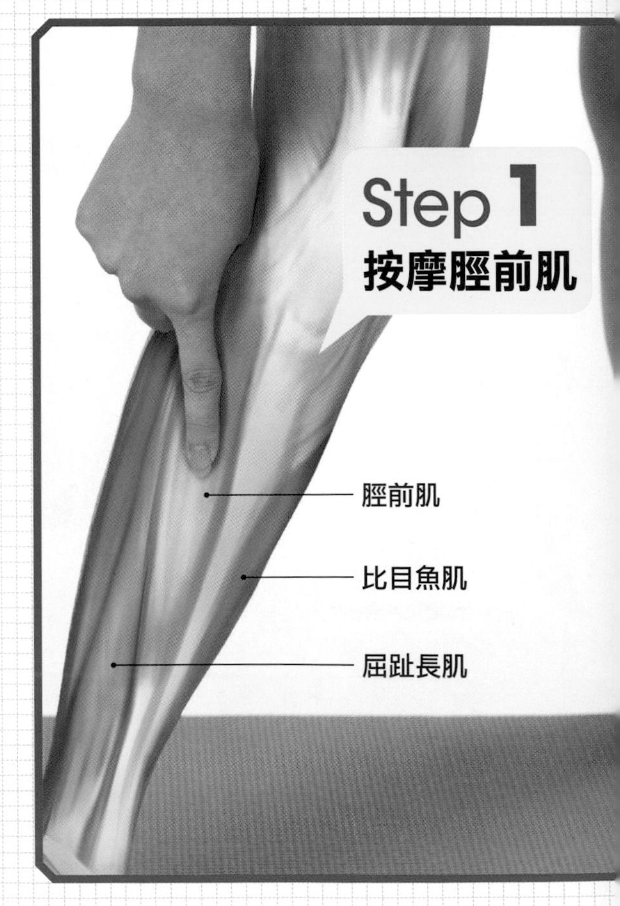

因「脛前肌」要不斷將腳板上提；或跑步姿勢不正確、鞋子不合腳、在崎嶇路面運動等，肌肉施力點錯誤、受到衝擊過大。沒有足夠暖身、練習太多時也容易發生。

當走路或跑步，腳底與地面接觸，「脛前肌」會被動收縮，強化腳底著地的穩定，並協助強化與地面衝擊力的傳遞，也因此運動時間過長者，就會帶給肌肉慢性、累積的疼痛。

「脛前肌」抽筋的情況，則較常出現在運動者或是愛穿寬鞋子者，因為腳背要維持在上提角度，防止鞋子滑脫，因此容易肌肉痙攣。

改善要領

按摩小腿「脛前肌」，消除累積在肌肉上的疲勞，並舒緩僵硬的肌肉和肌筋膜。

注意事項

1. 「脛前肌肌腱炎」急性發炎期發作時，不可按摩。

1-3

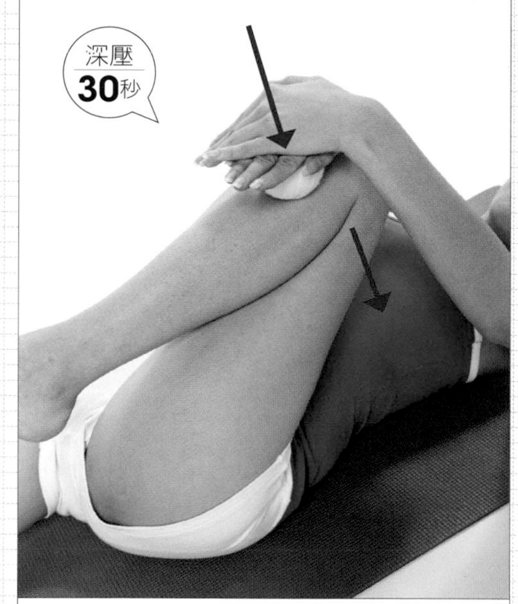

將網球放在最痠痛點，雙手用力下壓網球、抱左膝近胸，持續加壓30秒～1分鐘。

1-4

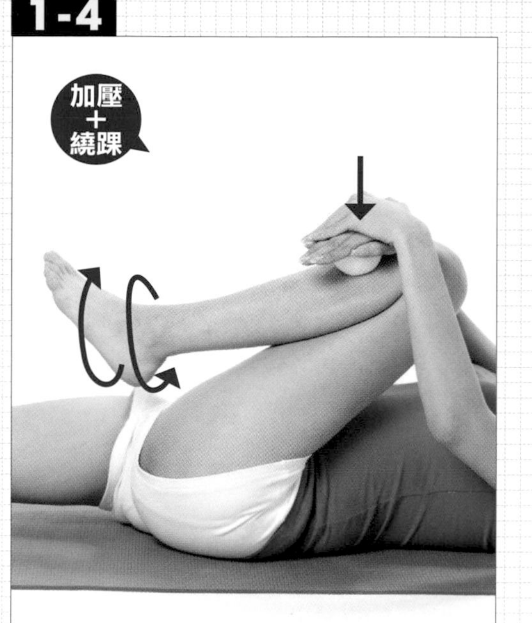

雙手持續加壓，同時左腳踝上下、左右繞環，連續30秒。休息30秒，回步驟1-3，重覆3～5回。換點或換腳按壓。

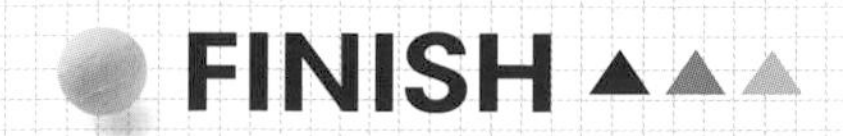

FINISH

Step 1 按摩脛前肌

START

2-1

請選用硬椅面椅子，也
可在硬床墊上動作。

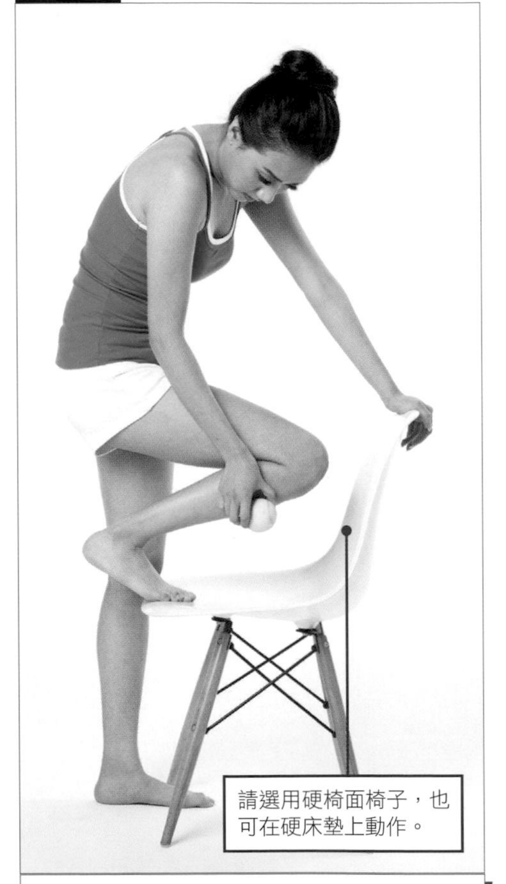

換以「跪姿」按壓脛前肌。準備硬面椅子，右膝跪在椅面上、腳踝懸空，壓1顆網球在右小腿前脛前肌和椅面之間，左腿向後伸直、踩地。

2-2

滾動

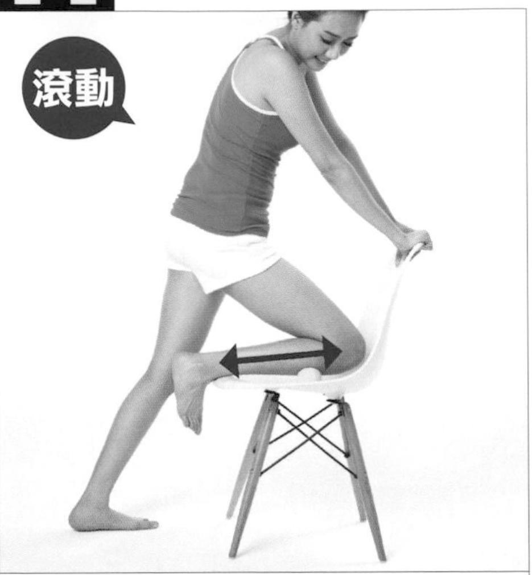

向前、向後平移膝蓋，讓網球在肌肉上平移，循環血液，尋找最痠痛點。

2-3

深壓
30秒
「脛前肌」面積瘦小，較不易
按壓，動作務必放慢、到位，
才可達到按壓深度和效果。

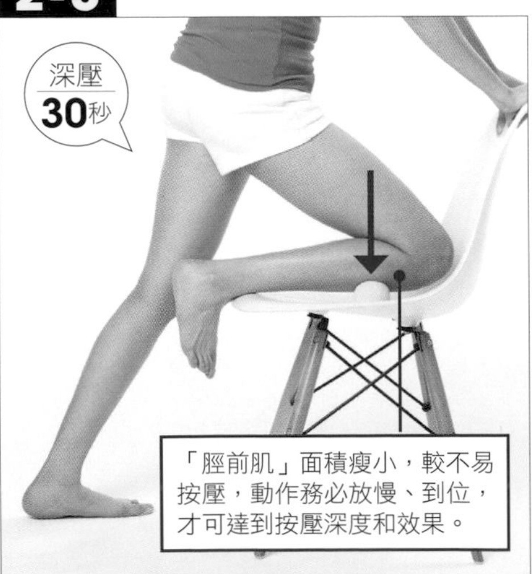

將網球放在最痠痛點，右腿用力下壓，持續加壓30秒～1分鐘。

加強訣竅

跪雙膝按壓「脛前肌」：

面向椅子雙腿跪膝椅面上、腳踝懸空，放 1 顆網球在一小腿脛前肌與椅面之間，略滾動找到痠痛點後，上身向下跪坐，利用身體重量加壓網球，可再加上繞踝，增加肌筋膜延展。此方法加壓增加許多，請視忍痛程度不要勉強。

深壓

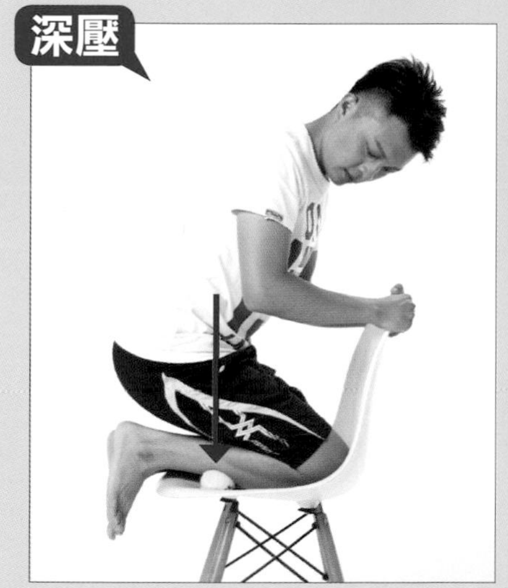

繞踝

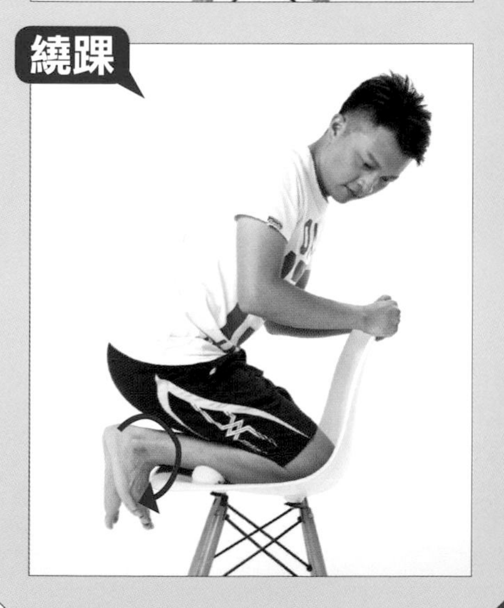

2-4

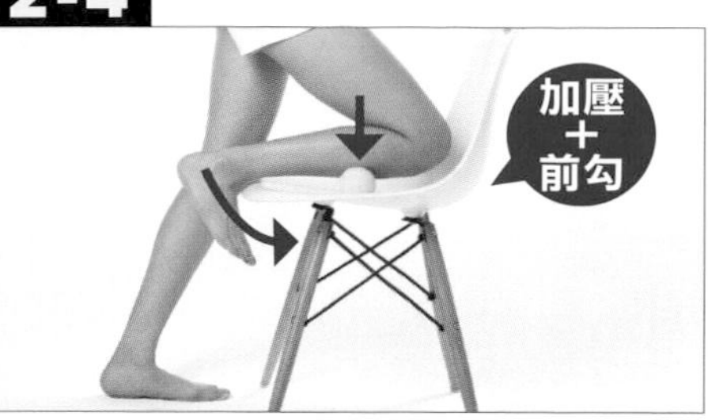

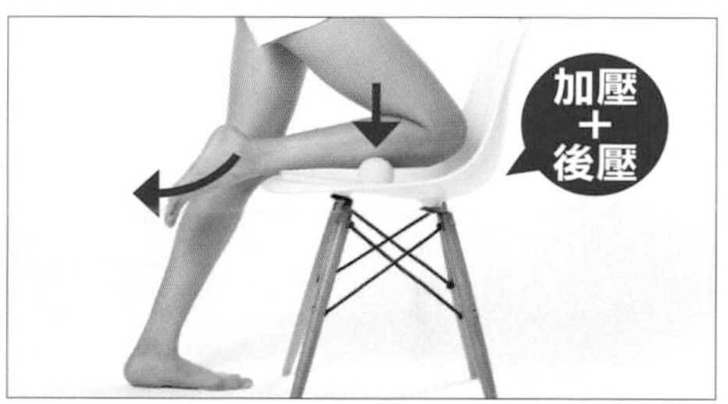

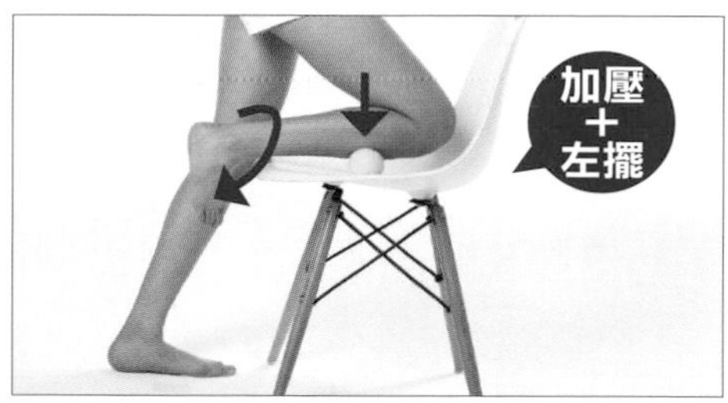

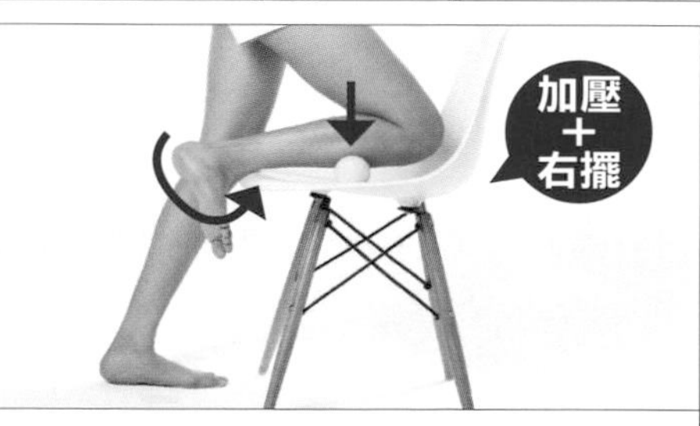

右腿持續下壓，同時腳踝前勾、後壓、左擺、右擺，反覆30秒。休息1分鐘，回步驟1-3，重覆3～5回。再換點和換腳按壓。

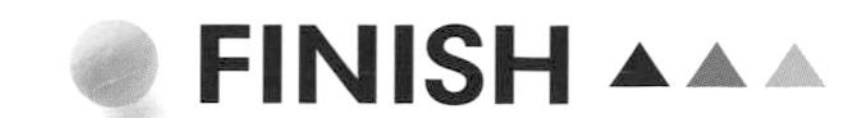

足底筋膜炎 腳底抽筋

症狀表現

「足底筋膜炎」會腳底痛、足跟痛、腳掌彎動困難，甚至疼痛延伸到踝關節、膝關節。起初，踩地突然刺痛，或起身走兩三步有痛感，然後走每步都痛。痛處在腳底內側，按壓有壓痛點。坐下能減輕疼痛，但起身又發痛。「腳底抽筋」指腳底突然不自主的強直收縮，有時會腳趾糾結，無法舒張。

造成原因

「足底筋膜」是腳後跟延伸到五趾的扇形結締組織，它隨腳步伸張，承受全身重量，提供部分扭力、彈力，並吸收地面的反作用力，像是天然避震器。而當腳其他組織如韌帶或肌腱退化、耗損、鬆掉，所有支撐力就落在足底筋膜，發炎的可能就增加。年長、肥胖、

▼▼▼ START

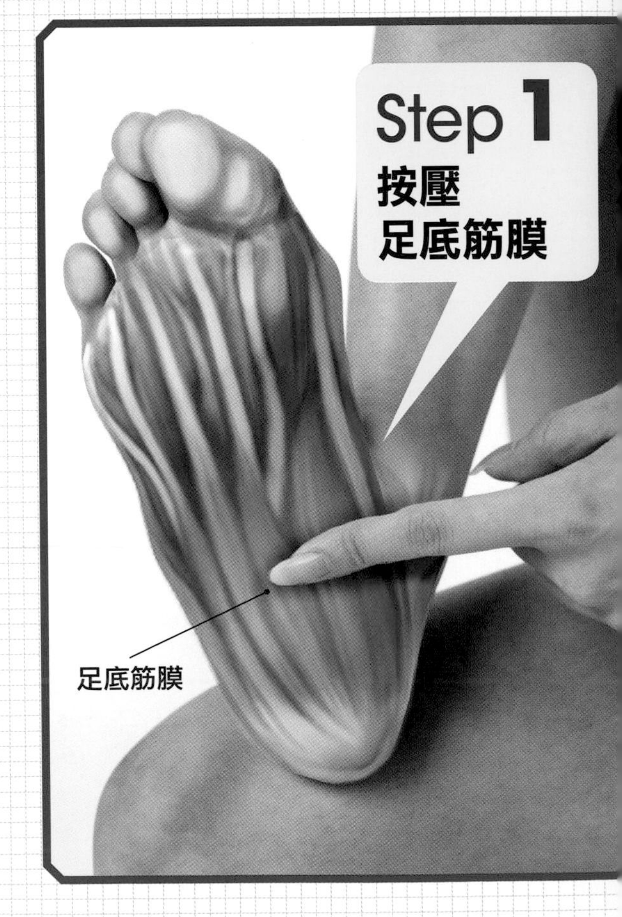

1-1

姿勢❶

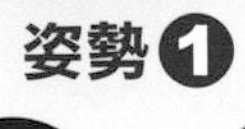

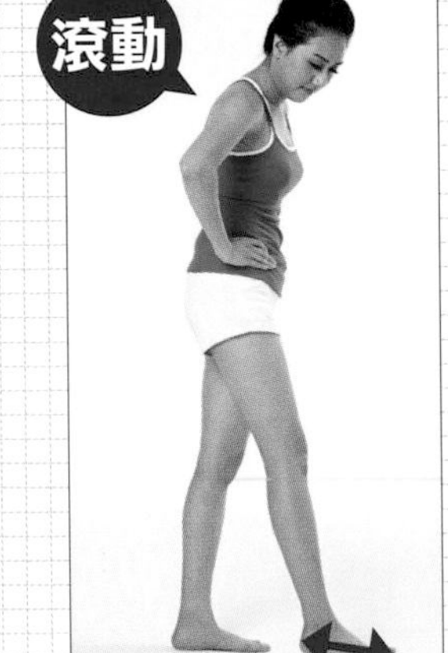

姿勢❷

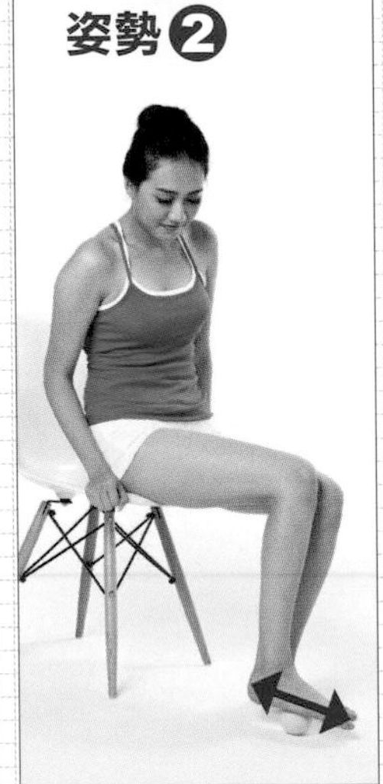

拿1個網球先放在右腳底下踩著，腳掌前後移動，讓網球滾動，尋找最疼痛點。也可坐在椅子上做，但按壓效果較輕微。

常走顛路、愛爬山爬梯、常揹重物、慢跑、愛踩健康步道等都是好發者。久站、穿不當鞋子、天生高弓足、扁平足，足部重量分配不均也會傷足底筋膜。如果硬撐，為了避痛而重量落在另一腳，很快兩腳都會發炎。

「腳底抽筋」的原因和第156頁「小腿抽筋」一樣，多因身體電解質不平衡，或運動前暖身不足、肌肉延展度不足，常發生在年長者、運動過度者身上。

改善要領

「足底筋膜炎」腳底會有一團或多團的緊縮組織塊狀物，用網球按壓揉開塊狀物，並放鬆筋膜壓力，就能舒緩疼痛。平常也可按壓加強筋膜的彈性，預防筋膜緊縮、發炎、腳底抽筋。

注意事項

1. 腳掌紅、腫、熱、痛的「急性期」不可做按壓。
2. 若出現觸電感及麻刺，要降低踩力，避免傷害神經。
3. 年長者建議坐在椅子上進行。

1-2

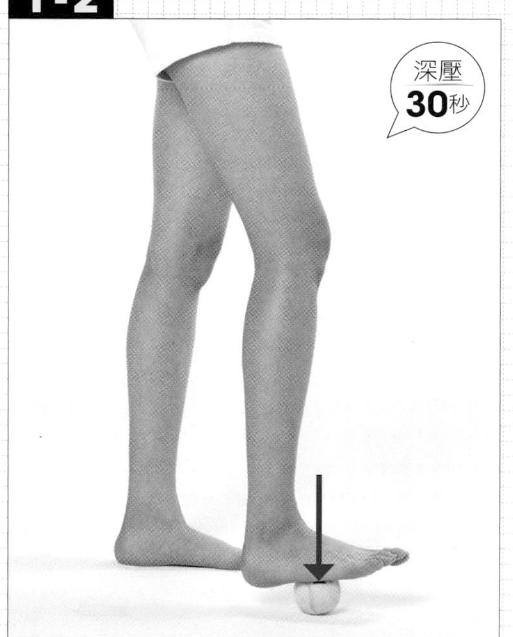

網球放在最痠痛點，用力向下踩30秒～1分鐘。若太痛無法忍受，可踩在最痠痛點的周圍。

1-3

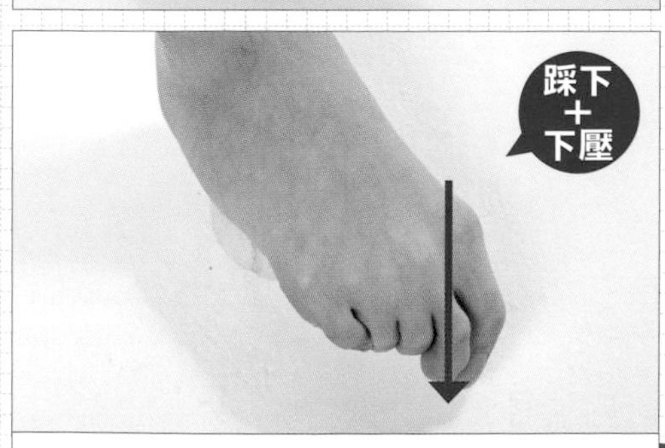

右腳底踩緊網球，五趾同時上翹、下壓，反覆30秒。休息30秒，回到步驟1-2，重覆3～5回。再換點或換腳按壓。

FINISH ▲▲▲

按摩工具再推薦 輔以擀麵棍按壓，功效更加倍。（見P189）

PART 4

專家解惑！關於「網球鬆筋療法」最常見的Q&A大公開！

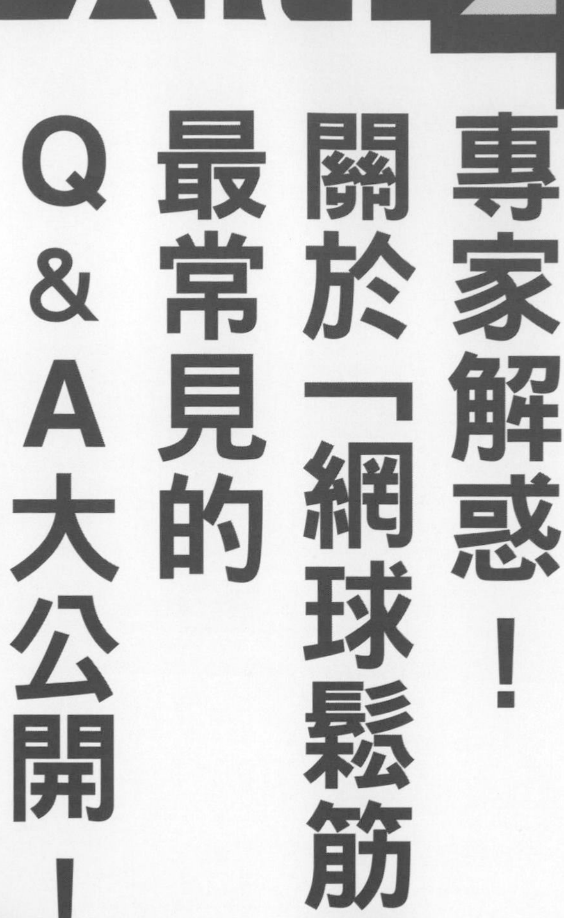

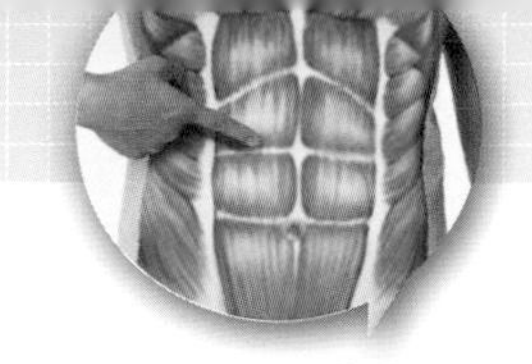

龔老師最常被問的「網球按摩」Q&A大解惑

Q1

按摩筋骨時，「最痛點」指的是什麼？

A▸▸▸當我們感覺身體某個部位或某塊肌肉僵硬、痠痛，一定就是某個「點」或是多個「點」的筋膜糾結，其僵硬與疼痛感向四周延伸。因此找到「最痛點」去按壓，也就是找出問題根源的「激痛點」，對症下手解決痠痛。

Q2

要怎麼找到「最痛點」呢？如果找不到怎麼辦？

A▸▸▸就是用網球在痠痛的整塊肌肉上，上下或左右「滾一滾」，除了能促進血液循環、鬆軟肌肉，最重要是，滾動時感覺到「疼痛最明顯」的地方，就是問題所在的「最痛點」。但如果感覺不明顯，或是有多個「點」，那就分2～3段完整地將整塊肌肉都按壓，就不會漏失了。

拿在身上「滾動」網球

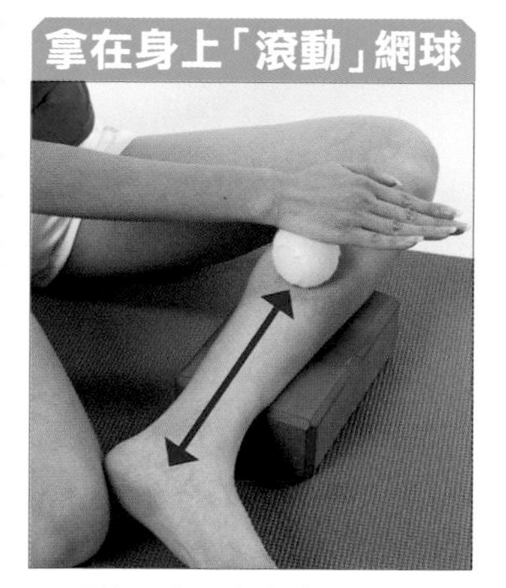

▲順著肌肉方向移動網球，上下或左右滾一滾，尋找最痛點。

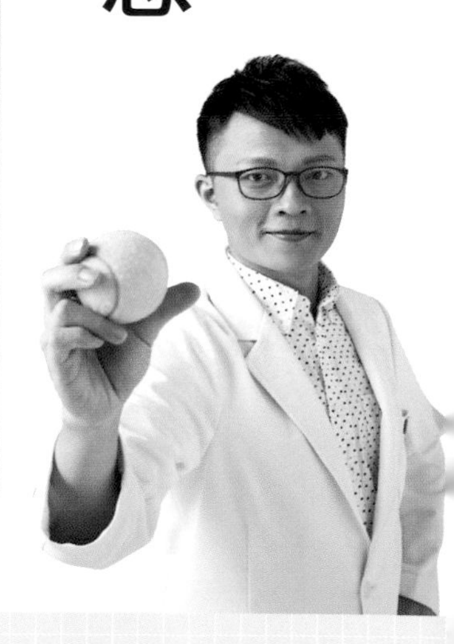

Q3

每次按摩做3～5回，每回中間都要間隔30秒？

A ▸▸▸ 一定要。按摩的每回中間要休息30秒～1分鐘。因為用網球按摩身體，用力深壓局部位置時，壓力會超過血管流動的脈壓，而造成短暫的血液不循環，因此每次「加壓」以「30秒以上、1分鐘以下」最好，且每回之間要休息「30秒～1分鐘」，才不會造成局部缺血而組織損傷。或是中間換按摩另個部位，讓肌肉稍作休息。但不可因此就漏按原定部位，一定要按摩3回以上，效果才會彰顯！

Q4

用網球按摩之後，為什麼痠痛還是沒有消除呢？

A ▸▸▸ 因為痠痛是長期累積造成的，問題較嚴重者只做一、兩次按摩當然不夠。而且肌肉長期僵硬，會造成除了「最痛點」之外，它周遭的組織也變得僵硬、沒彈性。多按壓幾回，也在「最痛點」旁邊按摩、加壓，並且配合做「增加肌筋膜延展」的動作，例如，開合手腳、繞腕等，漸漸就會感受到效果。

增加「肌筋膜延展」的動作

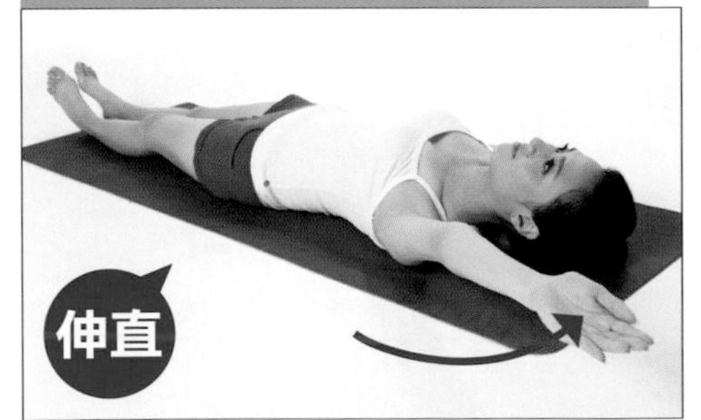

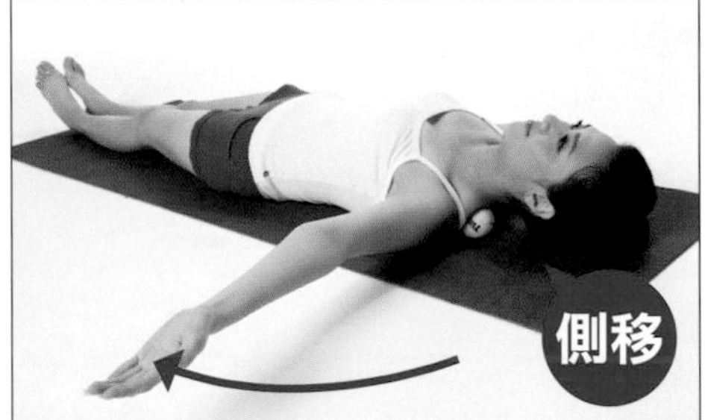

▲除了滾動、按壓網球，還可多做些能增加筋膜延展的動作，加強「鬆筋」效果。

Q5

用網球按壓「時」，感覺很痛是正常的嗎？

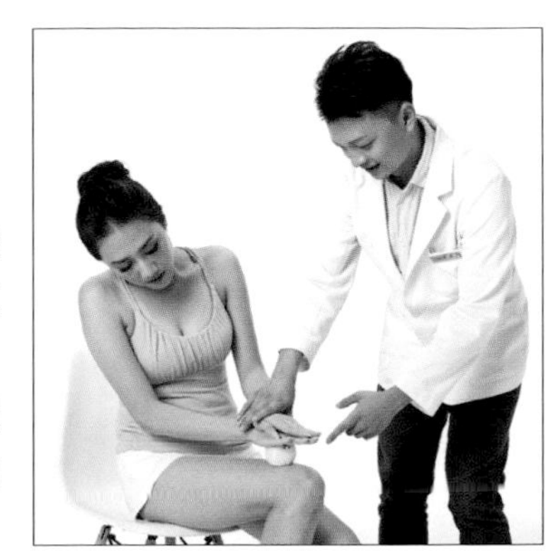

A▸▸▸按壓時，會產生疼痛是正常的，因為組織被延展開時，會刺激到神經受器。但如果疼痛真的難以忍受，就不要勉強；要避開「最痛點」，可以改按壓它的周遭。並且請記得，每次按摩過程，疼痛感應是逐漸「下降、減輕」才正常；如果疼痛仍不斷加重，應該要立即停止按摩。

Q6

那網球按壓「後」，感覺很痛是正常的嗎？

A▸▸▸按壓後，疼痛殘留太久並不是正常的。如果有這種狀況要注意，是否按摩「時間太長」，導致局部出血；或是滾動和按壓「太快、太用力」，而過度刺激肌肉和肌筋膜。下次按壓時，就要減緩時間或力道。特別注意是，如果隔日出現「腫脹、發炎」，應該盡速就醫。

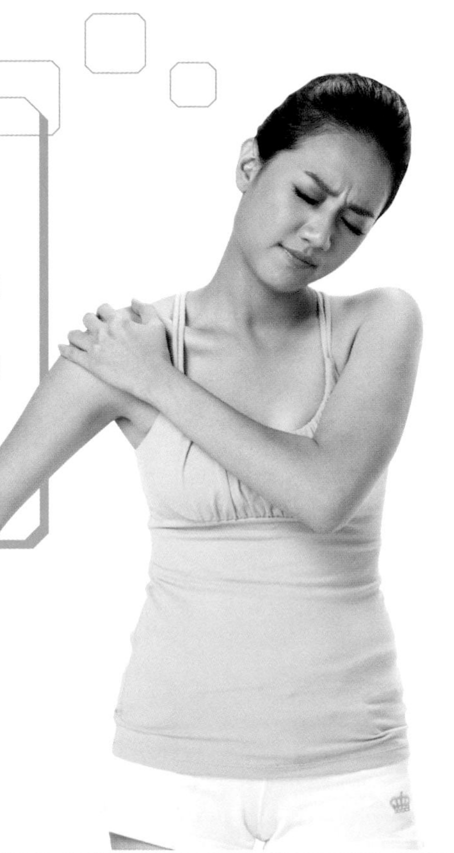

Q7

痠痛感似乎也有在骨頭上，可以按骨頭嗎？

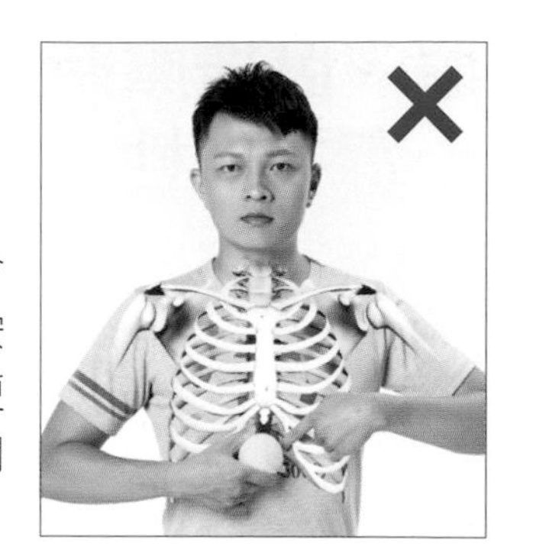

A▸▸▸ 千萬不行，骨頭上佈滿了許多神經，按壓到會產生明顯刺痛，而且對於肌肉放鬆完全沒有幫助。按壓時，一定要避開骨頭凸起處，要按骨頭周遭的僵硬肌肉才對，例如避開「肋骨」，按壓「胸肌」；避開「脊椎」，按壓「脊柱旁肌」，才是安全有效的。

Q8

肩頸、臀部等，某些部位很難用網球滾動按壓，怎麼辦？

A▸▸▸ 靠近骨頭的部位，或是體型較纖細的人，要用網球按摩的確有點困擾，很難定位，或是球很容易滾走。可以用一個簡單方法解決 —— 先在網球下墊一層毛巾，增加摩擦力，網球就容易定住，不會滾走了。

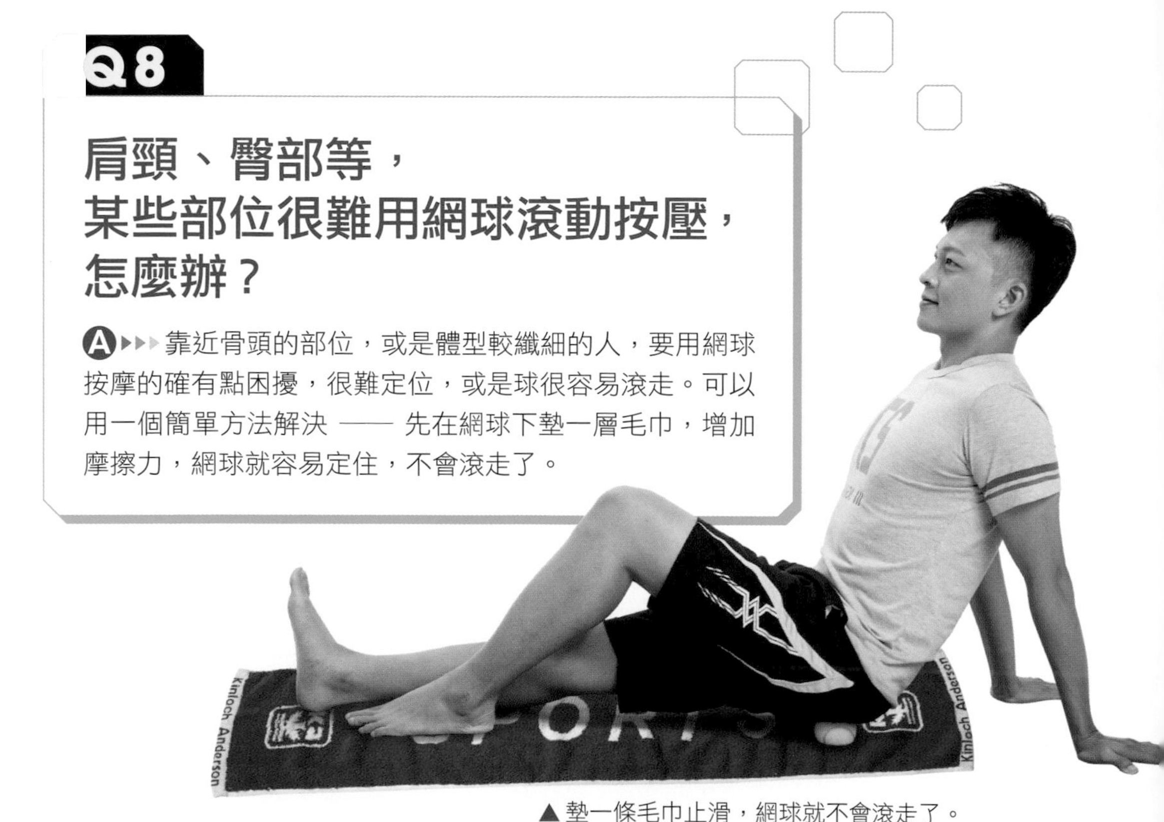

▲墊一條毛巾止滑，網球就不會滾走了。

Q9

躺、臥按摩時，可以在床上嗎？一定要在地上？

A▸▸▸建議不要在床上按摩，除非是硬板床。因為一般床墊太軟，會將按壓網球的力量吸收，而無法確實將力量深入肌肉，緊繃的組織就無法被延展開，效果不彰。

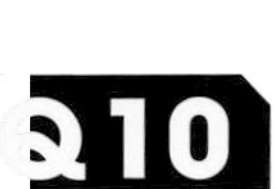

Q10

可以幫別人做網球按摩嗎？

A▸▸▸當然可以！除了一般用網球滾動、按壓之外，也可配合適度推拉肢體，像側頸、肩膀、上臂等，增加肌筋膜延展。但幫人按摩時要抓準肌肉位置，小心不可以按到「骨頭」；因為幫忙者可以施放的力道更大，要注意不要超過患者的忍耐度。

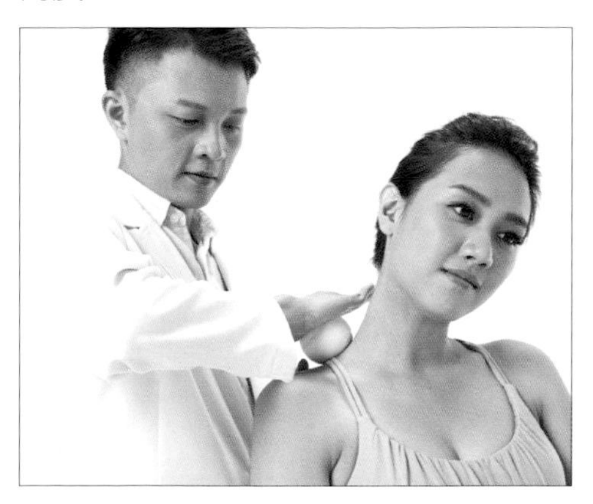

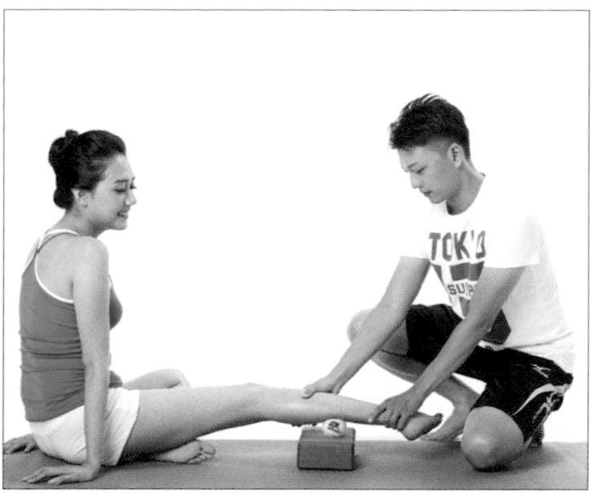

Q11

「水腫」問題，可以用網球按摩解決嗎？

A▸▸▸ 可以！但造成水腫的成因有許多種，如果只是一般下肢局部因為肌肉筋膜彈性差形成的水腫，按壓後能消除問題，並且有輕快、舒服感。但按壓後，如果「完全無效」，或甚至有「脹痛」的現象，建議到醫院檢查，有可能是因為局部栓塞，或肝、腎、心臟等有相關問題。

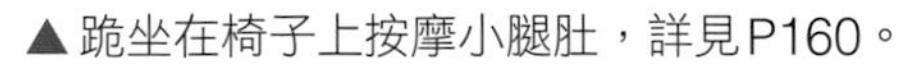

用「網球按摩」小腿消水腫

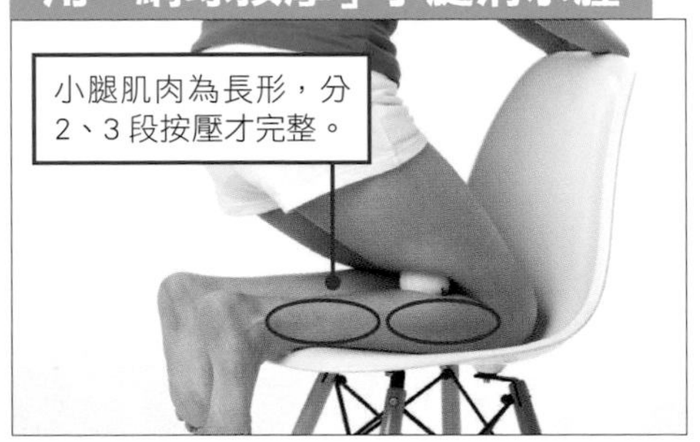

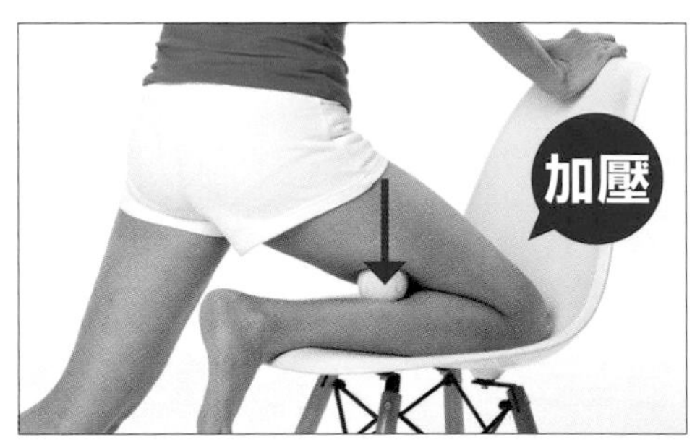

▲跪坐在椅子上按摩小腿肚，詳見P160。

Q12

網球的品質好壞，會影響到按摩效果嗎？

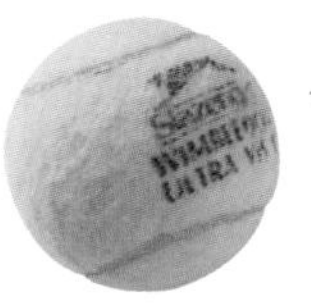

◀「優質網球」即使是被真正運動打過，依舊不失其彈性。

A▸▸▸ 是會影響的。一般書局、大賣場賣的網球，品質較差，可能會過軟或過硬，球體彈性度低，按壓時比較不易將力量傳導到肌肉深層，而且會感覺比較痛。好的網球，建議到「體育用品專賣店」買比賽用球，雖然兩者價錢大約差1～1.5倍，但是劣質網球使用壽命短，換算起來是很不划算的。或是到網球場撿1、2顆球，稍微清潔就可以使用，不但不用花錢，也不用擔心是劣質球。

Q13

按摩用網球使用到何種程度，就該丟掉換新？

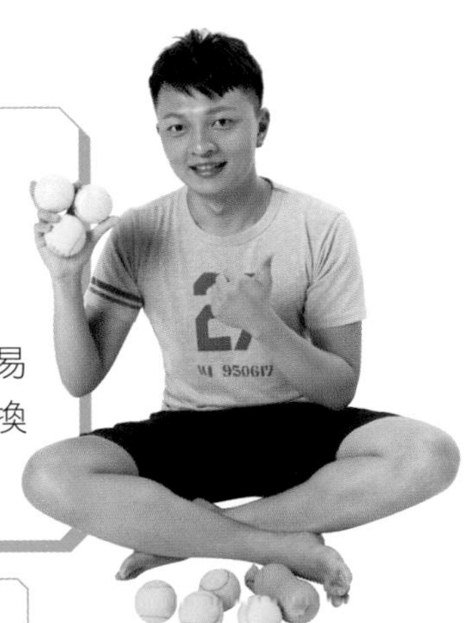

A▸▸▸基本上網球具有極佳的耐壓性，正常使用並不容易壞，除非被尖銳物品刺穿，或是出現裂縫損壞時，才需要換新。或是使用到劣質網球，明顯失去彈性時，就該淘汰。

Q14

可以用棒球、乒乓球、高爾夫球……等其它球類來鬆筋嗎？

A▸▸▸建議還是以網球較佳。因為網球彈性度高，能深入肌肉組織，延展僵硬肌筋膜，而且表面毛料具有摩擦力，使用時比較能穩住定位。而棒球雖然也能按壓到深層肌肉，但硬式太硬，按壓強度太高，會產生過多疼痛，不但無法放鬆身體，還會有受傷的可能，軟式棒球又太軟沒有效果。高爾夫球小巧、硬度高，但沒有彈性，只可以使用在腳底按壓，其它部位則不適用。乒乓球則是耐壓度不夠，一壓就壞掉，而且沒有彈性，無法使組織受力。因此集結所有優點還是以網球為最佳選擇。（詳見P37～41）

乒乓球　高爾夫球　網球　軟式棒球　硬式棒球

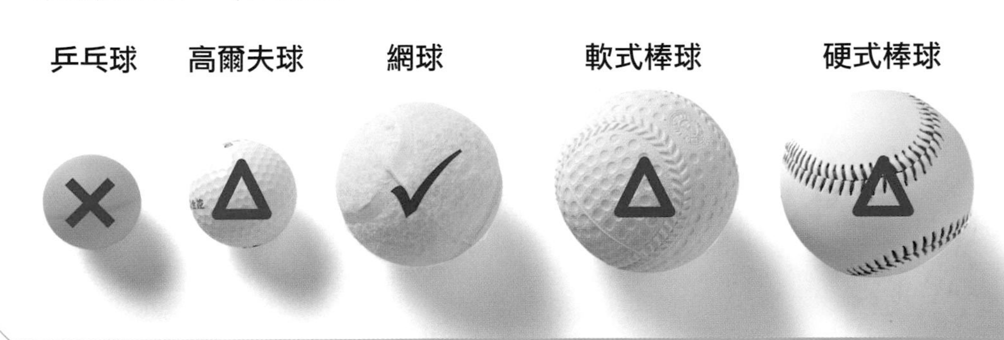

SPECIAL

網球按壓不到的深處，用一根「擀麵棍」加強解痛功效！

178

廚房裡的擀麵棍，竟也是解除痠痛的好工具！

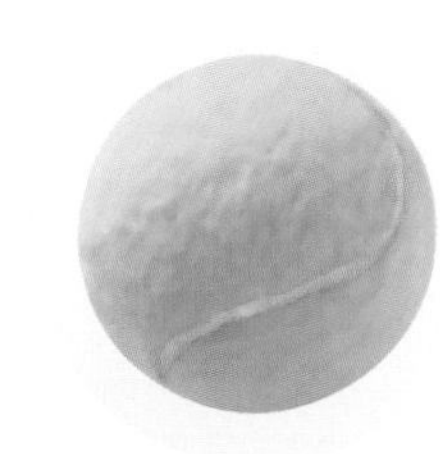

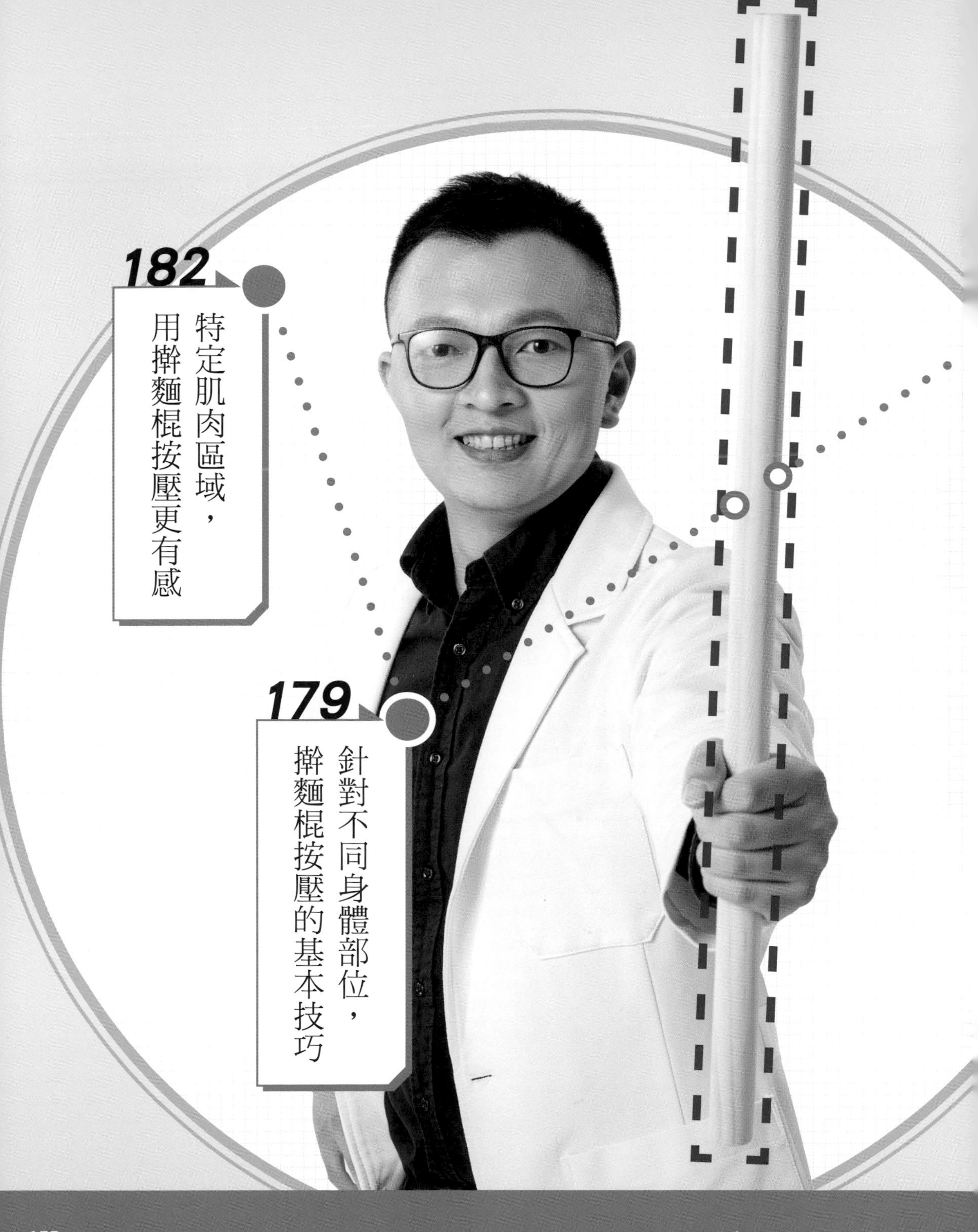
182
特定肌肉區域，
用擀麵棍按壓更有感
179
針對不同身體部位，
擀麵棍按壓的基本技巧

廚房裡的擀麵棍，竟也是解除痠痛的好工具！

前面向大家說明了維持健康肌筋膜的重要性，並詳細介紹用網球按摩肌筋膜的方法，接下來還要推薦大家另一項好用輔具——「擀麵棍」。

在運用網球按摩時，由於網球是圓形的、容易滾動，因此遇上身體的某些部位時較難固定深壓，這時候建議大家可以再用擀麵棍做輔助。擀麵棍與網球最大不同之處，就是只有一個平面的滾動方向，所以操作起來非常簡單，穩定性更高，再者擀麵棍屬於瘦長形的工具，更能深入身體縫隙中，就能更穩固且有效的按壓到痛點。

市售擀麵棍的種類很多，**建議選用圓木棍，棍子的長度以45～50公分為佳，而粗細以直徑2～3公分左右為宜**。不要買有把手的或橢圓造型的。

擀麵棍跟網球一樣都屬於家庭常備物品，具備取得方便、價格親民的優點，不論是送禮或自用皆無負擔。任何人都可簡易上手，而且效果絕佳。

▲瘦長形的擀麵棍只朝一個方向滾動，穩定性高。

針對不同身體部位，擀麵棍按壓的基本技巧

使用擀麵棍按壓身體時，以「頸部」「肩膀」「手臂」「手肘」「小腿」「足底」這六大部位的效果最佳，因此接下來將針對這些部位說明按摩的基本原則。

利用擀麵棍找到痠痛點時，建議每次將擀麵棍加壓30秒到1分鐘。由於每個人的耐痛程度不同，可依據個人情況調整按壓時間與次數，但基本上至少重複2回以上，才能發揮效用。考慮到初次接觸者可能無法準確抓到痠痛點，因此示範說明的按壓位置，都是選擇一般人最容易感到痠痛的點。當你身體這些部位出現痠痛感時，試試看拿起擀麵棍按壓吧！

頸部

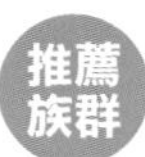

因工作而長時間低頭的上班族、經常滑手機的低頭族。

使用方法

雙手抓握擀麵棍，停留在枕骨下及頸椎兩側關節柱肌肉位置，加壓30秒～1分鐘。此動作可放鬆頸部肌肉。記得按壓時要按到約7分痛的程度，直到痛感慢慢消退、降低至3、4分痛即可停止。

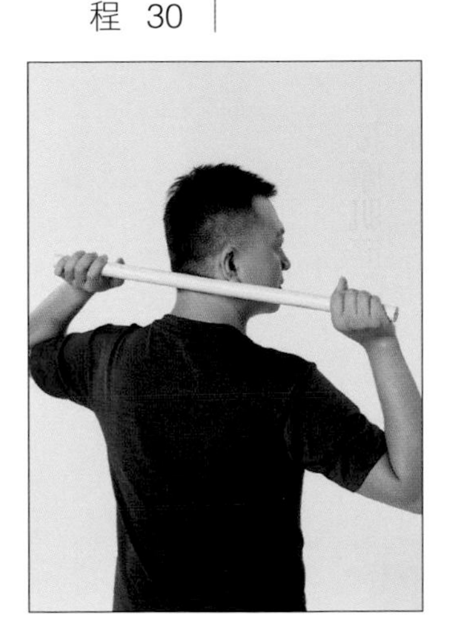

肩膀

推薦族群 因工作而長時間低頭的上班族、經常滑手機的低頭族。

使用方法

【肩井】

站立著面對牆壁，將擀麵棍一端頂在牆上，與牆面大略成90度，擀麵棍另一端放在肩部上的痠痛點，將身體往牆面加壓30秒～1分鐘。按壓時須注意，因為肩膀有臂神經叢，按壓時若有抽痛、電流感，記得避開。

【肩峰下】

站立於牆壁旁側，將擀麵棍水平橫擺於牆上，高度約對齊肩關節下，將肩膀靠上擀麵棍，用身體的力量加壓30秒～1分鐘。

手臂

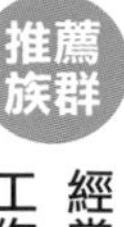

推薦族群 經常使用電腦者、每天做家事或抱孩子的媽媽、工作需要長時間使用手部者。

使用方法

因為手臂面積小，較不易用網球按摩，這時候就很適合以擀麵棍做為輔助。站立於牆壁旁側，將擀麵棍水平橫擺於牆上，高度約對齊上手臂中段，將手臂靠上擀麵棍，用身體的力量加壓30秒～1分鐘。

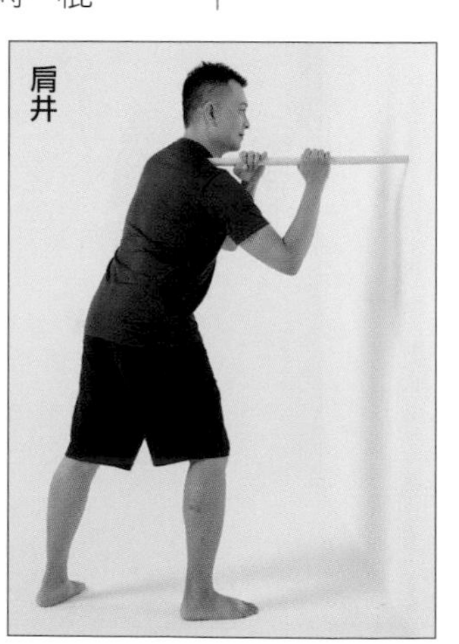

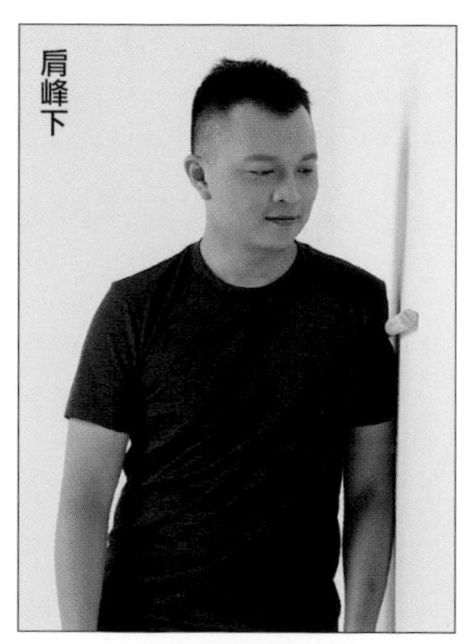

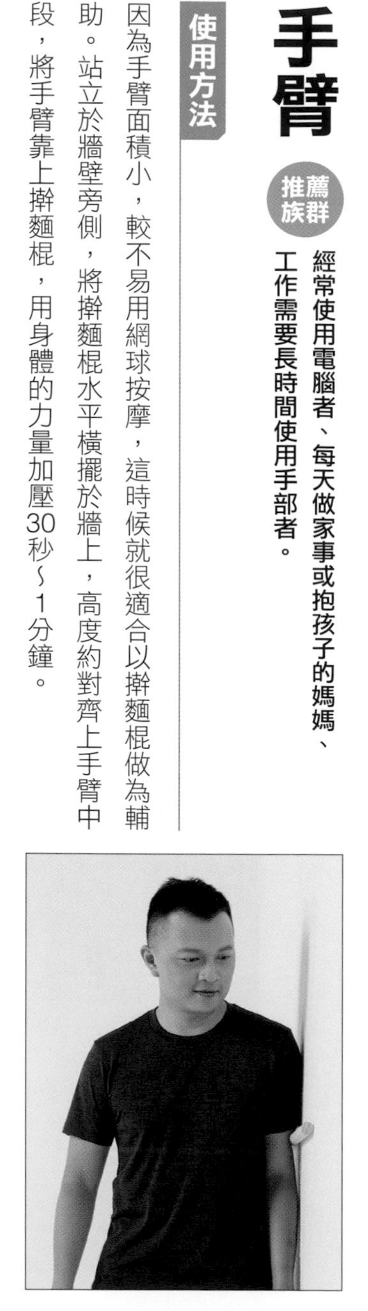

手肘

推薦族群 經常使用電腦者、每天做家事或抱孩子的媽媽、工作需要長時間使用手部者。

使用方法

站立於牆壁旁側，將擀麵棍水平橫擺於牆上，高度約對齊手肘，將手肘靠上擀麵棍，用身體的力量加壓30秒~1分鐘。

小腿

推薦族群 久站者、經常穿高跟鞋者、有跑步運動習慣者。

使用方法

單腳採跪姿，將擀麵棍橫擺於小腿肚，雙手抓握擀麵棍兩端，用身體重量向下加壓30秒~1分鐘。

足底

推薦族群 久站者、肥胖者、有跑步運動習慣者、經常爬山爬梯者。

使用方法

身體採站姿，將擀麵棍置於腳底下直接踩踏，尋找到痠痛點後，將身體重量移到踩著擀麵棍的那一腳，加壓30秒~1分鐘。

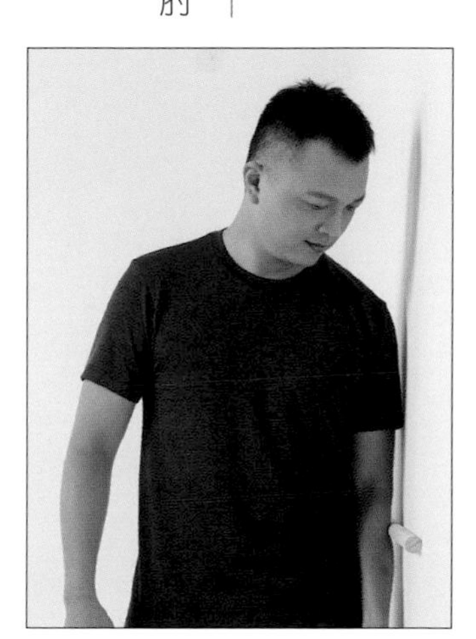

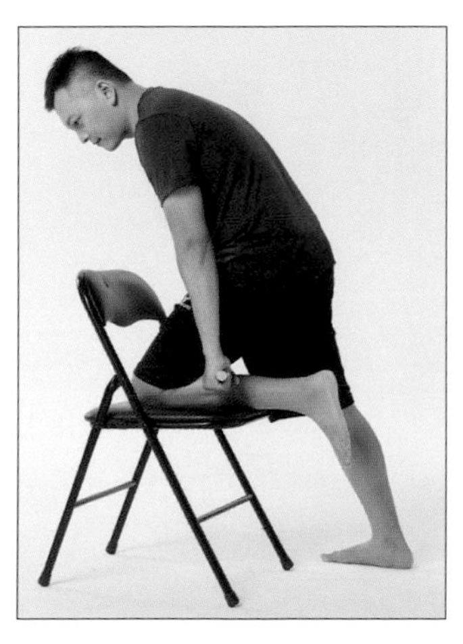

特定肌肉區域，用擀麵棍按壓更有感

【頸部】枕下肌群

枕下肌群與頭部、頸部、肩膀的痠痛息息相關，舉凡頭痛、後頸痛、烏龜脖、落枕等症狀，都可以透過放鬆此塊肌肉而獲得改善。如果你因為工作關係，整天經常維持固定不動的姿勢，或是有明顯的脖子前伸、頸椎後彎、駝背等烏龜脖症狀表現，請試著用擀麵棍輪流按壓頸部左右兩側的肌肉，以避免症狀惡化，還能協助矯正姿勢。

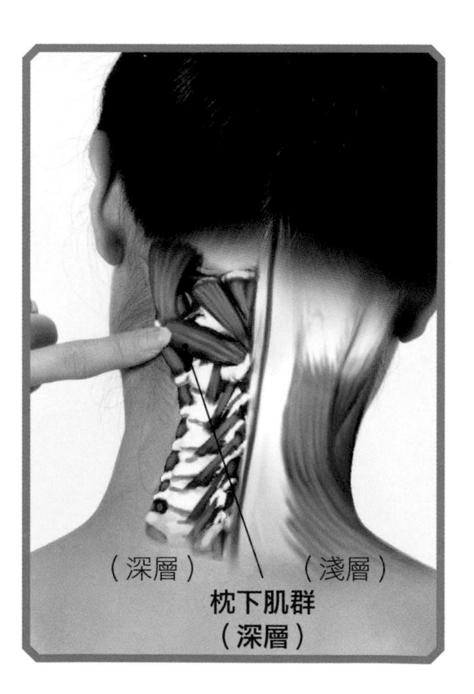

1-1

雙手抓握擀麵棍於頸部後側，擺放於枕下肌群。向左轉頭，略微施加壓力於擀麵棍上，尋找到痠痛點後，將擀麵棍停留、加壓30秒～1分鐘。

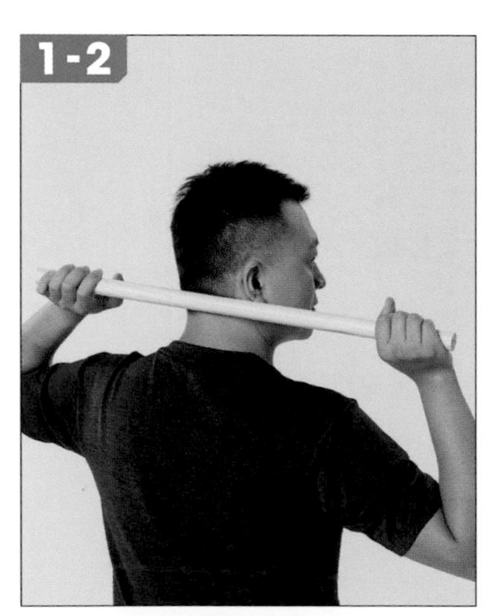

再向右轉頭，尋找到痠痛點後，將擀麵棍停留、加壓30秒～1分鐘。休息30秒，重複2回。

【頸部】提肩胛肌

提肩胛肌連接頸椎至肩胛骨，與歪頭、轉頭、肩膀上提或下轉等動作都有關係。當肩頸部位感覺到僵硬或痠痛時，或是有手無法平行上舉、抬高的五十肩症狀時，除了按摩放鬆枕下肌群、胸肌、三角肌等肌肉群，也必須要同時處理提肩胛肌，才能達到舒緩效果。對於辦公室一族來說，它是一條很容易緊繃的肌肉，請盡可能在工作之餘做伸展運動舒緩一下吧。

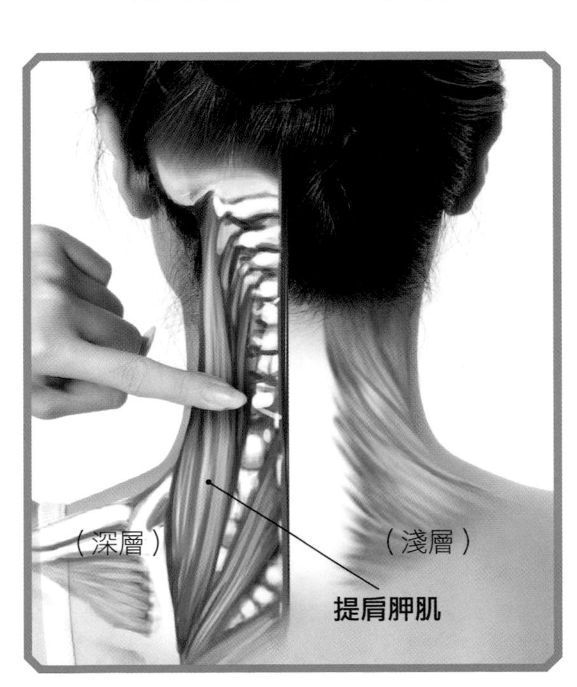

2-1

雙手抓握擀麵棍於頸部後側，擺放於提肩胛肌。施加壓力於擀麵棍上，向左轉頭尋找到痠痛點後，加壓30秒～1分鐘。再向右轉頭尋找痠痛點，加壓30秒～1分鐘。休息30秒，重複2回。

2-2

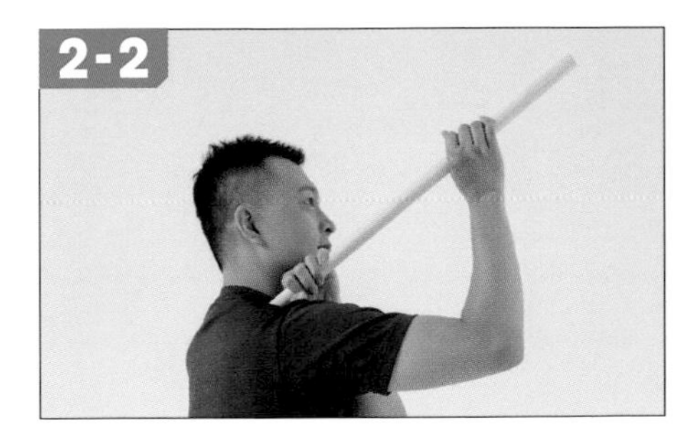

站在牆壁面前。將擀麵棍的一端放置於肩部，尋找痠痛點。

2-3

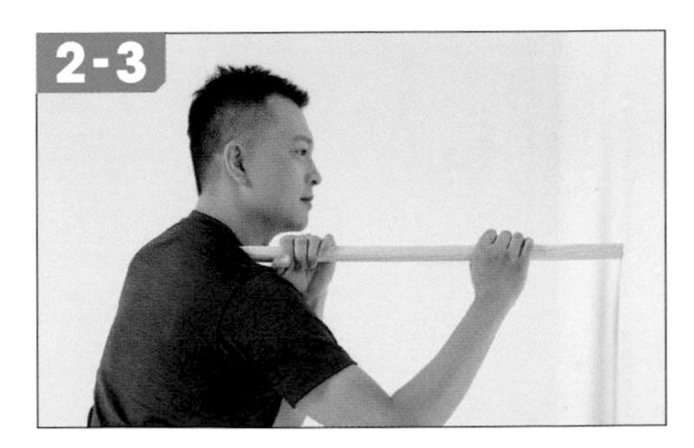

將擀麵棍的另一端頂在牆壁上，對準痠痛點加壓30秒～1分鐘。休息30秒，重複2回，再換另一肩。

【肩膀】胸肌（胸大肌、胸小肌）

我們常有的圓肩、駝背以及背部痠痛等症狀，與胸大肌、胸小肌有很大的關係。胸小肌位於胸大肌的深層，具有將肩膀向前拉動、下壓、外展等功能，它也與肩膀區域的其他肌肉相連，包括肱二頭肌、三角肌、背闊肌等等。由於胸大肌是一整片的肌肉，因此這裡教大家直接朝最痛點，也就是胸口斜上、腋下旁的胸小肌位置進行按壓，能最快發揮效用。

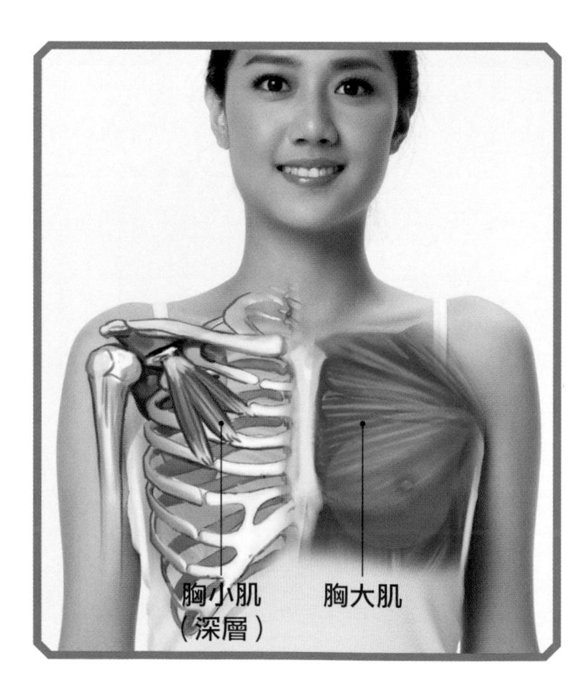

3-1

站在牆壁面前。單手抓握擀麵棍，將一端擺放於胸口斜上、腋下旁的胸小肌位置。

3-2

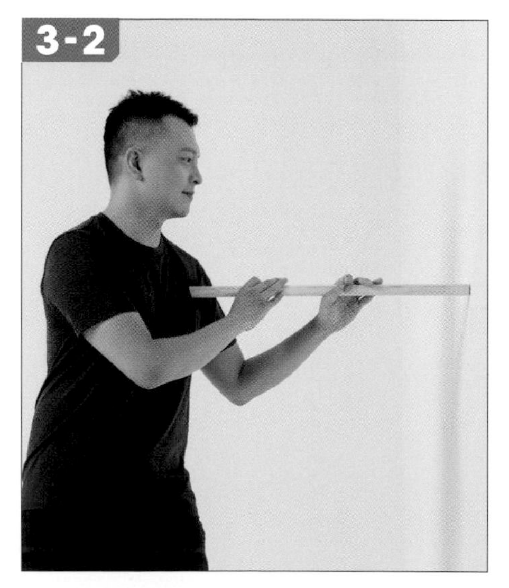

略微移動擀麵棍確認痠痛點後，將擀麵棍的另一端頂在牆壁上。加壓30秒～1分鐘。休息30秒，重複2回，再換另一邊。

【手臂】三角肌

如果說你在提東西、抓公車吊環、穿脫衣服時，感到肩膀疼痛、手臂無法輕易上舉轉動……，很有可能是患有五十肩、肩關節炎等症狀。當肩關節出現問題時，三角肌絕對是不可忽視的重要肌肉。三角肌是肩膀與手臂交界處的一大片三角形肌肉，負責將手臂向前後、上下舉起移動，它的彈性及肌力與肩頸僵硬有很大的關係。將緊繃的三角肌鬆開，不僅能增加肩關節可活動的空間，還能預防傷害惡化。

4-1

將擀麵棍平擺置於牆上，調整高度約與肩關節水平對齊。

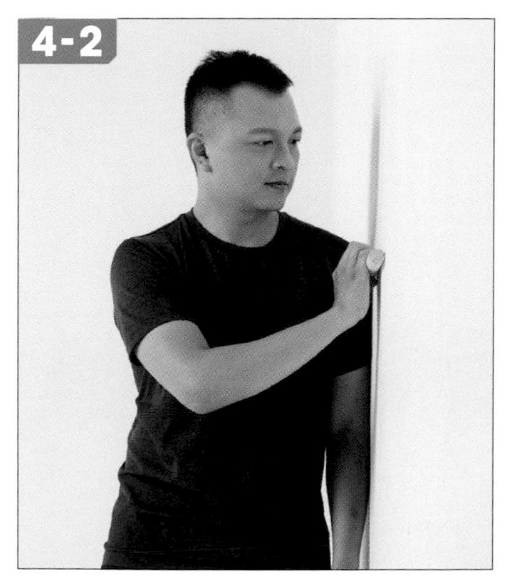

將身體貼近牆壁，肩膀靠上擀麵棍，往左右、上下移動，尋找到痠痛點後，加壓30秒～1分鐘。休息30秒，重複2回，再換另一邊。

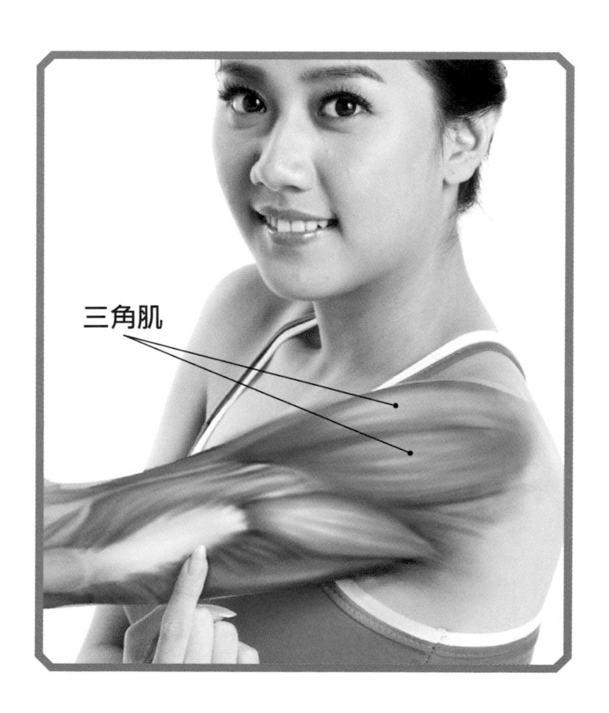

【手臂】肱三頭肌

如果過度使用上手臂的肌肉，造成肌肉緊繃、肌筋膜緊縮，就容易形成肌肉痠痛；嚴重拉傷者甚至是手在肌肉上能清楚摸到條狀、腫脹得很明顯。除了每天家務繁重的家庭主婦們容易患有上臂痠痛問題，運動員或是常做健身、重訓的人都有其風險。由於肱三頭肌屬於長形肌肉，建議大家可以分段用擀麵棍按壓，效果更好。

5-1

將擀麵棍平擺置於牆上，調整高度約與上手臂的中段水平對齊。

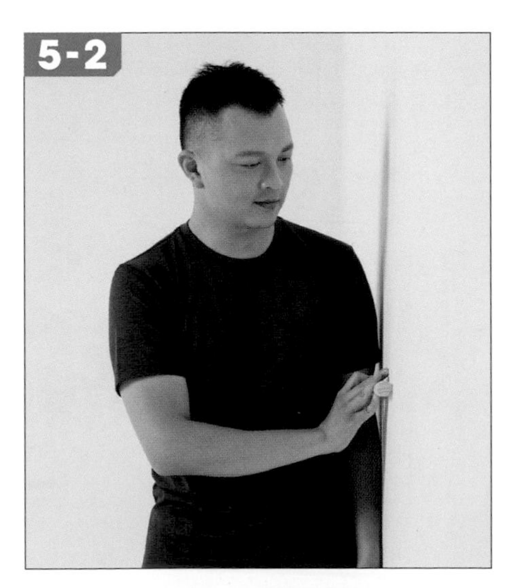

將身體貼近牆壁，手臂靠上擀麵棍。往左右、上下移動，尋找到痠痛點後，加壓30秒～1分鐘。休息30秒，重複2回，再換另一邊。

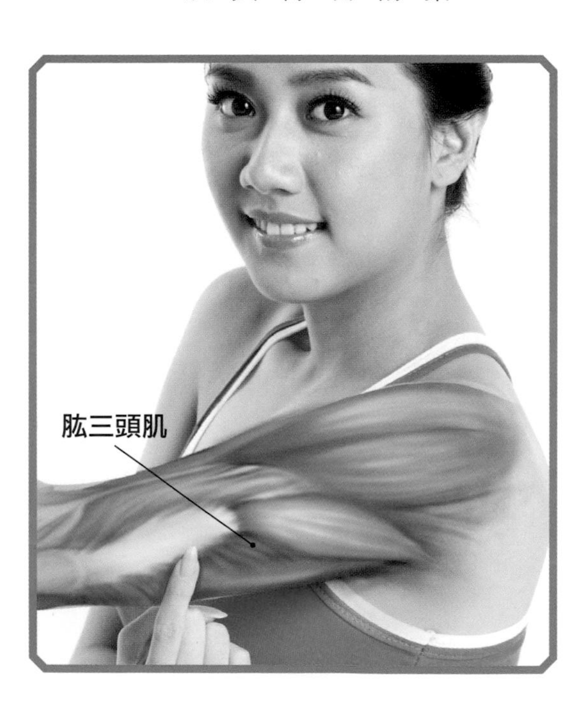

【手肘】伸腕肌群

肱骨外上髁炎又稱「網球肘」，除了常見於網球選手身上，家庭主婦、搬家工、從事裝潢工作者等都可能患有網球肘。手肘外側感覺到疼痛是最大的特徵。嚴重的話，提重物、擰毛巾、轉門把等動作都無法獨力完成，對生活造成的影響不小。透過放鬆伸腕肌群，將有助於舒緩此症狀。平常多用擀麵棍按壓，也能減緩肌筋膜壓力，達到預防效果。

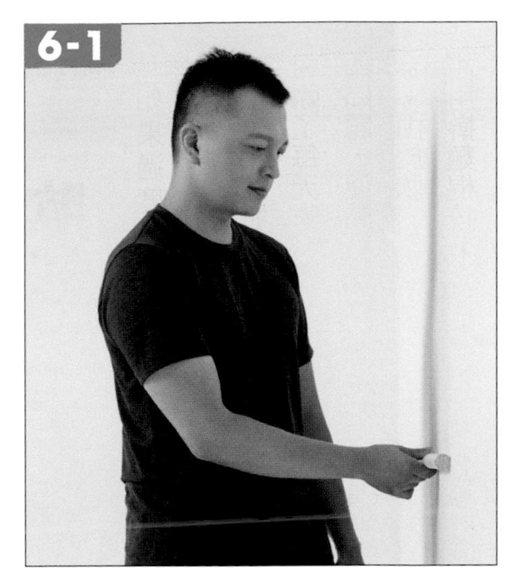

將擀麵棍平擺置於牆上，調整高度約與手肘水平對齊。

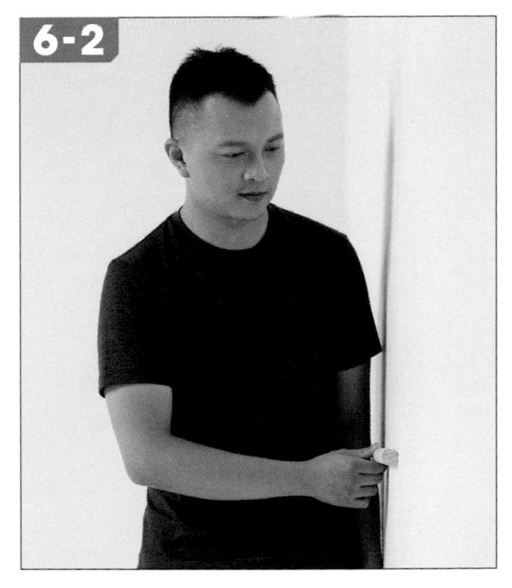

將身體貼近牆壁，手肘靠上擀麵棍。往左右、上下略微移動，尋找痠痛點後，加壓30秒～1分鐘。休息30秒，重複2回，再換另一邊。

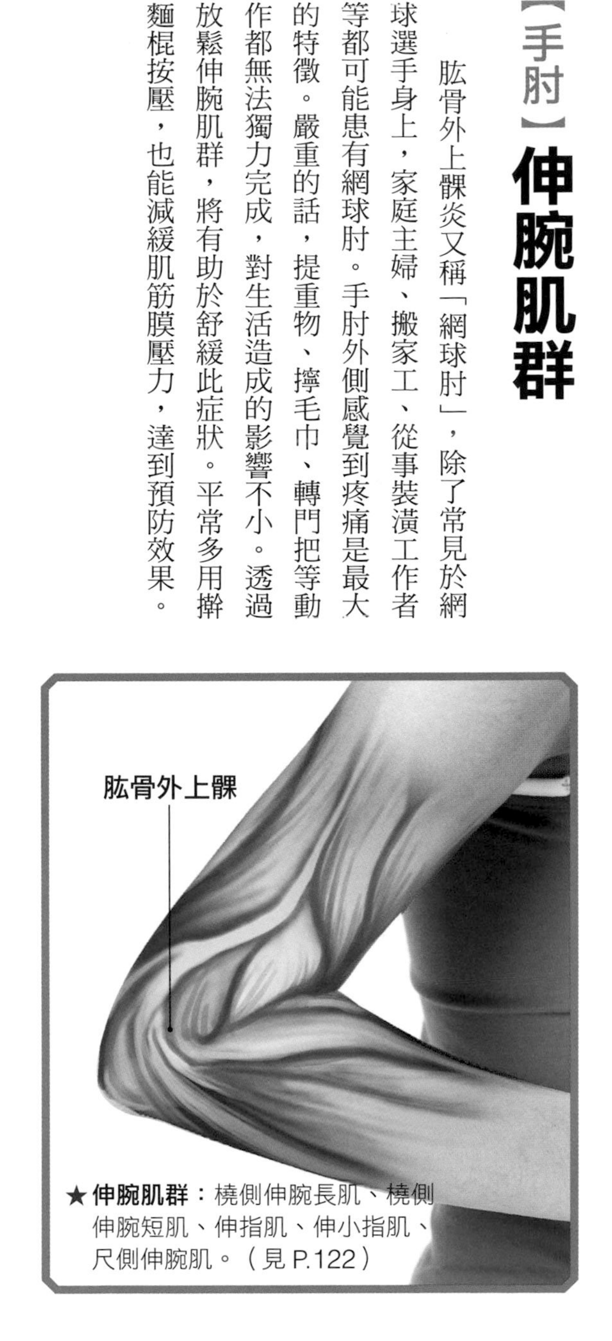

★ **伸腕肌群：**橈側伸腕長肌、橈側伸腕短肌、伸指肌、伸小指肌、尺側伸腕肌。（見 P.122）

【小腿】小腿後側肌（腓腸肌、比目魚肌）

小腿後側的比目魚肌與腓腸肌，是很容易感覺到緊繃、痠痛的部位。除了因為運動造成的肌肉抽筋、拉傷或發炎，長時間久站或久坐的上班族，也可能因為小腿肌肉無力、肌筋膜彈性差等而導致容易受傷。由於小腿肌肉是長形的，建議可分兩、三段進行按壓。而這裡示範的按壓位置，則是取比目魚肌與腓腸肌的交界處，直接按壓此痛點能獲得很大的效益。

7-1

單腳跪在椅子上，腳踝懸空。雙手抓握擀麵棍，擺放於小腿肚。

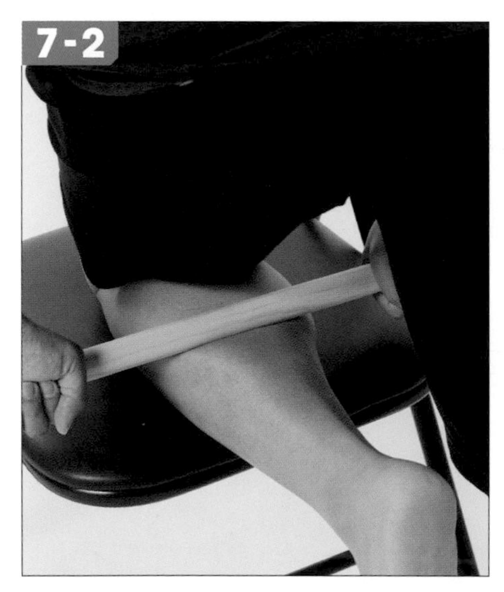

往上、下滾動，尋找到痠痛點後，用身體重量加壓30秒～1分鐘。休息30秒，重複2回，再換另一腳。

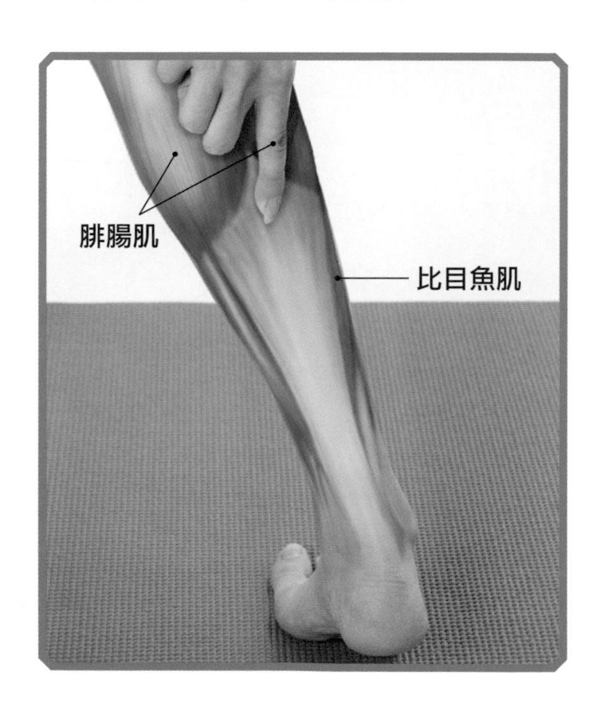

【足底】足底筋膜

足底筋膜的範圍是從後腳跟到五趾，負責支撐著我們身體的重量。足底筋膜發炎通常是因為長時間的慢性損傷造成的，在早上起床踩地的瞬間、或是久坐之後突然起立的瞬間，其痛感最為嚴重，然後每走幾步都帶有微微刺痛感。利用擀麵棍按壓腳底，可以放鬆足底筋膜的壓力、推開結塊的緊縮肌肉。此外，避免體重過重、選擇柔軟度適中的鞋子，都有助於預防發炎。

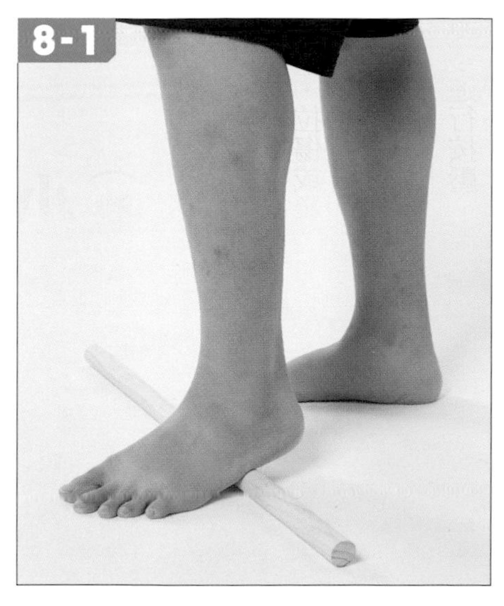

將擀麵棍踩在腳底下。稍微前後滾動擀麵棍，尋找痠痛點。

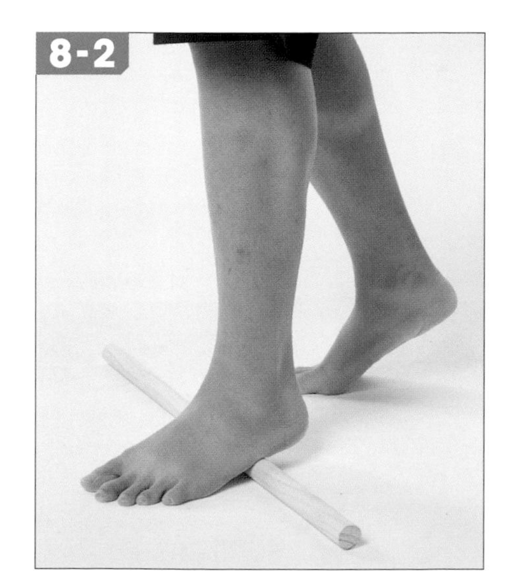

尋找到痠痛點後，後腳踮起，將身體重心施壓於被按壓的前腳，加壓30秒～1分鐘。休息30秒，重複2回，再換另一腳。

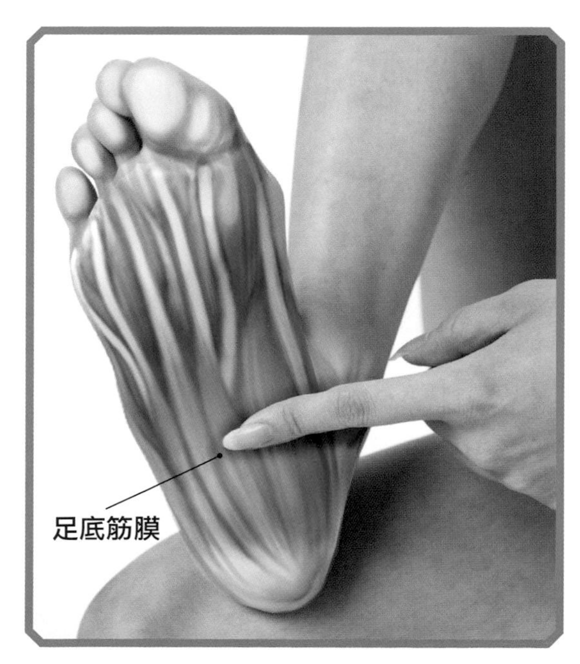

本書針對最多人需要按摩的肌肉部位，由龔老師親身示範網球按摩方式，讓各位更容易理解按壓技巧。不妨跟著影片，一起進行網球按摩吧！

身體部位	按摩肌肉·掃描QR CODE		對應症狀	頁碼
手部	肱二頭肌	[QR CODE]	上臂痠痛、手臂拉傷	P124
	肱骨外上髁	[QR CODE]	手腕痠痛、網球肘、高爾夫球肘	P128
臀部·大腿	大腿後肌群	[QR CODE]	腿後肌僵硬、傷後痠痛	P152
	梨狀肌	[QR CODE]	臀部發麻、久坐痠痛、坐骨神經痛	P134
	闊張筋膜肌	[QR CODE]	骨盆歪斜、髖部痠痛	P138
小腿·腳底	腓腸肌	[QR CODE]	小腿抽筋、下肢水腫、跟腱拉傷	P156
	足底筋膜	[QR CODE]	足底筋膜炎、腳底抽筋	P166

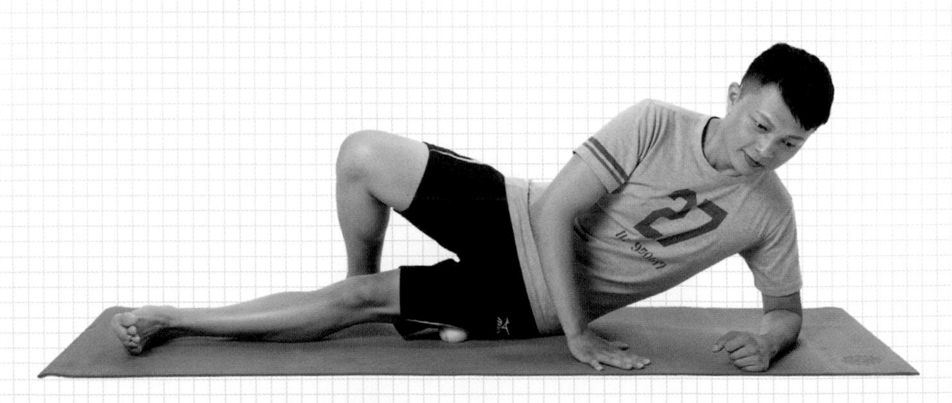

附錄 動作示範影片 QR CODE 連結

身體部位	按摩肌肉・掃描QR CODE		對應症狀	頁碼
頭部・肩頸	枕下肌群		頭痛、後頸僵硬、眼睛痠澀	P074
			烏龜脖	P082
			肩痛、落枕、退化性關節炎、創傷後頸痛	P088
			胸部疼痛、胸肌拉傷、挫胸痠痲	P103
			預防駝背	P118
	提肩胛肌		烏龜脖	P084
			肩痛、落枕、退化性關節炎、創傷後頸痛	P090
			五十肩、手舉不高、肩臂痠痛	P096
			胸部疼痛、胸肌拉傷、挫胸痠痲	P102
			上背痠痛、肩胛肌發炎	P111
胸背・腰部	胸肌		烏龜脖	P086
			五十肩、手舉不高、肩臂痠痛	P094
			胸部疼痛、胸肌拉傷、挫胸痠痲	P100
			預防駝背	P120
	髂腰肌		腹部拉傷、大腿內側痛、彈響腿	P104
			腰痛、下背痠痛、椎間盤突出	P112
			鼠蹊部拉傷、大腿內拉傷	P142
	上背肌		上背痠痛、肩胛肌發炎	P108
	脊柱旁肌		肩痛、落枕、退化性關節炎、創傷後頸痛	P092
			脊柱側彎	P116

台灣廣廈國際出版集團
Taiwan Mansion International Group

國家圖書館出版品預行編目（CIP）資料

網球鬆筋按摩手冊：肌肉透視圖解！鬆開肌筋膜，消除肩頸、腰背、手腳痠痛，物理治療師的痠痛自救療法 / 龔威亦著. -- 初版. -- 新北市：蘋果屋, 2019.08
面； 公分
ISBN 978-986-97343-7-0
1.按摩

413.92 108009950

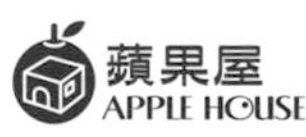

網球鬆筋按摩手冊

肌肉透視圖解！鬆開肌筋膜，消除肩頸、腰背、手腳痠痛，物理治療師的痠痛自救療法

《30秒完治！神奇的網球按摩解痛解剖書》全新增訂版

作　　者／龔威亦
執行編輯／顏佑婷・吳胤宏
文字協力／陳培英・楊麗雯
插　　畫／湯翔麟・俞家燕
模 特 兒／陳[illegible]蓤（小羅家族）
服裝提供／Easyoga
妝髮設計／賴韻年（0931-124-808）
平面攝影／子宇影像工作室
影片拍攝／洋果影像工作室

編輯中心編輯長／張秀環
編　　輯／許秀妃
封面設計／何偉凱
內頁排版／莊勻青・何偉凱・吳胤宏
製版・印刷・裝訂／皇甫彩藝印刷股份有限公司

行企研發中心總監／陳冠蒨
媒體公關組／陳柔彣
整合行銷組／陳宜鈴
綜合業務組／何欣穎

發 行 人／江媛珍
法律顧問／第一國際法律事務所 余淑杏律師・北辰著作權事務所 蕭雄淋律師
出　　版／蘋果屋
發　　行／蘋果屋出版社有限公司
地址：新北市235中和區中山路二段359巷7號2樓
電話：（886）2-2225-5777・傳真：（886）2-2225-8052

代理印務・全球總經銷／知遠文化事業有限公司
地址：新北市222深坑區北深路三段155巷25號5樓
電話：（886）2-2664-8800・傳真：（886）2-2664-8801
網址：www.booknews.com.tw（博訊書網）
郵政劃撥／劃撥帳號：18836722
劃撥戶名：知遠文化事業有限公司（※單次購書金額未達500元，請另付60元郵資。）

■出版日期：2019年08月
ISBN：978-986-97343-7-0